全国医药高职高专护理类专业“十二五”规划教材

护理伦理与卫生法规

主编　赵爱英　王冬杰

中国医药科技出版社

内 容 提 要

本书是全国医药高职高专护理类专业“十二五”规划教材之一，依照教育部教育发展规划纲要等相关文件要求，紧密结合卫生部护士执业资格考试特点，根据《护理伦理与卫生法规》教学大纲的基本要求和课程特点编写而成。

全书包括护理伦理和卫生法规两篇，共11章，系统讲述了护理伦理学的基本理论、基本知识、护理关系伦理、护理实践中的伦理关系、护理科研伦理及护理伦理的评价、教育和修养；卫生法律规的基本理论、护士管理、护理事故处理及与护理活动相关的法律制度。

本书适合医药卫生高等职业教育、函授及自学高考等相同层次不同办学形式教学使用，也可作为医药行业培训和自学用书。

图书在版编目（CIP）数据

护理伦理与卫生法规 / 赵爱英，王冬杰主编 . —北京：中国医药科技出版社，2013.7

ISBN 978-7-5067-6133-8

Ⅰ. ①护… Ⅱ . ①赵… ②王… Ⅲ . ①护理伦理学 -高等职业教育 -教材 ②卫生法 -法规 -中国 -高等职业教育 -教材 Ⅳ. ① R47 ② D922.16

中国版本图书馆 CIP 数据核字（2013）第 087401 号

美术编辑 陈君杞
版式设计 郭小平

出版 中国医药科技出版社
地址 北京市海淀区文慧园北路甲 22号
邮编 100082
电话 发行：010-62227427 邮购：010-62236938
网址 www.cmstp.com
规格 787×1092mm $^1/_{16}$
印张 $13^3/_4$
字数 279千字
版次 2013 年 7月第 1版
印次 2019年12月第7次印刷
印刷 三河市百盛印装有限公司
经销 全国各地新华书店
书号 ISBN 978-7-5067-6133-8
定价 29.00 元

全国医药高职高专护理类专业“十二五”规划教材
建设委员会

编委会

《护理伦理与卫生法规》

主　编　赵爱英　王冬杰

副主编　李艳霞　胡　睿

编　委　（以姓氏笔画为序）

王　艳（廊坊卫生职业学院）

王冬杰（廊坊卫生职业学院）

邢玉兰（北京卫生职业学院）

庄西艳（泰山护理职业学院）

李艳霞（泰山护理职业学院）

赵爱英（泰山护理职业学院）

胡　睿（泰山医学院）

胡海香（北京卫生职业学院）

曹红霞（北京卫生职业学院）

编写说明

当前，我国医药高等职业教育教学已步入了一个新的发展阶段，教育部门高度重视，依托行业主管部门规范指导，各学术团体和高等院校也开展了更加深入的医药高等职业教育教学改革的研究。为贯彻落实《国家中长期教育改革和发展规划纲要(2010～2020年)》和全国医学教育工作会议精神，结合我国“十二五”规划关于医疗卫生改革的战略和政策，适应最新颁布的护士执业资格考试新大纲的要求，推动高质量教材进课堂，2012年9月，在卫生计生委人才交流服务中心的指导下，中国医药科技出版社联合中华预防医学会公共卫生教育学会职教分会，在总结“十一五”期间教材建设经验的基础上，组织泰山护理职业学院、广西卫生职业技术学院、北京卫生职业学院、廊坊卫生职业学院、通辽职业学院、济南护理职业学院等十余所院校，启动了全国医药高职高专护理类专业“十二五”规划教材的编写工作。

《国家中长期教育改革和发展规划纲要（2010～2020年)》提出当前我国职业教育应把提高质量作为重点，到2020年，我国职业教育要形成适应经济发展方式转变和产业结构调整要求、体现终身教育理念、中等和高等职业教育协调发展的现代职业教育体系。作为重要的教学工具，教材建设应符合纲要提出的要求，符合行业对于医药职业教育发展的要求、符合医药职业教育教学实际的要求。根据全国医药行业的现状和对护理高技能型人才的需求，医药高职高专教学公共核心知识体系和课程体系的建立、精品课程与精品教材的建设，成为全国医药高职高专院校护理类专业教学改革和教材建设亟待解决的任务。

在编写过程中我们坚持以人才市场需求为导向，以技能培养为核心，以医药高素质实用技能型人才培养必需知识体系为要素，规范、科学并符合行业发展需要为该套教材的指导思想；坚持“技能素质需求→课程体系→课程内容→知识模块构建”的知识点模块化立体构建体系；坚持以行业需求为导向，以国家相关执业资格考试为参考的编写原则；坚持尊重学生认知特点、理论知识适度、技术应用能力强、知识面宽、综合素质较高的编写特点。

本套教材根据全国医药高职高专院校护理类专业教学基本要求和课程要求进行编写，涵盖了护理类专业教学的所有重点核心课程和若干选修课程，可供护理及其相关专业教学使用。欢迎广大读者特别是各院校师生提出宝贵意见。

全国医药高职高专护理类专业“十二五”
规划教材建设委员会
2013年6月

前言 PREFACE

《护理伦理与卫生法规》是全国医药高职高专护理类专业“十二五”规划教材之一。为适应21世纪教学内容改革的要求，培养实用型高素质护理特色人才的需要，教材编写以人才市场需求为导向，以技能培养为核心，以实际应用为特色，以医药高素质实用技能型人才培养必需知识体系为要素，特别强调与护士执业资格考试相结合，与技能大赛的考核标准相结合，力求贴近教学实际和教学目标的实现。

教材内容突出护理伦理规范和卫生法律法规的基本理论、基本知识阐释，反映相关理论在护理实践中的运用，使学生在掌握基本理论、基本知识的前提下，逐渐养成护理伦理与卫生法制观念，在护理实践中自觉运用护理伦理规范和卫生法律法规调整、规范和约束自己的行为，科学合理地处理护理实践中遇到的伦理和法律问题；培养学生及广大护理工作者在积极维护社会公共利益的同时，保护自己合法权益的意识，为推动新时期医疗卫生事业的发展培养高素质护理人才。

教材编写过程中，在借鉴了目前高等医学院校、高职高专院校现有的优秀教材基础上，积极探索与创新，力求体现近年来护理伦理与卫生法律法规教学改革的成果，结合护理工作的实际，突出教材应有的精炼、准确、实用、规范的特点。教材每章开篇都有来源于临床护理实践的具有针对性、典型性、代表性和可操作性的案例，每章后有供学生巩固、检测所学本章知识的目标检测，使学生能够将护理伦理与护理法规的理论学习与护理实践结合起来，引发学生的思考，提高学生的学习兴趣。教材在内容的编排上分护理伦理和卫生法规两篇，共11章，系统讲述了护理伦理学的基本理论、基本知识、护理关系伦理、护理实践中的伦理关系、护理科研伦理及护理伦理的评价、教育和修养；卫生法律法规的基本理论、护士管理、护理事故处理及与护理活动相关的法律制度。本书既是高职高专院校的教材，也是医院广大护理人员的朋友。

教材在编写过程中，参考了大量的国内外书刊文献和网络资料，借鉴了国内外一些学者的最新研究成果和资料，特在此表示衷心的感谢。

由于编者水平有限，书中难免有疏漏和不当之处，恳请广大读者批评指正。

编者

2013年3月

目录 CONTENTS

上篇　护理伦理

第六章 护理伦理的评价、教育和修养 / 74

下篇 卫生法规

第七章 卫生法律法规 / 88

第八章 护士管理法律制度 / 102

上篇

护理伦理

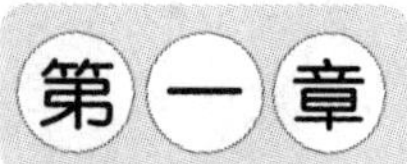

第一章 护理伦理概述

学习目标

1. 掌握道德、伦理、职业伦理及护理伦理的概念；护理伦理的研究对象和内容。
2. 熟悉护理伦理的特点、地位和作用；护理伦理的发展；学习护理伦理的方法及意义。
3. 了解护理职业和伦理的本质联系，从而培养学生护理工作中的伦理情感，提高护理质量。

【引导案例】

叶欣——新时代的“提灯使者”叶欣是一名舍生忘死抗击非典的优秀护士，在抗击非典的战场上她献出了宝贵的生命。叶欣生前系广东省中医院急诊科护士长，在急诊科工作20年，始终爱岗敬业、忠于职守。2003年非典流行，面对具有强烈传染性的非典患者，她始终坚持亲临现场，战斗在第一线，每当有疑似或者确诊患者送来，叶欣总是冲在最前面，她几乎包揽检查、抢救、治疗和护理工作，尽量不让年轻的小护士沾边。她总是说：“你们还年轻，这危险!”。她一次次冒着生命危险抢救患者，一次次把危重患者从死亡线上拉了回来。但叶欣自己被确诊染上了非典型肺炎，后终因抢救无效逝世，年仅47岁。叶欣，用生命践行了南丁格尔的名言：“在可怕的疾病与死亡中，我看到人性神圣英勇的升华”。凸显了一种不惧牺牲、无私奉献、敬岗爱业、恪尽职守的精神，被称作新时代的“提灯使者”。

请用本章所学的伦理知识思考：

1. 叶欣用自己的行动践行了什么样的护理伦理精神?
2. 叶欣的事迹对你有何启发?
3. 作为一名护理专业的学生，你对“术重德轻”的说法有什么看法?

护理伦理是研究护理人员职业道德的一门科学，是伦理学与护理学相交叉的边缘学科，是伦理学的一个分支。护理伦理与护理学相伴而生，共同发展，都以维护和促进人类健康为目的。作为护理专业的学生在努力学好护理专业知识与技能的同时，还需注重护理伦理的学习与修养，从而树立正确的医学人道主义思想，在实践中深刻理

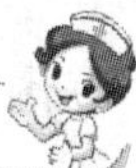

解和践行人性化护理，更好地为人类健康服务。

第一节 伦理概述

一、道德与伦理

（一）道德

1. 道德的含义

在汉语中道德一词可追溯到先秦思想家老子所著的《道德经》一书。老子说："道生之，德畜之，物形之，器成之。是以万物莫不尊道而贵德。道之尊，德之贵，夫莫之命而常自然"。其中"道"指自然运行与人世共通的真理，引申为事物运动变化的规律；而"德"是指人世的德性、品行、王道，是指对人的内在要求，主要指人的品行、行为，强调的是内心的道德境界。在当时"道"与"德"是两个概念。"道德"二字连用始于荀子《劝学》篇："故学至乎礼而止矣，夫是之谓道德之极"。这里的"礼"是指为人处事的根本，意思是人们的思想和行为都能符合"礼"的规定，就达到了道德的最高境界。在西方古代文化中，"道德"一词起源于拉丁语"Mores"，意为风俗和习惯。

道德是人类特有的，是指调节人与人、人与社会、人与自然之间关系的行为规范的总和。道德是以善恶作为评价标准，依靠社会舆论、内心信念和传统习惯来维持的。道德是在人们的社会生活实践中形成的一定的习惯、传统，用以指导、约束人们的行为，是由一定的社会经济关系决定的。生活在社会中的每个人都会遇到与他人、与社会、与集体、与自然等各种复杂的关系，为了保证社会有秩序的运行和个人的正常生活，个人在处理这些关系或者说矛盾时，都应该遵循一定的规范、原则，这种规范、原则就是道德。道德既是人们行为应当遵循的原则，又是评价人们思想和行为的标准。人们通过对道德规范的学习、内化及应用，增强个体的主体意识与选择能力，能够避恶从善，从而提高自身的道德修养，推动社会的进步。

知识链接

人之所以不同于动物，是因为人有道德。荀子说"水有气而无生，草有生而无知，禽兽有生而无义。人有气、有生、有知、亦且有义，最为天下贵也"。

应该从以下四个方面理解和把握道德的含义：

（1）在本质上，道德作为一种社会意识形态，属于上层建筑，是由一定的经济基础决定的。因此，道德一般具有阶级性，人类的道德观念是受到后天一定的生产关系和社会舆论的影响而逐渐形成的。不同的时代、不同的阶级往往具有不同的道德观念，不同的社会制度有不同的道德观念。道德的基本问题是个人利益与他人、集体、社会利益的关系问题。人类的行为只有影响到他人、集体和社会的行为时才具有道德意义，将其分为道德行为和不道德行为；我们把与道德无关的行为称为非道德行为。

（2）道德是以善恶为评价标准的。"善"就是有利于他人、集体和社会的行为，又称为道德行为；一切有害于他人、集体和社会的行为都是恶的行为，又称为不道德行为。善恶是道德评价的特有标准，有别于政治、法律的评价标准。

（3）道德的评价方式是依靠社会舆论、内心信念和传统习惯等非强制性的力量发挥作用，道德具有自律性特征。因此，道德的调节范围非常广泛，存在于人们的生产、生活等各个领域，它与政治、法律的评价方式不同，后者评价方式均有一定的强制性。

（4）道德的主要功能是调节人与人、人与社会、人与自然的关系，使之更加和谐，使人类的生存环境保持动态平衡，是实现自我完善的一种重要精神力量。此外，道德还有教育功能、评价功能、认识功能、导向功能、激励功能等。

知识链接

古人云：“道义者，身有之则贵且尊。”意思是：道德和正义，人有了就很宝贵，而且最受人尊敬。

2. 道德的起源

关于道德起源问题，也是伦理学要解决的一个根本问题。对于道德的起源在历史上不同的学派有不同的观点，主要概括为以下几种：

（1）神启论　是一种客观唯心主义的道德起源说。神启论把道德的起源归结为“神”、“上帝”的启示。董仲舒说“道之大原出于天，天不变，道亦不变”。

（2）天赋道德论　是主观唯心主义的道德起源说。认为道德起源于人类的天性或自然本性，即人先天就有道德意识。孟子认为“仁义礼智，非由外铄我也，我固有之。”认为道德是人生下来就有的，无需后天学习。

（3）自然起源论　是一种旧唯物主义观点。认为道德起源于人的自然本性，出自于人的情感、欲望需要。这种观点认为人和动物都有道德，只不过人的道德是动物本能的反应和延续，是进化了的道德。如：“生存竞争”、“母爱”等。

以上观点都脱离了当时的社会实践，没有科学的说明道德的起源，马克思主义的唯物史观，第一次科学解释了道德的起源。

（4）马克思主义道德起源说　道德是一种社会意识形态，属于上层建筑的范畴，是由经济基础决定的。人类的各种行为规范如：风俗习惯、规则、法律等都是适应于人类的生产、生活及秩序的需要而产生的，道德是人类社会生活实践的产物。

（二）伦理

1. 伦理的含义

伦理是调节人与人之间关系的道理、规范、原则。《说文解字》中对伦理注释为：“伦，从人，辈也，明道也；理，从玉，治玉也。”这里“伦”引申为是人与人之间的辈分关系，即人际关系；“理”即治玉，指整理玉石的纹路，引申为事物的条理、道理和规则，这句话的本意是指人伦关系只有加以条理、规范才成为伦理。

伦理是以人们的行为为研究对象，研究人们行为的是与非、好与坏、善与恶、正义与非正义标准，而这些行为规范的总和就是道德。因此说，伦理是研究道德的，是关于道德的科学。伦理学亦称为道德哲学，是全面研究道德现象及其发展规律的科学。

2. 伦理和道德的关系

伦理和道德是有区别的。伦理侧重于理论，侧重于反映人伦关系以及维持人伦关

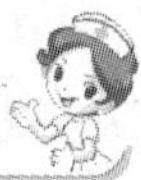

系所必须遵循的规则，主要指社会的人际“应然”关系，是他律的；而“道德”则侧重于实践，侧重于反映道德活动或道德活动主体自身应当的行为，更强调内在操守方面，是自律的。伦理含有统类条理之意，比道德深了一层，是道德现象的概括。

伦理和道德又是相互联系的，表现为道德是伦理的根源，伦理是道德现象的概括，是道德现象的系统化和理论化。

二、职业伦理

（一）职业伦理的含义

职业是人们在社会生活中对社会所承担的一定职责和专门业务并以此作为主要生活来源的社会活动。应该从以下三个方面理解这一定义：第一，从业者利用自己一定专门的知识和技能为社会创造物质财富和精神财富；第二，社会给予从业者合理的报酬，以满足其必要的生活需要；第三，从业者通过对社会承担一定责任和义务展示才华、实现自我，实现自己的人生价值，同时满足个人在尊严、名誉、地位等精神方面的需求。

作为一个真正意义上的个人，必须从事某种职业，服务社会，并由此获取自身物质和精神的需求。而从事任何职业活动都必然发生职业内部或职业之间以及与社会、服务对象之间的关系，为了调整这些关系，从业者必须遵守职业所特有的行为准则和规范，这些职业特有的准则和规范就是职业伦理。

职业伦理是指调整职业活动中所结成的人与人之间、个人与社会之间关系的行为准则和规范的总和。职业伦理是在特定的职业实践中形成和发展起来的，职业伦理的原则和规范与其特定的执业活动相适应。因此，不同形式、不同操作的专门劳动岗位对从业者有特殊的伦理要求，如护理伦理、医学伦理、教师伦理、商业伦理等。

职业伦理是搞好各行各业工作，实现服务社会的重要的伦理原则，它是一般的社会伦理原则在职业活动中的体现，是社会伦理的重要组成部分。

（二）职业伦理的特点

1. 专业性

由于职业伦理是在特定的职业活动中形成和发展起来的，因此职业伦理只调节和约束本职业范围内的职业人际关系。因此，职业伦理在适用范围上是有限的，只适用于本职业。

2. 稳定性

职业伦理是与相应的职业要求和职业生活相结合，在职业活动实践中逐渐形成和发展起来的比较稳定的伦理规则和规范，并经历一代一代人的继承和完善。因此，职业伦理在内容上具有稳定性。

3. 灵活性

虽然职业伦理在内容上具有稳定性，但是为适应不同职业活动的内容、交往形式的具体要求、职业活动的环境而形成的职业伦理规则，在表达形式上有灵活性，如制度、规章、守则、公约、须知、誓言、条例等，形式多样、灵活、简洁，使从业人员易于接受、践行和形成习惯。

每一份职业都有其内在的职业伦理，它不仅要求每个从业人员首先要履行好职业所提出的伦理要求，完成职业赋予的使命，更需要维护其背后的社会价值规范。当然，职业伦理本身不是一个凝固的东西，它追随着社会伦理的一般变化，并且最终要求与社会发展保持一致。

第二节　护理伦理概述

一、护理职业与护理职业伦理

（一）护理职业

护理职业是指从业人员综合应用人文、社会和自然科学知识，以个人、家庭及社会群体为服务对象，了解和评估他们的健康状况和需求，对人的整个生命过程提供照顾，以实现减轻痛苦、提高生存质量、恢复和促进健康的目的，并以此获取主要生活来源的劳动岗位。

护理职业就是对患者的关怀照顾，护理至少是两个人之间的活动，护士的行为必然为患者带来有利的或不利的结果，这自然就出现了不同的伦理问题。如何帮助患者进行护理决策，如何处理在护理实践中已经出现的伦理问题，这就需要护士学习和了解符合护理专业要求的伦理原则，提升护理人员的伦理素质。“健康所系，性命相托”，医学的崇高使命决定了对医护人员道德品质的特殊要求。

（二）护理职业伦理

护理职业伦理即护理伦理，是研究护理工作者职业道德的一门科学，是一般伦理原则和规范在护理实践中的具体化，是护理人员在护理实践中所遵循的调整与患者、其他医务人员及与社会之间关系的行为准则、规范的总和。护理伦理与护理实践紧密相连，护理伦理的原则、规范来源于护理实践，在长期的护理实践中得以检验、发展和完善，并成为护理人员在工作中应当遵循的行为规则、规范，用以规范护理人员的行为。

二、护理伦理的研究对象和内容

（一）护理伦理的研究对象

护理伦理研究的对象是护理实践中的护理道德现象和道德关系。其中护理道德关系是护理伦理研究的主要对象，包括以下四种关系：

1. 护理人员与患者（包括患者家属、监护人及监护单位）的关系，简称护患关系

这是护理实践中首要的、最大量关系，护患关系是否和谐直接关系到护理服务的质量、患者的安危、医院的声誉，直接影响到和谐社会的建立和社会主义精神文明建设。因此，护患关系是护理伦理研究的最主要对象，是护理伦理研究的核心问题。

2. 护士之间以及与其他医务工作者的关系

主要包括护理人员之间的关系、护理人员与医生之间的关系、护理人员与医技人

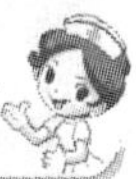

员的关系以及护理人员与医院行政、管理工作者的关系。在医疗实践中，护医关系广泛、复杂，护医之间应该相互尊重、信任、支持、配合、协调，有利于集体力量的发挥和护理工作的开展，提高为患者服务的质量，有利于建立和谐的医患关系。因此，护医关系也是护理伦理研究的重要内容。

3. 护理人员与护理学、医学科学发展之间的关系

护理伦理是护理实践的产物，因此它是动态的，随着护理实践的发展而发展。近年来随着医学科学的发展，尤其是生物医学的迅速发展和临床应用，如人体实验、器官移植、人工辅助生殖技术等都涉及到护理工作中的伦理问题，对这些伦理问题的研究和解决会影响到护理学、医学的进一步发展。

4. 护理人员与社会之间的关系

人是社会的人，护理活动是在一定的社会关系中进行的，因此，护理人员对护理工作中一些问题的处理既要考虑到患者本人、局部的利益，还要考虑到患者的近亲属及社会责任；如计划生育、有缺陷新生儿的处理、卫生资源的分配等，这些问题的处理不仅关系到个人利益，还会关系到社会的利益，护理人员在处理这些问题时不能单从个人利益的角度出发，一定要充分考虑国家、社会和集体的利益。

（二）护理伦理的研究内容

护理伦理的内容非常广泛，概括起来主要包括以下几个方面：

1. 护理伦理基本理论

主要包括护理伦理的起源、本质、发展及展望；护理伦理的特点及社会作用；护理伦理与护理学、医学、护理模式转变、卫生事业发展的关系等。

2. 护理伦理规范

包括护理伦理的基本原则、具体原则；护理伦理的基本规范和不同领域的具体护理伦理规范；还有护理伦理的基本范畴等。

3. 护理伦理的基本实践活动

包括护理伦理的评价、教育及修养。

4. 护理伦理难题

随着医学的发展，临床医疗实践中医学高新技术的推行而产生的伦理难题，如人工辅助生殖技术、器官移植、卫生资源分配、安乐死等方面产生与传统道德尖锐的矛盾和冲突。

护理伦理研究内容不是固定不变的，它将随着社会经济、文化、医学科学和护理学的发展而不断得到丰富、发展和完善。

三、护理伦理的历史发展

护理伦理伴随着医学实践的产生、发展而逐渐形成和发展起来。在人类长期与疾病作斗争的实践中形成了博大精深的医学理论，其中蕴含着丰富的护理伦理思想。

（一）我国护理伦理的历史发展

由于我国古代医、护、药并没有专门的分工，因此没有专门的护理伦理专论，但是在医疗实践和医学伦理的论述中含有丰富的护理伦理思想。我国古代医家在长期的医疗实践中非常重视护理道德，并形成了优秀的护理伦理传统。

1. 我国古代护理伦理的优良传统和特征

（1）仁爱救人，赤诚济世　《通鉴外纪》记载："民有疾病，未知药石，炎帝始味草木之滋味，尝一日而遇七十毒，神而化之，遂作方书，以疗民疾，而医道立矣。"这其中反映了当时人们与疾病作斗争的自我牺牲精神。中国医学传统上普遍认为"医乃仁术"，把医术称为"仁术"，"仁"是自我修养过程，是爱人、行善、慎独，认为医生的职业就是"救人活命"，"济世活人"、"普救含灵之苦"是行医的目的。晋代杨泉指出："夫医者，非仁爱之士不可托也"。强调医者必须以救人疾苦为己任，要有仁爱精神。

（2）一视同仁，清廉正直　孙思邈在《千金药方·大医精诚》中强调："若有疾恶来求救者，不得问其贵贱贫富，长幼妍媸，怨亲善友，华夷愚智，普同一等，皆如至亲之想，……一心赴救"。明代陈实功《外科正宗》中的《医家五戒十要》强调："贫困之家……凡来看病，可不要他药钱，只当奉药。再遇贫难者，当尽力微赠，方为仁术……不然有药而无伙食者，命亦难保也。"传统医学伦理提倡重义轻利，仁爱救人，对患者一视同仁。

知识链接

杏林春暖：三国时期，一位当时和张仲景、华佗齐名，号称"建安三神医"的名医董奉，隐居庐山，给人治病不收取报酬。患者来致谢，病轻治愈的让病家在他房子周围山坡上栽 1 棵杏树，病重治愈的栽 5 棵。前来看病的人很多，如此十年，杏树十万余棵，郁然成林。董奉又将杏子变卖成粮食用来接济庐山贫苦百姓和南来北往的饥民，这就是历史上有名的杏林佳话。至今，人们用杏林春暖比喻医德高尚的医生。

（3）刻苦钻研，精通医术　孙思邈撰著的《备急千金要方》就是以"人命至重，有贵千金，一方济之，德逾于此"的意义而命名的。此书开卷的《大医习业》和《大医精诚》，主张医家必须具备"精"和"诚"的精神。所谓"精"就是指医生要具有精湛的医术，所谓"诚"就是指医生应具备高尚的医德，医家要"仁爱救人"，必须虚心好学、刻苦钻研、精通医术。《古今医统》中说"医本活人，学之不精，反为夭折"，都强调了医生精通医术的重要性。

（4）尊重同道，谦虚谨慎　古代医学道德提倡尊重同行、谦虚谨慎、相互学习、取长补短，共同提高，不能虚夸自负、炫耀虚名。名医孙思邈在《大医精诚》篇中指出："夫为医之法，不得多语调笑，谈谑喧哗，道说是非，议论人物，炫耀声名，訾毁诸医，自矜己德"。陈实功要求医者"凡乡井同道之士，有学者师事之，骄傲者谦让之，不及者荐拔之。"

（5）不计名利，勇担责任　唐代名医孙思邈说："凡大医治病，不得瞻前顾后，自虑吉凶，勿避险峻，昼夜寒暑，饥渴疲劳，一心赴救"。强调医家为患者服务要不计个人得失，敢于承担责任，克服困难，全心全意救治。

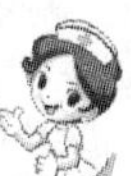

知识链接

唐代名医孙思邈堪称我国传统医德的集大成者，他一生淡泊名利，终身为民除疾治病。古代医家视麻风为畏途，他不畏难治和被传染的危险，为解除麻风患者痛苦，悉心治疗，不怕传染，亲自看护，把各个患者的病状和医疗过程中的详细情况都认真记录下来。他亲手治疗麻风患者有600例之多，治愈60多人，"莫不一一亲自抚养"。孙思邈德高望重，被尊称为"孙真人"。

（6）举止端庄，尊重习俗　医者的举止、言行、神态直接关系到能否得到患者的尊重和信任，历代医家都非常重视自身的谈吐举止、仪表风度。《黄帝内经》中指出：医家在诊疗中护理中要"入国问俗，入家问讳，上堂问礼。"明代杰出的外科医学家陈实功特地自订了"五戒十要"作为从医律己的道德规范。其中有"凡视妇人及孀尼僧人等，必候侍者在旁，然后入房诊视，倘旁无伴，不可自看。假有不便之患，更宜真诚窥睹，虽对内人不可读，此因闺阃故也"。"凡娼妓及私伙家请看，亦当正已视如良家子女，不可他意见戏，以取不正，视毕便回。贫窘者药金可璧，看回只可与药，不可再去，以希邪淫之报"。

2. 我国传统护理伦理的局限性

（1）我国传统护理伦理和医术密切联系，渗透于医疗实践中，虽然内容丰富，但是缺乏理论性、系统性和规范性。

（2）由于受到封建迷信思想的影响，传统护理伦理有一定的局限性。如孙思邈认为"人行阳德，人自报之；人行阴德，鬼神害之。"认为医生给患者治病是行善积阴德。用因果报应的迷信思想约束从医者的行为，在当时科学落后的情况下对于医学护理道德产生过一定的作用。

（3）受到封建礼教影响较深，如受男女授受不亲的封建思想影响，要求医者诊治女性疾病时要"悬丝切脉"、"隔衣针刺"等，不利于妇科疾病的医疗和护理；还有"君有疾饮药，臣先尝之；亲有疾饮药，子先尝之"违背医学科学的愚忠思想；"身体发肤，受之父母，不敢损伤，孝之始也"的伦理观念，束缚了外科医学科学的发展，对传统的医护伦理产生了消极的影响。

3. 我国近代护理伦理

鸦片战争之后，随着西方医学传入中国，近代护理事业随之兴起，护理伦理越来越受到重视。1907年，在华工作的美国护士辛普森（Simpson）建议成立中华护士会。1909年，中国看护组织联合会正式成立，这是中国最早的护士学会组织。1918年第四届全国护理大会规定《护理伦理学》为护士的必修课。中华护士会于1922年加入国际护士学会。1932年，中央护士学校在南京成立，这是中国第一所正规的公立护士学校。1934年教育部成立护士教育专门委员会。

毛泽东在1939年写的《纪念白求恩》，高度评价了白求恩"毫不利己，专门利人"的人道主义精神，极大地鼓舞了广大医务工作者，对护理伦理的发展起了重大的促进作用。在1941年毛泽东给延安医大题词"救死扶伤，实行革命的人道主义"，这是对新民主主义革命时期的医护道德的概括。1941年5月12日，中华护士学会延安分会成立，毛泽东同志亲笔为大会题词：“护士工作有很大的政治重要性”。1942 年 5 月，毛泽东同志再次为护士题词：“尊重护士，爱护护士。”在中国共产党的领导下，继承我国古代医家的优良传统，发扬了救死扶伤的革命人道主义精神，把爱国主义和国际主义相结合，建立同志式的新型医患、护患关系。

中国护理伦理在新民主主义时期初步形成，这个时期的医护道德与政治密切结合，体现了社会主义的伦理原则和对医护道德的指导。这一时期的医护道德以马克思主义为指导，发扬革命的人道主义精神，是社会主义护理道德形成的基础。

4. 社会主义护理伦理的发展和特征

新中国成立后，我国的护理事业得到迅速发展，社会主义护理伦理进一步发展和完善。这一时期我国的医疗卫生政策主要以为人民大众服务、预防为主和实行中西医结合，这体现了发展社会主义医疗卫生事业是为绝大多数人谋利益。20 世纪我国实行改革开放以来，随着我国医疗卫生事业的蓬勃发展，加强了护理伦理的教育和研究，党和政府制定了一系列的医护道德规范，如 1994 年 1 月 1 日卫生部颁布实施《中华人民共和国护士管理办法》，2008 年 5 月 12 日国务院颁布实施《护士条例》，中华护理学会制定推行《护士守则》等，对护理工作中伦理道德提出了更高更具体的要求，各大、中专医、护院校相继开设医学伦理学、护理伦理课程，从整体上提高了护理工作者素质，引导广大护理工作者更好地为人类的健康服务，促进了我国医疗卫生事业更大的发展。

社会主义护理伦理的特征主要表现是：以唯物史观为理论基础，以全心全意为人民服务为根本宗旨，以实践为根本目的。

（二）国外护理伦理的产生与发展

1. 国外传统护理伦理

古希腊是西方医学的发源地，著名医学家希波克拉底被誉为“西方医学之父”，也是西方医德的奠基人。《希波克拉底誓言》是西方医德的经典文献，全面而生动地论述了医生与患者、医生与患者家属、医生与社会之间的关系，他非常重视护理工作和护理伦理，强调护士是医生的助手，应“选择有训练的人担任护理”，帮助医生观察患者，执行医生的指示。他把“为病家谋幸福”作为医疗行为的最高标准。

古罗马护理伦理是在继承古希腊医护道德的基础上发展起来的。这一时期最著名的医学家是盖伦。在护理伦理方面，主张作为医护人员应献身医学，要重学术、舍利求义，他提出了“轻利”的道德要求，主张“作为医生，不可能一方面赚钱，一方面从事伟大的艺术—医学。”

古印度医学比较发达，护理已经成为一种职业。公元前 5 世纪名医、印度外科鼻祖妙闻的医学著作《妙闻集》中，对护士的素质要求是：雇佣的侍者（护士）应有良好的行为和清洁习惯，忠于职守，对患者有深厚的感情，满足患者的需要，遵从医生的指导；还指出：“正确的知识，广博的经验，聪明的知觉和对患者的同情，是为医者四德”。公元 1 世纪内科名医、印度内科鼻祖阇罗迦在其《阇罗迦集》中指出：护士必须心灵手巧，必须有纯洁的心身，必须掌握药物配制和调剂的知识，以及对患者的衷心的关怀。他们对医学本质、医师职业和医学伦理做了精辟的论述。

古阿拉伯护理伦理约形成于公元 6 ~ 13 世纪。阿拉伯名医迈蒙尼提斯是当时倡导

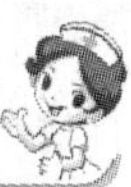

医德的杰出代表。他所著的《迈蒙尼提斯祷文》是医德史上堪与《希波克拉底誓言》媲美的重要医德文献。祷文中提出："启我爱医术，复爱世间人"，"愿绝名利心，服务一念诚"，"无分爱和憎，不问富与贫"，"凡诸疾病者，一视如同仁"等一系列的医德规范，表现出在行医动机、态度和作风方面高尚的医德思想，对医护伦理的发展产生了深远的影响。

国外古代医护伦理有着许多优秀的内容，如：重视医术、为患者服务、尊重患者、对患者一视同仁、为患者保守秘密等，但是也有明显的局限性，渗透着浓厚的宗教神学色彩。

2. 国外近、现代护理伦理的发展

中世纪的西方医学处于停滞状态，护理深受宗教神学思想影响。欧洲文艺复兴运动使医学从封建宗教神学思想的长期禁锢下解放出来，自由、平等、博爱的人道主义思潮也渗透到了医学领域，人们对医护伦理的研究逐渐转向以人道主义为核心。随着近代医学的发展，护理学逐渐从医学中分离出来，成为一门相对独立的学科，首创者是英国的弗洛伦斯·南丁格尔（1820~1910年）。

南丁格尔于1860年在英国创立了第一所护士学校，并根据自己丰富的护理实践经验编著了《护理札记》，在1946年再版时改名为《护理的艺术》。著作中包含着丰富的护理伦理思想，她强调："护士必须记住自己是被患者所依赖信任的，一个护士必须不说别人闲话，不与患者争吵。除非在特殊情况下或有医师允许，不与患者谈论关于病情的问题。有敏锐的观察力和充分的同情心。她需要绝对尊重自己的职业"，"护理工作是一门艺术，护士要有一颗同情的心和一双愿意工作的手。"这为现代护理伦理学的形成奠定了基础。

为纪念南丁格尔对护理事业所做出的贡献，1912年，国际护士理事会将5月12日（南丁格尔的诞生日）定为国际护士节，以激励广大护士继承和发扬护理事业的光荣传统。

随着医学的发展，护理学和护理伦理迅速向专业化发展，人们越来越重视对医护道德研究，国际间医学交往的日益增加和国际性医学组织的建立，一系列国际性医护道德规范和法律文献相继产生。如：1946年，《纽伦堡法典》，制定了关于人体实验的基本原则，规定"一是必须有利于社会，二是应该符合伦理道德和法律观点"。1948年，世界医学会以《希波克拉底誓言》为蓝本，颁布了《医学伦理学日内瓦协议法》，成为全世界医务人员共同遵守的行为准则。1953年国际护士会制定了第一个正规护士规范《护士伦理学国际法》，1965年国际护士会公布《护士守则》，在此基础上1973年又公布了新的《国际护士守则》，使护理伦理规范逐渐完善。

第三节 学习护理伦理的意义和方法

一、当代护理伦理的现状与展望

（一）当代护理伦理的现状

1. 护理伦理要求规范化

随着护理事业的发展，国内外普遍重视护理伦理的研究，国际护理学会以及美国、加拿大等国的护理伦理法典相继出台，内容日渐完善。我国现阶段已形成了一系列的护理伦理规范，如《医务人员道德规范及实施办法》、《中华人们共和国护士管理办法》等规范颁布及实施。2000年中华护理学会与香港护理界合作起草了《新世纪中国护士伦理准则》，说明我国护理伦理规范和要求已达到了法律的高度，将以德兴护和依法治护相结合，标志着21世纪我国护理伦理面向新的发展阶段。

2. 护理伦理观念发生转变

随着医学模式的转变，护理观念也在发生着转变，现在医疗护理更重视生存、生命质量、生命价值的统一。为了适应新的医学模式，护理人员不仅要有扎实的专业理论知识和娴熟的专业技能，还要具备较强的人文素质，特别强调与患者的良好沟通与交流。护理实践中需要规范护理人员的仪表、举止和语言，强调护士必须以“爱心、耐心、细心和责任心”对待每一位患者，做好护理工作。

3. 护理伦理教育受到普遍重视

随着社会的进步和发展，人们对生命与生存质量的重视等，社会对护理人员的道德标准提出更高要求。护理伦理作为一门新兴的学科，在各大中专医学院校的护理专业普遍开设，护理伦理教育层次提高和规模扩大，旨在更新护理人员伦理观念、提升护理人员道德素质、加强护理人员的伦理修养，为社会培养德才兼备的护理人员。

（二）当代护理伦理发展面临的挑战

1. 新的医学模式和整体护理模式对如何更人道地为患者服务提出挑战

传统的医学模式称为生物医学模式，仅以人的生物性作为基础来研究疾病与健康问题。这种医学模式的医学思想是追求和达到人的健康，强调有病治病，忽视人的整体性及人类与社会的联系。现代医学模式是“生物—心理—社会”医学模式，新的医学模式使医疗护理观念从单纯的“有病治病”发展为“生理的、心理及社会适应的良好状态”，使医学在一个更广阔的背景下来观察研究疾病、健康问题。同时也向医护人员提出了更高、更多方面的素质要求，特别是护理工作的重点和护理伦理方面的要求。

2. 医学高新技术应用出现的医患关系“物化”趋势，给护理伦理带来冲击

随着医学科学技术的发展，越来越多的先进的护理仪器和设备在护理领域中投入使用，代替了原本由护理人员亲手做的工作，如“检测护理”、“电脑护士”等护理仪器的使用，这使得一方面护患之间的感情交流减少，另一方面加重了患者的经济负担，使得护患之间的信任和情感淡化。同时护理领域高新技术的使用，容易造成“术重德轻”的认识，这对护士的伦理修养提出了更高的要求。

3. 护理伦理研究的内容范围不断扩大

随着社会人口的老龄化和疾病谱的变化、慢性病的增多以及社区医疗的加强，越来越要求护士对自己的工作做出独立的判断和决策。随着人们价值观念、伦理观念的变化，作为护士忠实地遵从医嘱、不惜一切代价治病救人的生命神圣论等受到生命质量论、生命价值论的挑战。同时护理活动不仅仅关系到患者及其家属的利益，还会影响到社会的利益，如在卫生资源有限的情况下，怎样做到公正合理的分配，这些行为的选择还要从社会整体利益着眼。

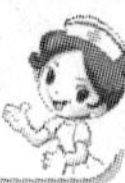

4. 社会对护理人员的伦理素质要求提高

我国随着市场经济进入医疗领域，护理伦理问题出现了不同的类型和转变，护德护风遇到了强大的挑战——护理纠纷时有发生。随着人们健康意识、权利意识的增强，患者要求被关怀、被尊重、得到高质量护理服务的心理越来越强烈，对护理的质量要求越来越高。这就要求护理人员除了必备的护理专业技能外，还必须有丰富的人文科学知识，如：与患者的沟通技巧、心理学、护理美学、护理伦理、护理法律法规等知识和能力，高标准地为患者提供护理服务，以适应社会发展的需求。

5. 医院伦理委员会的兴起有助于提高护士伦理决策能力

医院伦理委员会，是医院的一个咨询、参谋机构，委员会成员包括医生、律师、伦理学家、心理学家、社会工作者等。医院伦理委员会的本质目的是使一些纠纷软着陆，尽量避免法律纠纷的产生。医院伦理委员会在提升以患者为中心的服务和在涉及人体生命的道德与伦理问题的实践中发挥积极重要的作用。近几年，我国各大医院均已建立医院伦理委员会，国外设立的时间更早。

二、学习护理伦理的意义

（一）有助于提高护理人员的伦理修养，培养合格的护理人才

护理工作服务的对象是有思想有感情的人，护理工作关系着患者的身心健康和生命安危，护理工作的特殊性对护理人员的道德素质提出了极高的要求。这些都要求护理人员在护理活动中必须把患者的利益放在首位，想患者之所想、急患者之所急，视患者如亲人，全心全意为患者服务。因此，合格的护理人才既需要努力学习护理专业知识，熟练的掌握护理技能，还需要学习和研究护理伦理，提高自身的道德素质。系统的学习护理伦理的基本理论知识，掌握护理伦理的原则、规范体系，可以提高自身的伦理修养，成为德才兼备的护理人员。

（二）有利于提高护理质量，建立和谐的护患关系

学习和研究护理伦理是提高护理伦理人员职业道德素质的有效途径，而优秀的护理伦理品质有助于提高护理人员的责任感和奉献精神，可以促使护理人员自觉提高专业技能水平，以精湛的护理技术、满腔的热情、美好的语言、和蔼可亲的态度给患者提供周到满意的服务；有利于建立和谐的护患关系，创造良好的治疗和护理环境，提高护理治疗效果，有利于患者疾病的防治和康复。同时随着各种传染病的出现和爆发流行，如各种性病的传播、艾滋病的蔓延以及2003年出现的SARS等，对护理领域提出了新挑战。这需要护理人员不仅要有精湛的护理技能，更需要高尚的护理道德、无私奉献的精神。

（三）有利于提高医院的护理管理水平，推动医疗护理事业的发展

对护理人员进行护理伦理教育，可以规范护理人员的护理行为，使护理人员懂得在遵循护理伦理原则和规范的前提下从事护理工作，有助于解决护理工作中的伦理问题，提高护理人员的行为决策能力；有助于提高护理人员对护理工作高度的责任感，养成严格遵守并自觉执行各项规章制度和操作规程的自觉性；保证护理服务质量，提高医院的医疗管理水平和社会效益，推动我国医疗护理事业的发展。

三、学习护理伦理的方法

（一）坚持辩证分析、批判继承的方法

护理伦理与护理实践紧密联系，在内容上有较强的稳定性和连续性，同时护理伦理作为上层建筑，与其赖以产生的经济基础相适应，又受到社会在一定时期的政治、法律、文化等其他意识形态及上层建筑的影响和制约，有其独特的历史性。因此，学习和考察祖国传统护理道德和国外护理道德，应坚持辩证分析、批判继承方法，去其糟粕，取其精华。

（二）坚持理论联系实际的方法

理论联系实际是学习本门课的基本方法。首先，要系统学习和研究掌握护理伦理的基本理论，深刻把握其本质和发展规律，这是用以指导护士实践中伦理问题的基础和前提。其次，要坚持从实际出发，用护理伦理的基本原则、规范指导护理行为，解决工作中实际问题。分析评判自己的行为是否符合伦理道德，并做出正确的行为选择；注意观察和调查在护理实践中出现的各种伦理问题，把理论和实际有机的结合起来，深入研究，进行科学分析。

目标检测

一、填空题

1．道德是人类特有的调节（　　）、（　　）、（　　）之间关系的行为规范的总和。道德是以（　　）作为评价标准，依靠（　　）、（　　）和传统习惯来维持的。

2．伦理是以（　　）为研究对象。

3．（　　）是护理伦理研究的最主要对象，是护理伦理研究的核心问题。

4．唐代名医孙思邈堪称我国传统医德的集大成者，孙思邈主张医家必须具备“精”和“诚”的精神。所谓“精”就是指医生要具有（　　），“诚”就是指医生应具备（　　）。

5．古希腊是西方医学的发源地，著名医学家（　　）被誉为“西方医学之父”，也是西方医德的奠基人。

6．随着近代医学的发展，护理学逐渐从医学中分离出来，成为一门相对独立的学科，首创者是英国的（　　）。

7．随着医学模式的转变，护理观念也在发生着转变，现在医疗护理更重视（　　）、（　　）、（　　）的统一。

8．社会主义护理伦理的特征主要表现是：以唯物史观为理论基础，以（　　）为根本宗旨，以实践为根本目的。

9．（　　）的兴起有助于提高护士伦理决策能力。

二、选择题

1．我国古代积累了十分丰富的医德遗产，提出了《医家五戒十要》，把医务人员的职

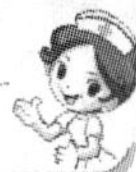

业伦理修养提高到一个相当高的水平的医学家是明代的（　　）。

A．陈实功　　B．张仲景　　C．华佗　　D．孙思邈

2．我国古代把医术也称为“仁术”，提出“人命至重、贵于千金”观点的医学家是（　　）。

A．皇帝　　B．张仲景　　C．孙思邈　　D．华佗

3．古罗马最著名的医学家（　　），主张作为医护人员应献身医学，要重学术、舍利求义。提出“作为医生，不可能一方面赚钱，一方面从事伟大的艺术——医学。”

A．希波克拉底　　B．妙文　　C．盖伦　　D．迈蒙尼提斯

4.1860 年，（　　）在英国创立了第一所护士学校，并根据自己丰富的护理实践经验编著了《护理札记》，为护理伦理学的形成奠定了基础。

A．盖伦　　B．希波克拉底　　C．妙文　　D．南丁格尔

5．“护理工作是一门艺术，护士要有一颗同情的心和一双愿意工作的手”。这句话是出自（　　）。

A．白求恩　　B．秋瑾　　C．南丁格尔　　D．林巧稚

6.1953 年国际护士会制定了第一个正规护士规范，是（　　）。

A．《护士章程》　　B．《东京宣言》

C．《医学伦理学日内瓦协议法》　　D．《护士伦理学国际法》

7．下列不属于护理伦理研究对象的是（　　）。

A．护士与护士的关系　　B．护士与患者的关系

C．护士与单位领导的关系　　D．护士与患者家属的关系

8．决定道德不属于上层建筑的是（　　）。

A．政治关系　　B．经济关系　　C．法律关系　　D．宗教关系

三、问答题

1．护理伦理的研究对象有哪些？

2．护理伦理的研究内容有哪些？

3．我国古代护理伦理的优良传统和特征是什么？

4．学习护理伦理的意义和方法各是什么？

四、案例分析题

某医院护理部举行护理伦理研讨活动，就护理道伦理学习的重要性和护士护理品德的养成等问题展开讨论。有的护士认为，护理伦理学的学习，可以把握护理伦理规范要求，并按照规范的要求开展护理工作，才能最终养成良好的护理品德。有的护士则认为护理品德先天具有，后天的护理伦理教育作用甚微，“人之初，性本善”，“恻隐之心，人皆有之”，只要选择了护理职业，护士一定会自觉讲究护理道德的。

思考：作为护理专业的学生，你认为护士的伦理修养是天生就具有的吗？谈谈护理伦理知识的学习对提高护士伦理修养有哪些重要性？

（赵爱英）

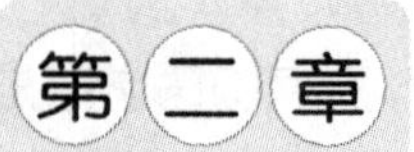

第二章 护理伦理的原则、规范和范畴

学习目标

1. 掌握护理伦理的基本原则、规范和范畴的概念，护理伦理基本原则的内容，自主原则、不伤害原则、行善原则和公正原则在护理执业中的内容和要求。
2. 熟悉护理伦理基本范畴的概念、内容和作用。
3. 了解护理伦理基本规范的内容。

【引导案例】

某医院为了给新生儿保暖而将新生儿暂放在暖气管旁，值班护士将此情况记录在交接本上，在交接班时交接护士问“有事没”，她回答没事就算交接完成。由于没有巡视病房就进行床前交接，交班护士忘了暖气管旁还放着一名新生儿，因此当发现时新生儿已被烘干。

思考：

1. 请对护士的行为进行伦理分析。
2. 这个案例给你的启示是什么？

护理伦理的原则、规范和范畴在护理伦理学中占有重要地位，是护理伦理学的核心内容，共同构成了护理伦理的规范体系，也是护理执业考试中的考点。正确理解和践行护理伦理的规范体系，对于树立“以人为本”的护理道德观念，培养高素质的护理人才具有十分重要的意义。

第一节 护理伦理原则

一、护理伦理的基本原则

（一）护理伦理基本原则的概念

原则，是指人们观察问题和解决问题的标准和准则。护理伦理基本原则，指反映护理学发展阶段及特定社会背景之中的护理道德的基本精神，调节各种护理道德关系都必须遵循的根本准则和最高要求。

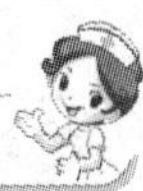

国际护理协会在《护士伦理规范》中规定：护理人员的职责是增进健康、预防疾病、维护健康、减轻痛苦。护理伦理基本原则是医疗卫生、预防保健和护理实践中长期积累并被护理界广泛认同的道德观念，是护理伦理规范体系的总纲和精髓，是衡量和指导护理实践活动的道德标准。

（二）护理伦理基本原则的内容

随着医疗护理实践的发展，我国医学伦理学界确立了“防病治病，救死扶伤，实行社会主义的人道主义，全心全意为人民身心健康服务”的基本原则。这一表述揭示了护理实践活动的本质和规律，明确指出了护士的服务宗旨和目的。作为护士，需要遵守护理伦理的基本原则，恪守职业操守，维护医学的荣誉。

护理伦理基本原则作为护士根本的行动准则，是从具体实践中总结归纳，来自于实践的反思。一直以来，它激励着无数的医务人员在防病治病、维护健康和挽救生命的岗位上，用精湛的医术和良好的服务精神，获得白衣天使的称号和赞誉。今天，这一基本原则同样具有重要意义。

二、护理伦理的具体原则

护理伦理的基本原则是护士进行护理行为选择的一个重要依据，比较概括和抽象，可操作性不强。单凭这一原则不能解决护理实践中的伦理问题，因此，护士在执业中，选择护理道德行为，还要借助一些具体原则。

美国学者比彻姆和查尔瑞斯（Beacuchamp & Childress）提出护理伦理学的四个具体原则，即自主原则、不伤害原则、行善原则与公正原则，被国际社会广泛认可，并应用在医学和护理伦理学领域。

（一）自主原则

1. 自主、自主原则的概念

自主原意是自我管理，或自律。自主是指自我选择、自主行动或依照个人意愿自我管理和决策，即“自己做主”。

自主可分为思想自主、意愿自主和行动自主三种方式。全麻患者是个典型的具有思想、意愿自主，而暂时缺乏行动自主的例子。理论上，具有三种自主才能说明这个人是自主的人。

自主原则是指护士尊重患者的自主性，保证患者自己做主，理性地选择诊治决策的伦理原则，又称尊重原则。自主原则的实质是对患者自主（自主知情、自主同意、自主选择等）权利的尊重和维护。

2. 自主原则在护理实践中的应用

（1）护士应尊重患者的自主权利　①尊重患者的人格权：包括患者的生命权、健康权、人格尊严权、名誉权、人身自由权、姓名权、肖像权、遗体权等，需要护士在实践中给予尊重和维护。②尊重患者自主做选择、决定的权利。护士有义务为患者提供适宜的环境、最佳诊治护理方案，协助患者及其家属完成自主性选择和决定。

（2）要正确行使护理自主权　护士在诊疗护理中有护理自主权，例如对缺乏自主能力的患者，如婴幼儿、严重精神病患者和智力低下者、老年痴呆患者、昏迷患者或丧失意识患者等，不但不应该授予自主权，还应加以保护和限制，应尊重患者家属或监护人的选择权利，对服务对象的非理性行为应加以控制，避免造成伤害，使自己的行为更加符合伦理规范。

（3）在护理工作中，最能代表尊重患者自主权的方式即为“知情同意”，知情同意是与检查、治疗、手术、人体实验、弱势群体的保护等密切相关的概念。

知情同意是指某人知道事情真相后，自愿同意某事。知情同意提醒医护人员站在患者的角度、立场，小心行事，这不但是自主原则的集中表现，还有利于建立和谐的护患关系，减少医疗护理中的法律纠纷。

知识链接

中西方患者自主的区别

西方文化背景下，医疗决策的最后决定人是患者自己；而在中国文化中，则往往是家庭做出最后的决定。西方自主原则所提倡的是患者自己在医疗行为所感受的主观益处，而在中国更多强调的是医疗行为给患者带来的客观益处。西方自主原则赖以坚持的价值观是主张患者个人的独立，而中国则坚持强调患者对家庭的依赖。

（二）不伤害原则

不伤害原则是护理伦理具体原则中的底线原则。

1. 不伤害原则的概念

不伤害原则是指在医疗护理实践中最大限度地避免给患者带来不应有伤害的伦理原则，即要求医护人员不做伤害患者身心健康的事，如造成患者伤痛和能力的丧失、剥夺患者机会等。希波克拉底誓言和南丁格尔誓言都强调护士应预防任何有害之事，不用或不故意使用有害的药物。

医疗护理的伤害作为职业性伤害，是医学、护理实践的伴生物。常见的医疗伤害有：技术性伤害、行为性伤害和经济性伤害。

不伤害原则不是“绝对不伤害”。因为很多检查、治疗和护理措施等，即使符合适应证，能挽救患者的生命和健康，也会给患者造成生理和心理的伤害，如肿瘤患者的化疗、手术等。实质上不伤害原则是“权衡利害”原则。不伤害原则的真正意义不在于消除任何医疗、护理伤害，而在于强调培养对工作高度负责，努力使患者免受不应有伤害的护理作风。

不伤害原则是“双重影响”原则。当某一行动的结果会产生某种有害的影响，这种影响是间接的且事先可以预知，但不是恶意或故意造成，完全是为了正常的护理行为所产生的附带影响。

2. 不伤害原则在护理实践中的应用

不伤害原则是古今中外医务人员一贯遵循的原则。为预防、避免和减少伤害，不伤害原则对护理人员提出了具体要求：

（1）强化护士以患者为中心的动机和意识，不能为个人利益而滥用护理手段。

（2）培养护士扎实的专业知识和技能、严谨的工作态度，避免或减少由于技术不精和粗心大意而对患者造成伤害。

（3）当伤害无法避免时，要对有危险和有伤害的护理措施进行评估，审慎思考，

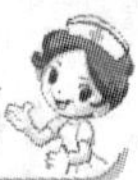

要选择利益大于危险或伤害的行为。

（三）行善原则

1. 行善原则的概念

行善即仁慈或做善事。行善原则是指医护人员对患者实行仁慈、善良和有利的行为。在西方又称有利原则。

对患者实行仁慈、善良是中外医者的优良传统。在西方，古希腊名医希波克拉底在《誓言》中明确提出了"为病家谋利益"的行医准则。在中国，利他性的助人思想是最早的医学伦理学道德观念的精髓，逐步形成"医乃仁术"的行医准则。

2. 行善原则在护理实践中应用

（1）行善是护士应承担的责任、义务和权利。在实践中应努力使患者受益，预防疾病和损伤，把促进和维护健康视为护士应尽的义务或责任。

（2）树立为患者服务的利益观，护士应提供最佳服务，真诚关心患者的利益（康复、止痛、节约医疗费用，正当合理的心理、社会需求等）。

（3）要权衡利害的大小，审慎评估、分析利益与伤害的大小，慎重地做出伦理决策，避免因决策错误造成对患者的伤害。

> **知识链接**
>
> **何时停止行善？**
>
> 为患者提供医疗照护是医护人员的责任，当治疗和护理徒劳无益，医护人员是否可停止治疗？我国尚无具体规定，多依家属的意愿而定。1973 年美国医学会认为，停止对患者的行善符合下列三个条件：第一，患者的生命需要靠非常性的方法维持；第二，患者已被证实为生物性死亡；第三，患者及（或）其家属同意。

（4）坚持有利于公益原则，将有利于患者同有利于社会健康公益有机的统一起来。

（四）公正原则

1. 公正和公正原则的概念

公正就是公平、正义。在医疗照护上，公正原则是指基于正义与公道，以公平合理的处世态度来对待患者和有关的第三者。

现代医学伦理观分析，公正原则体现在两个方面：一是平等地对待患者，由于患者与护士有着平等的人格尊严，因而强调护士对待患者要一视同仁；二是合理地分配医疗资源，以公平优先、兼顾效率的基本原则，优化配置和合理使用医疗资源，即可用的人力、物力、财力资源。卫生资源的分配可分为宏观分配和微观分配两种，宏观分配是各级立法和行政机关的分配，目标是实现现有卫生资源的优化配置，充分保障人人享有基本医疗保健，满足人们多层次的医疗保健需求。微观分配是指健康照护者、医疗机构或其他机关机构，如何将稀少的资源分配给患者，并设定其分配的优先顺序。如器官移植、ICU 或紧急灾难性医疗等方面，均涉及微观分配，常引发伦理道德难题。

2. 公正原则在护理实践中的应用

（1）护士在人际交往中的公正　护士要树立平等观，对患者不分职业、地位、财产状况，都应一视同仁，尊重患者的人格、权利、正当健康要求，尤其是对老年人、精神病患者、残疾人、婴幼儿等弱势群体，应给予更多的关怀。

（2）合理地分配卫生资源　护士是医疗小组的成员之一，有很多机会参与医疗资源分配的决策过程，还可能充当一名决策者。由于护士在照护患者的第一线工作，与患者有很多的实际接触，更了解患者对各种医疗措施的遵从度、反应及期望，故护士更有责任和义务向医疗小组提供患者的相关信息，协助医疗小组作出公正的资源分配决策。

（3）公正地处理事故和纠纷　在处理医疗事故、护理纠纷等问题上，护士要站在公正的立场上，实事求是、不偏不倚地处理。

第二节　护理伦理规范

护理伦理基本规范是对护士护理实践中伦理关系普遍规律的概括和总结，是在护理原则指导下的具体行为准则，也是培养护士伦理意识、行为的具体标准。

一、护理伦理规范的含义和作用

（一）护理伦理规范的含义

规范就是约定俗成或明文规定的标准和准则。护理伦理规范是指依据一定的护理伦理理论和原则而制定的，用以调整医疗护理工作中各种复杂的医疗护理人际关系、评价护理行为善恶的准则。

护理伦理规范以“哪些应该做，哪些不应该做”的表达，将理论、原则转换成护理人员在护理活动中遵循的具体准则。多采用“誓言”或“誓词”的形式，如《南丁格尔誓言》，此誓言由美国护士格瑞特女士提出，具有与医学界的《希波克拉底誓言》相同的地位，是护士应遵守的道德准则。

> **知识链接**
>
> **《南丁格尔誓言》**
>
> 我谨以至诚在上帝及会众面前宣誓：
>
> 终身纯洁，忠贞职守。
>
> 我将不做有害之事，不用任何有害药品。
>
> 我将尽力提高业务水平，保守治疗中的患者和家属的秘密。
>
> 我将真诚地协助医师的工作，献身于患者的福利事业。

（二）护理伦理规范的作用

1. 为护士提供了具体的行为指南，提升护士的伦理品质

在护理患者的过程中，护士不仅要具有丰富的专业知识、纯熟的护理技术及良好的人际沟通能力，更要有正确的观念作为自己行动的指南。护理工作的情景复杂，每个人都有自己的价值观、伦理道德观，护理人员如果单纯的用自己的观念来指导护理行为，会出现不当的情况。护理伦理规范作为护士行为的最高准则，告诉人们什么可为，什么不可为，可引导他们在工作中依据伦理规范及时积极调整自我行为，避免不良行为的发生。

2. 有利于提高社会对护理工作的尊重和信任

护理伦理规范对专业内所有人员的行为都有所规范和限制，以保证护理服务品质，

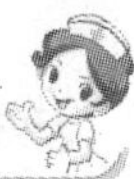

真正做到以患者为中心，从而使护士得到社会大众的尊重和信任，公众的尊重和信任是建立良好的护患关系的基础。

3. 对法律的调节起到补充的作用

法律针对行为人违法犯罪现象用强制手段来约束，不可能对一切不道德行为都给予约束。例如护士的仪表不够端庄，语言粗俗，态度生硬，没有采取最佳的护理方案，给患者带来了痛苦和损失等行为，没有造成严重的后果，法律管不到它。护理伦理规范是依靠社会舆论、人们内心的信念、传统习俗以及教育等非强制手段来约束人们的行为。这两者互相补充，共同实现协调社会各种关系的目的。

二、护理伦理基本规范的内容

（一）爱业敬业，精益求精

热爱忠诚护理事业，树立职业的自豪感，是护士应有的首要道德品质，也是做好护理工作的动力和信念。精湛的技术是护士工作应具有的基本素质。随着现代医学的发展，医学、护理模式的改变，对护士的学历层次、知识储备、工作技巧提出了更高的要求，护士不仅要热爱护理事业，具有扎实的专业知识和熟练的操作技能，良好的观察能力，善于发现问题，及时正确处理问题能力，还要具备护理心理、美学和医学社会学等人文科学的知识，才能做好护理工作。

（二）尊重患者，一视同仁

尊重、同情关心患者，以患者的利益作为护理工作的出发点和归宿。尊重患者就是要尊重患者的人格、权利和生命价值。每个人都有独立的人格权利，都有被尊重的需要，这要求护士在护理工作中，平等对待每一个患者，不应根据自己的需要、价值取向、审美偏好等有选择地对待患者，厚此薄彼；也不应根据性别年龄、种族国籍、权力地位、关系亲疏有区别的对待，要把患者当作自己的朋友、亲人、同志，设身处地地体谅患者因患病的痛苦、看病的艰难和治疗的麻烦而引起的烦躁和焦虑，坚决杜绝“脸难看，话难听”和“冷、推、硬、顶”等不尊重患者的现象。

（三）认真负责，任劳任怨

护理工作肩负着维护健康、保护生命安全和延长生命的崇高使命。护理工作中任何疏忽大意，如打错针、发错药、输错液等，都有可能发生差错、事故，甚至危及患者的生命安全。患者把生命安危寄希望于你，是生命所系，职责所托，这就要求护士要谨慎细心、一丝不苟、严谨对待规章制度和各项操作规程，对患者安危负责。护士的工作有平凡、琐碎、细微、脏累的特点，护士应不计个人得失，不辞辛劳，不怕脏、不怕累，以满腔的热情投身到工作中去。

（四）语言文明，举止端庄

护士的语言和行为是实现护理道德规范的主要途径。护理人员的语言应该是科学的、文明的、亲切的、富有感染力的；护理人员的举止应是稳重而优雅，处处体现出训练有素。护理人员对患者是否有同情心，是否关心体贴，很大程度上通过言语表达和通过行为体现的。

（五）诚实守信，保守秘密

诚实守信即是中华民族传统美德，也是医护人员对待患者应遵守的重要伦理原则。

唐代名医孙思邈在《大医精诚》，用一个“诚”字来概括和诠释“大医风范”。作为护士，只有忠诚于患者和护理事业，对人诚、做实事、守信用，才能成为一名称职的护士。而倡导和践行诚实守信准则，就必须同弄虚作假、背信弃义、欺诈取巧的医疗作风进行坚决的斗争。护士要注意保密性原则，不随意泄漏患者隐私和病情，避免对患者造成不必要的伤害。

（六）相互尊重，团结协作

互相尊重，团结协作，是正确处理护理工作和其他部门关系的基本准则。护理工作是个系统工程，需要多部门、多科室、多学科、多专业人员团结协作和集体智慧。在护理工作中，应树立整体观念，做到顾全大局、彼此尊重、互相理解、互相支持、互相信任、互相学习、互相竞争、互相配合，共同维护患者利益和社会利益。每个护士在医疗服务中应扪心“四问”：“想了没有？说了没有？做了没有？记了没有？”反对互相拆台、互不通气、互相推诿的工作作风，宗旨是一切为了患者。

（七）廉洁行医，遵纪守法

医护人员在医事活动中必须做到清正廉洁，奉公守法。唐代名医孙思邈说“凡大医治病，必当安神定志，无欲无求。”强调，“医人不得恃己所长，专心经略财物。”我国《医务人员医德规范》（1988 年颁行）第 4 条规定：“廉洁奉公，自觉遵纪守法，不以医谋私。”在经济迅速发展的今天，尤其是在利益格局调整和思想观念变化的情况下，医护人员更应恪守廉洁、遵纪守法这一规范。

第三节　护理伦理范畴

范畴是人们在实践基础上对客观事物和现象的普遍本质的反映和概括。护理伦理学作为一门学科也有自己的范畴，即护理伦理范畴。

护理伦理范畴是指护理实践中护士与他人、社会之间道德关系中本质方面的概括和反映，即反映护理道德关系中某些侧面的一些基本概念。主要有权利与义务、情感与良心、审慎与保密、荣誉与幸福等。护理伦理范畴即是对护理伦理原则和规范的补充，同时也受其制约，没有护理伦理范畴，其原则和规范就不可能发挥作用，不能转化为护理的道德行为。

一、权利与义务

（一）权利

1. 权利

在护理伦理领域里，权利是指道德行为主体所拥有的正当权力和利益。护理伦理权利主要包括两个方面的内容：一是患者的权利；二是护理人员权利。

2. 患者权利的内容

患者的权利是患者患病就医期间所拥有的能够行驶的权力和应该享受的利益，也称患者权益。患者权利主要包括两个方面：即道德权利和法律权利。

目前，我国并没有专门的患者权利法案。根据现行法律法规的有关规定，患者的

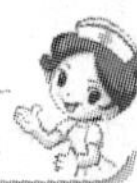

权利主要包括：生命健康权、平等的医疗权、知情同意权、隐私保护权、社会免责权、监督维护自己的医疗权利实现的权利、复印和复制在医院就医资料的权利。

3. 护理人员权利的内容

护理人员的权利，是维护保证患者医疗护理权利的实现，是使患者健康的权利。护士在执业过程中的权利有：在合乎伦理的范围内，要求有专业被尊重的权利、要求人格被尊重的权利、有要求被保护安全执业业务的权利、有要求合理待遇的权利、有获得疾病诊疗护理信息的权利、医疗护理自主权、特殊干涉权。

（二）义务

1. 义务

指个人对社会对他人应尽的道德责任。在伦理学中，义务是同责任、使命职责具有同等意义的概念。

2. 患者义务的内容

患者义务是指患者在诊疗护理过程中应该做的，或者必须做的。患者在享有道德权利的同时，也要履行相应的道德义务。只有将义务和权利相结合，才能保障其权利的真正实现，才是对自己健康负责，对社会和他人负责。患者就医时应履行的如下的道德义务：

（1）配合诊治和护理　患者有义务积极配合医护人员，尽可能详细、真实地提供病史、治疗护理前后的情况（包括药物的不良反应），不隐瞒有关信息，遵循医生和护士的嘱咐，与医务人员在共同的目标上进行合作。

（2）尊重医务人员的人格和劳动　战胜疾病是医护人员和患者的共同目标。患者有尊重医务人员人格与劳动的义务。

（3）遵守医院规章制度　遵守医院的卫生制度、探视制度，按时交纳合理的医疗费，以维护正常的医疗秩序，保障医疗护理质量，是每一位患者应尽的义务。

（4）维护健康，养成良好的生活习惯　事实证明许多疾病与人们的生活方式和生活习惯密切相关。患者有义务改变不安全的、不健康的、危险的行为（例如吸烟、贪食、不锻炼、无保护的性行为等），使自己不再成为患者。

（5）支持医学和护理科研发展的义务　面对医学难题，医护人员需要不断地进行新药物、新方法、新器械的临床试验，这需要患者的支持；高素质的医护人员成长和技术的精湛需要患者的配合；在医学教育中的临床实习，需要患者的理解和信任。

二、情感与良心

（一）情感

1. 情感的概念

情感是指在一定社会条件下，人们根据社会道德观念和准则，去感知、评价个人和他人行为的态度和体验。情感具有独特的主观体验形式和外部表现形式。通常表现为喜、怒、哀、乐、悲、恐、惊等。

护理伦理情感就是护理道德品质的基本要素，是护理工作者对护理事业、对人民的身心健康所持的态度。这种情感具有护理职业的特殊性、理智性、纯洁性等特点。

2. 护理伦理情感的内容

（1）同情感　同情感是护理人员最起码的道德情感。同情心是一切善良美德和行为的基础，人类最基本的情感之一，是比较纯粹“恻隐之心”，表现为对病弱者的同情、深切的怜悯，正是有了这种同情感才会有帮助并改善病弱者生存状态的种种善举，才会有护理事业的发展。

（2）责任感　责任感是同情感的进一步深化，是护士在同情的基础上把自己掌握的知识、技能与促进病患的康复联系到一起而产生的情感，是一种基于同情和对自身理性认识基础上的使命感。它弥补了同情心的简单恻隐的不足，行为更具稳定性、理性的支持，更能以职业责任感履行护士的职责。

（3）事业感　事业感是责任感的升华，是护理人员最高层次的道德情感。具有深刻理性和强烈事业心的护理人员会妥善处理个人、家庭与事业的关系，把全部的爱好、兴趣、理想和追求凝结在护理事业上，能为患者的利益承担风险，能为护理事业舍弃自身利益和家庭利益，是把事业看得比生命还重要的情感。

（4）亲人感　亲人感是一种对待患者如同亲人的情感。它出自于全心全意为人民服务的思想，在工作中表现为对患者无微不至的关心、体贴和照顾。

3. 护理伦理情感的作用

情感是护士伦理生活的内在动力，良好的情感对护士的行为起着促进和推动作用。

（1）有利于患者康复　心理学的研究证明，良好的心理因素对健康和疾病有重要的影响。护士对患者的同情感和责任感，促使其关心患者、体贴患者，使患者产生良好的心理效应，从而改善患者的精神状态，消除焦虑、悲观、失望等情绪，促进患者的早日康复。

（2）有利于护士素质的提高　高度的责任心和强烈的责任感，能激励护士对服务对象怀有深切的爱，从而刻苦学习，努力工作，在实践中加强职业道德修养，实现整体素质的提高。

（3）有利于促进和推动护理科学和护理事业的发展　强烈的事业心能激励护士对护理事业产生浓厚的兴趣和执着的追求，发愤图强，投身于护理科研和实践之中，推动护理科学和护理事业的不断向前发展。

（二）良心

1. 良心的概念

良心是人们履行对他人、对社会的义务过程中，对自己行为应负的道德责任的一种主观认识的评价能力。如果说义务是一种客观、外在的使命、职责和责任，那么良心就是一种内在的、自觉意识并隐藏在内心深处的使命、职责和责任。

良心是伦理学领域的一个重要范畴。

护理伦理良心是作为一种意识形态，其基本内容和要求，是指任何情况下都不应做有损于服务对象健康和利益的事。

护理伦理良心的实质是自律，是以自律准则的形式积淀下来的。护士良心是人的仁慈、善良的心理状态，对人的行为具有重要的自我调控作用。

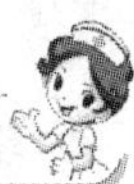

2. 护理伦理良心的作用

（1）在行为前，良心起着自觉选择的作用　护士行为本身会涉及善恶问题。良心支配每个人在行为前都明显或不明显地有个选择的过程，虽然不是每个人都会做出符合伦理要求的善的选择，但是善恶行为的选择本身就是良心在发挥作用的表现。

（2）在行为过程中，良心起着自我监督的作用　监督行为者是否始终按照善的标准和要求行事，一旦产生不正常的情感、欲念，行为主体能通过“良心发现”，及时排除不善的干扰和各种诱惑。

（3）在行为之后，良心起着自我评价的作用　当人自愿地做了一件善事后，即使没人知道他也会心安理得；相反做了违背伦理要求的事后，即使没人指责也可能心里不安、内疚和惭愧，并要求自己在今后的行为中加以更正。

三、审慎与保密

（一）审慎

1. 审慎的概念

审慎是与义务、良心密切联系的道德范畴。审慎是指周密谨慎。护理伦理范畴的审慎是指护士在行为之前周密的思考，在行为过程中言语和行动上的谨言慎行，它是一种道德作风，是良心的外在表现。

2. 护理伦理审慎的内容

（1）语言审慎　护士通过语言了解服务对象健康的需求，帮助患者减轻痛苦；因此要求护士重视心理学知识，加强对保护性医疗和护理知识的理解，注意语言的审慎和表达技巧。

（2）行为审慎　护士在护理的各个环节都要做到认真负责、小心谨慎，遇到复杂病情和危重患者，能果断准确处理，周密地防止意外情况的发生。

3. 护理伦理审慎的作用

（1）审慎有利于防止医疗事故的发生　护士在行为前周密思考和严密的方案，行为中细心观察、严格操作，确保患者的身心健康和生命安全，避免护患纠纷，建立和谐的护患关系。

（2）审慎有利于护士积累经验，提高技术水平　护理技术的提高和专业知识的积累关键在于护理实践中的摸索和总结，一个细心谨慎的人总能在实践中不断地学习知识，提高技能。

（3）审慎有利于护士提高伦理水平　护士以高度负责的精神对待患者，以护理伦理的原则、规范要求自己，从而不断地提高伦理水平，逐步达到“慎独”的境界。

（二）保密

1. 保密的概念

保密即保守秘密和隐私，不对外泄露。护理伦理保密是指护士要保守患者秘密和隐私，以及对其采取保护性措施。是同护理伦理良心、义务紧密相连的范畴。

2. 护理伦理保密的内容

护理人员的保密义务，主要包括三个方面：一是为患者保密，包括患者的疾病史、各种特殊检查和化验报告、疾病的诊断名称、治疗方法等，以及患者不愿向外泄露的其他信息；二是对患者保密，即医护人员认为不宜透露给患者的不良诊断、预后等医疗信息对患者也要保密；三是保守医务人员的秘密，即不随意泄漏与医疗无关的、医护人员的隐私，不在患者面前谈论评价其他医务人员或者有意无意地贬低他人，抬高自己。

3. 护理伦理保密的作用

（1）信誉作用　患者为了生命健康不得已为之把隐私告诉护士，暗含一个前提，即“护士是我信任的人，不会把我的秘密泄露出去”。所以保密，保护患者的隐私被作为护士的法律义务来要求。

（2）缓解作用　保密可使患者之间更好的交流与合作，提高疗效，使患者早日恢复健康。对患者病情的暂时性保密，能防止因恶性刺激而导致病情加重，这是尤为重要的。

（3）职业要求　保密是对医务工作者特殊的职业要求。西方医学之父希波克拉底说过：“凡未所见所闻，无论有无职业关系，我认为应守秘密者，我愿保守秘密。”

四、荣誉与幸福

（一）荣誉

1. 荣誉的概念

荣誉是同良心、义务紧密联系的道德范畴。是对道德行为的社会价值所做出客观评价和主观意向。不同的阶级对荣誉有不同的理解，荣誉具有社会历史性。

护理伦理荣誉是指护士履行了职业义务之后，获得他人、集体或社会的赞许、表扬和奖励，以及个人感到的自我满足和欣慰。

2. 正确处理荣誉中的矛盾关系

（1）荣誉感和虚荣心的关系　护士工作的最终目的是为了患者的生命健康，荣誉本身不是目的，只是辛勤工作和贡献的一种褒奖，具有浓厚的集体主义色彩。虚荣心则是以个人主义为基础，以虚假恶劣手段满足个人追求。荣誉感是不可缺少的，虚荣心应该克服的。

（2）职业荣誉和个人荣誉关系　职业荣誉与个人荣誉相辅相成，水涨船高，但二者并非完全同一。

（3）社会毁誉和自我褒贬的关系　这是荣誉评价的一对基本矛盾。社会评价是构成荣誉的直观客观基础。自我评价或表现为对社会褒奖的认同，或是纯粹的自我品评。现实中，社会评价与自我评价也会出现不协调的现象。

3. 荣誉的作用

（1）激励作用　争取获得荣誉，避免受到耻辱是人们的共同愿望，是一种进取心的表现，也是护理人员追求道德理想的表现。

（2）评价作用　荣誉是一种评价。在医疗实践中，社会舆论对护士行为的评价是一种无形的力量，可促使护理人员工作努力，保持荣誉，更好地为患者服务。

（二）幸福

1. 幸福的概念

幸福是一种人们在物质生活和精神生活中，由于感受和理解到目标、理想的实现

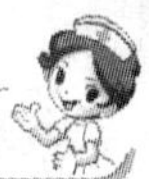

而得到的精神上的满足。

幸福与人的人生观、世界观、价值观的树立以及人生理想的实现密切联系，是一种较高层次道德范畴。不同的阶级有不同的人生观、价值观，因此，也会有截然不同的幸福观，幸福具有阶级性。

护理人员的幸福是指在为患者服务的过程中，以自己辛勤的劳动，实现从事护理事业的人生价值而感受的精神上的满足。

2. 护理人员幸福观的内容

（1）物质生活与精神生活的统一　护理人员的幸福不仅包括物质生活的改善和精神生活的充实，精神生活的满足应高于物质生活的满足。只有用健康的、积极的精神生活指导和支配物质生活，才能真正体会到人生的价值。

（2）个人幸福与集体幸福的统一　个人幸福离不开集体幸福，离开了国家的繁荣与稳定，离开了集体事业的兴旺与发达，护理人员的幸福是无法实现的；而集体幸福又以个人幸福为基础。

（3）集体幸福要高于个人幸福　护理实践中，护士为了患者的健康、为了家庭的幸福、为了单位集体的利益，不顾自己的家人需要照顾，放弃了自身的利益，坚守岗位，勇于贡献，自觉服从集体利益，正是一种高尚的幸福观的体现。

（4）创造与享受的统一　护理人员和患者的共同目标是战胜疾病、维护健康。幸福寓于享受创造的成果之后，也寓于创造和奋斗的过程之中，是创造幸福与享受幸福的统一，因此，创造中的人享受着幸福。

3. 幸福观的作用

能使护士树立正确的幸福观和价值观，自觉履行护士的职责。幸福包含着苦与乐的统一，没有苦就没有乐，没有辛勤的耕耘，就不会有收获的喜悦。护士的辛勤劳动使患者转危为安，从中体会到自身的价值，从而更加热爱护理事业，更加努力的工作。

目标检测

一、填空题

1．护理道德原则是护理道德规范体系中的（　　）部分。

2．道德规范体系分为（　　）、（　　）、（　　）。

3．护理道德的基本原则是社会主义道德要求在护理职业中的具体体现，其内容可以归纳为：“防病治病，救死扶伤，实行社会主义的人道主义，（　　）。”

4．西方医学的奠基人，被称为“医学之父”的人是（　　）。

5．护理道德的具体原则包括有利原则、（　　）、（　　）和尊重原则。

6．自主原则的实质是（　　）。

7．语言能治病，也能（　　）。

8．公正原则主要是指卫生资源分配上的公正和对待不同病患时的（　　）。

9．南丁格尔誓言的作者是（　　）。

10．每个护士应具有的最起码情感是（　　），最高层的护理道德情感是护理（　）。

11．审慎是一种道德作风，也是良心的外在（　　）。

12．护理伦理审慎包括两个方面：行为审慎和（　　）。

13．护理道德良心在护理行为之前具有的作用是（　　）。

14．患者的权利是患者患病就医期间所拥有的能够（　　）和享受的（　　）。

二、选择题

1．“凡我所闻，无论有无业务关系，我将坚决保守秘密”，此话出自（　　）。
A．希波克拉底誓言　B．医家“五戒十要”　C．千金要方　D．伤寒杂病论

2．以下不属于护理护理伦理具体原则的是（　　）。
A．无公害原则　B．尊重自主原则　C．行善原则　D．不伤害原则

3．不伤害原则具有（　　）。
A．绝对性　B．相对性　C．可避免性　D．可逆转性

4．在护理伦理学具体原则中，首要的原则是（　　）。
A．行善原则　B．尊重自主原则　C．公正原则　D．不伤害原则

5．在我国，医护人员为患者保密的内容不包括（　　）。
A．患者的疾病史　B．各种特殊检查和化验报告
C．患者的自杀倾向　D．疾病的诊断的名称

6．关于护理伦理范畴内容中的权利与责任，（　　）是正确的。
A．患者权利一般包括道德权利与法律权利
B．患者享有基本医疗护理的权利，但不享有知情同意等特定的患者权利
C．责任在伦理学中与义务、职责、使命等不是同义语
D．护理伦理责任首先是一种权利责任

7．护士在行为之前的周密思考及行为之中的小心谨慎，是指（　　）。
A．护士的道德良心　B．护士的道德审慎
C．护士的道德情感　D．护士的道德幸福

8．下列的道德范畴能对护士的行为可以起到评价和激励作用的是（　　）。
A．良心　B．权利　C．审慎　D．荣誉

9．人们交流思想和情感的最主要工具是（　　）。
A．表情　B．举止　C．仪表　D．语言

10．良心在行为之后的作用在于（　　）。
A．自觉选择　B．自觉监督　C．自觉评价　D．自觉反思

三、问答题

1．护理伦理基本原则是什么？包含哪些具体原则？

2．叙述自主原则、不伤害原则、行善原则、公正原则的含义及应用。

3．护理伦理基本规范的内容有哪些？

4．护理伦理基本范畴有哪些？

5．患者享有哪些权利，应尽哪些义务？

6．概述情感的内容，谈谈你对将来所从事的护理工作的情感。

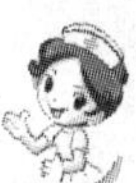

7．简述保密包括什么？

8．简述良心的含义，联系实际谈谈良心的作用。

9．护士如何在工作中做到审慎？联系实际谈谈审慎的重要性。

10．在护理工作中如何正确理解和看待荣誉与幸福？

四、案例分析题

案例：护士、患者在门诊的对话

护士：现在有一种正在进行临床试用新药，能治疗你的疾病，比现有的药疗效好，只在少数一流医院使用，市场上还买不到，试用该药物免费。您愿意参加吗？

患者：那敢情好，这新药有什么副作用吗？

护士：副作用不大。但是在试药期间你需要定期来门诊进行血、尿常规和肝、肾功能等检查，您愿意吗？

患者：没问题，我信任你。

护士：那好。请您在知情同意书上签字。

思考：

1．分析该案例护士违背了护理伦理具体原则中的什么原则？

2．请你运用知情同意原则对该案例进行分析？

（邢玉兰）

第三章

护理关系及伦理

学习目标

1. 掌握护患关系模式、护患关系的伦理要求、影响护患关系的因素及对策；护医关系的伦理规范；护护关系的伦理规范。
2. 熟悉护理人际关系、护患关系的含义和内容，护际关系的内容。
3. 了解研究护理人际关系伦理的意义。

【引导案例】

某医院妇产科，中午时间，一产妇发生产后大出血，患者身边此时仅有一名护士，医生正在抢救一位更为危重的患者。此时，护士立即进行了系统抢救：迅速给氧，建立静脉通道，抽取血液进行血型鉴定，准备血液，查找出血原因等，为医生的抢救赢得了宝贵时间，产妇得救了。

请用本章所学知识进行分析：该护士的行为符合哪些护理伦理规范？

护理工作是整个医疗工作的重要组成部分，护理工作的完成需要多方面的配合，护理人际关系和谐与否，直接关系到患者的生死安危和护理质量的高低。同时，护理人际关系伦理也是护理伦理学研究和探讨的重要课题。

第一节　护理人际关系概述

一、护理人际关系的含义

（一）人际关系

人际关系是指人们在社会生活的交往实践中形成的人与人之间的关系。实际上就是人们在生产或生活等活动过程中所建立的一种社会关系。现实中，由于人们所处的地位不同、所从事的职业不同、所处的生活环境不同，因此，形成了各种各样的人际关系，如同学关系、师生关系、同事关系、上下级关系等。

（二）护理人际关系

护理人际关系是特指在医疗护理实践活动中，与护理活动直接相联系的人与人之

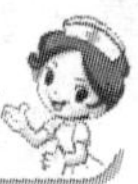

间的交往关系，包括护理人员与患者及其家属、护理人员之间、护理人员与医生以及其他医务人员、护理人员与社会的关系等。护患关系是服务与被服务的关系；护理人员之间是平等协作的关系；护理人员与其他医务工作者之间是团结协作，共同为患者服务的关系；护理人员与社会的关系是护理人员履行社会义务、承担社会责任的关系。处理好这些护理人际关系既是对护理人员的基本要求，也是护理人员做好护理工作的基本保证。

二、研究护理人际关系伦理的意义

（一）有利于协调护患关系，保证护理工作的顺利进行

和谐的护患关系是做好护理工作的基础。现代医疗模式对护理人员的工作提出了更高的要求，护理人员不仅要有扎实的专业技术技能，还要具备较高的人文素质，特别强调与患者的良好沟通与交流，关心患者的心理、家庭、社会等因素。医疗实践证明，护士、医生与患者的密切配合对于患者疾病的治疗和康复具有重要的意义。

（二）有利于建立良好的护理人际关系，提高护理质量

良好的护理人际关系是做好护理工作的重要基础，它有利于促进护士和医生之间、护士和患者之间、护士相互之间的相互尊重、相互信任和团结配合；有利于调动各方面的积极性，发挥综合能力，为患者提供更优质的服务，提升护理质量，提升医院的整体服务水平。

（三）有利于提高护理人员的护理水平和能力

建立良好的护理人际关系可以陶冶护理人员的情操，有利于护理人员与他人之间的相互学习，彼此取长补短，能够促进护理人员在护理实践中主观能动性的发挥和创新能力的不断提高，有利于提升护理人员的业务水平和能力。

因此，护理工作者必须建立和谐的护理人际关系，确保护理工作的顺利进行和护理质量的提高。

第二节 护患关系伦理

一、护患关系的内容及其模式

（一）护患关系的含义

护患关系是指在医疗护理实践活动中，护理人员与患者之间形成的一种人际关系。护理人员一方可以是护理员、护士、护士长或护理部主任，而患方包括患者及其近亲属、监护人、监护单位等。随着护理实践范围和功能的扩大，护患关系中的活动主体包含的内容越来越丰富。

护患关系是一种特殊的人际关系，是一种在特定环境中所形成的护理人员和患者之间相互依赖、相互作用的关系。从专业角度讲，护患关系是一种帮助和被帮助、服务和被服务的关系，是护理关系中最重要的内容。护患关系贯穿于整个护理过程之中，是护理人际关系中最复杂、最大量、最重要的人际关系，这种关系是否协调、和谐直接影响到护理工作能否顺利进行，直接影响着患者的生命安危和护理质量的高低，影响着医院的形象和社会的文明。

（二）护患关系的内容

护患关系的内容可归纳为技术性关系和非技术性关系两个方面。护患之间的技术性关系是护患关系的基础，是维系护患关系的纽带。

1. 技术性关系

护患之间的技术性关系是指护患双方在进行一系列护理技术活动中建立起来的，是以护士拥有相关的护理知识和护理技术技能为前提的一种帮助、服务关系。在这种关系中，护理人员是提供服务者，处于主动地位；患者一方是被服务者，处于被动地位。作为一名护理人员，应具有相应的护理专业知识和技能，利用娴熟的专业知识，规范的操作，为患者提供如注射、换药、心理护理等技术性服务，以满足患者的需要，使患者尽快康复，从而赢得患者一方的信任和配合，建立良好的护患关系。相反，一个技术水平不高的护理工作者，就不能真正有效地协助好医生，服务好患者，不能使护理工作顺利进行，也就难以建立良好的护患关系。

2. 非技术性关系

非技术性关系是指护患之间伴随护理技术的实施，护患之间相互交往、影响而逐步形成的除技术性关系之外，在伦理、利益、价值、心理、社会等方面的关系，如道德关系、利益关系、价值关系、法律关系、文化关系等。这些关系相互影响、相互作用，直接影响着护患之间的信任、协作，影响着医疗护理质量的提高。

（1）道德关系　是护患之间非技术性关系中最重要的内容。在临床护理实践过程中，护理人员是为患者提供服务的，处于主导和支配的地位，患者一方处于服从和配合的被动地位。由于护患双方所处的地位、环境、利益不同，所受的教育以及道德修养的差异，在护理过程中彼此对一些问题和行为的看法及要求不可避免的产生分歧。要求护患双方都应该按照一定的伦理规范约束自身的行为，相互尊重对方，建立和谐的护患关系。但是，由于患者在掌握医学护理专业知识方面以及求医时心理上的弱势，社会和公众对护理人员的道德要求会更高，要求护理人员应该承担更多的道德责任和具有更高的道德修养水平。

（2）利益关系　是指在护理实践中发生的护患双方在物质利益和精神利益方面的关系。利益关系是双向的，护理人员的利益表现在通过自己的技术为患者提供服务和劳动付出而得到工资、奖金等经济报酬；并且因自己的劳动解除或者缓解了患者的病痛，使患者身心恢复健康，也获得了精神上的满足和愉悦。患者的利益表现在按规定支付了医疗费，得到了治疗和护理服务，解除或缓解了病痛，身心康复。在我国，护患双方的利益关系是在社会主义利益原则指导下的一种平等、互助的人际关系。

（3）价值关系　在护理实践活动中，护患双方为解除病痛，恢复健康相互协作，密切配合，相互影响，就是在实现着或体现着护患双方各自的价值。护理人员在自己职业服务过程中，运用所学的护理知识和技能为患者提供优质服务，使患者尽快恢复健康，提高患者生命质量，履行了自己应有的道德责任和社会义务，对社会做出应有

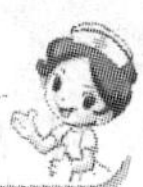

的贡献，从而实现个人的社会价值。患者身心恢复健康，重返工作岗位，为他人、为社会做出贡献，患者也实现了个人的社会价值。可见，护患双方价值的实现都离不开对方，这是一种双向的价值关系。

（4）法律关系　是指在护理实践中，护理人员从事护理活动和患者接受护理服务都受到法律的保护和制约，在法律规定的范围内行使各自的权利和履行各自的义务。如护理人员必须有法律认可的护理资格，护士的言行必须符合法律规定，护理违法就会追究护士相应的法律责任。患者就医享有的正当医疗和护理权利等同样会受到法律的保护，同时患者也要遵守医疗、护理秩序，如果出现违法行为，也要追究法律责任。护患之间的法律关系，体现了国家每个公民合法权益的保护。

（5）文化关系　是指在护理活动中，护患双方由于在文化修养、宗教信仰、生活习俗等方面的差异，需要彼此之间相互尊重、相互体谅，有利于建立和谐的护患关系，有利于护理工作的顺利进行。

事实上，在护理实践中，护患技术性关系和非技术性关系是难以截然分开的，这两方面关系相互依存、相互影响、相互作用。护理人员在处理技术关系时若能追求用精湛的护理技术技能，为患者提供优质的服务，就容易得到患者的信任和尊重，有利于非技术关系的处理；护理人员在处理非技术关系时，尊重患者、关心患者、语言得体，做到真正以患者为本，为患者提供人性化的护理服务，就有利于技术方面的协作和配合，有利于患者疾病的治疗和康复。

（三）护患关系模式

护患关系的模式可以从不同的角度划分为多种类型。根据护患双方在护理实践活动中护理措施制定和执行中的地位和主动性的大小，划分为主动 - 被动型、指导 - 合作型、共同参与型。这是 1976 年美国学者萨斯（T. Szasz）、荷伦德（M. Hollender）提出的三种类型的医患关系模式，同样适用于护患关系中。这是目前广为流行的适用于新型医疗模式下的护患关系基本模式。

1. 主动 - 被动型

这是一种传统的护患关系模式，属于纯护理型。在护理实践中，患者处于被动从属地位，护士处于主导地位，忽视患者的心理活动和主观能动性。在实际操作过程中，护士往往要求患者绝对服从护士的处置和安排，形成了护理人员对患者是单向发生作用，护患之间没有相互作用。这种模式的缺陷是由于过分强调护理人员的权威，忽略了护士与患者进行言语交流和情感上沟通，忽视患者能动性的发挥，因而难以得到患者的默契配合，甚至是有些本来可以避免的差错事故得不到及时的纠正与补救。在一般情况下，对病情危重、精神疾患或婴幼儿等无法做出自我决策的患者适合这种模式。

2. 指导 - 合作型

这种模式是近年来在护理实践中发展起来的一种模式，属于指引型，也是目前护患关系的主要模式。这种模式的特点是“护士告诉患者应该做什么和怎么做”。在这种模式下，护士一方起指导作用，患者一方配合护士的工作。护患双方在护理过程中同处于主动位置。但护理人员仍具有权威性，护士从患者的健康利益出发，提出决定性的意见，患者需尊重其权威，按照其嘱咐去执行。同时患者一方可以向护理人员提供有关自己疾病的信息，可以提出自主的意见和建议。因此，患者是在一定限度内发挥主观能动性。护士在落实各项护理措施和操作过程中，需要患者的配合，如注射、灌肠、翻身、洗胃等。患者与护士之间是一种配合关系，当护士向患者询问病情时，患者要实事求是回答问题，患者对护士提出的合理要求同样要绝对执行。这种关系模式相对主动－被动型有了一定的进步，在护理活动中，患者具有一定的主动性，但患者仍处于被动配合状态。在临床护理工作中，此模式主要适用于清醒的、急性的、较严重的患者和外科手术后恢复期的患者。这种模式，有利于提高护理质量，减少、避免一些医疗护理差错事故的发生，有利于护患关系的改善。

3. 共同参与型

又称自护型，即护理人员帮助患者自我护理。这种模式下护患之间是一种新型的、双向的、平等合作的关系。这种模式强调护患双方的主动性是平等的，护患双方共同参与护理措施、护理计划的制定和实施的过程。这是目前贯彻“以患者为中心”的整体护理观念较为理想的护患关系模式。这种模式在治疗和护理的过程中能够充分发挥患者的主观能动性，能促进护患之间的相互交流，使患者在治疗护理过程中受到尊重，有利于患者保持良好的心理状态，调动患者的主动性，尽可能发挥自我潜能，自觉参与自我护理活动，有利于患者疾病的康复。这种模式对患者的要求较高，多适用于慢性病患者和有一定文化水平及医学知识的患者。

在临床护理实践中以上三种护患关系模式不是独立的，是难以截然分开的。这要求护理工作者根据患者的具体情况、医院的技术力量、医疗设备等条件，选择合适的护患关系模式，满足患者需要，提高护理水平，确保护理服务质量。

二、护患关系伦理道德

随着医学模式从传统的生物医学模式向生物－心理－社会医学模式的转变，系统化整体护理逐步取代了过去的功能性护理。护理人员要在护理活动中较好地履行自己的职责，必须建立良好的护患关系。护患关系是一种平等的关系，护患双方都应彼此尊重和履行各自的义务，但是在处理护患关系中护士起着更关键的作用。作为一名合格的护理人员，除了掌握扎实的护理专业理论知识、熟练的技术操作、丰富的临床经验外，还必须有良好的道德修养。

（一）热爱本职，精益求精

护理工作是一项平凡而崇高的事业，关系着患者的生命安危和千万家庭的幸福，责任重大。作为护理工作者要真正热爱护理事业，爱岗敬业，并努力学习护理科学知识，具备扎实的护理理论知识和娴熟的护理技术，要树立全心全意为患者服务的思想，严守护理操作规范，严格遵守医院的各项规章制度，始终把患者的利益放在首位，对患者的生命安危具有高度负责的精神。

（二）尊重患者，一视同仁

尊重患者，就是尊重患者的生命价值、人格和权利。珍爱生命，关爱患者，减轻病痛，恢复健康是护理人员的职责。对待患者要有同情心，在治疗患者身体疾患的同时，要给予精神上的关心和支持，尤其是对待那些患有绝症、生命垂危、心理遭受创

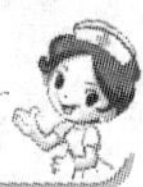

伤的患者。尊重患者，还表现在护理人员要严守患者的秘密，保护患者的隐私，审慎对待患者的资料，不能随意泄露。尊重患者，就要平等待患，不论患者的地位、贫富、年龄、国籍、病情，护理人员都要以诚相待，平等施护，一视同仁。

（三）高度负责，任劳任怨

健康所系，生命相托，护理工作直接关系着患者的身心健康和社会的稳定。护理工作者必须对护理工作认真负责，自觉履行对患者、对社会所肩负的道德责任和社会责任。同时，护理人员对患者还要耐心细致、不厌其烦、不怕脏、不怕累，不计较个人得失，任劳任怨，乐于奉献。

（四）举止端庄，语言得体

在护理工作中，护士应该始终保持精神焕发、亲切自然；护士的举止应该端庄大方、动作轻盈、冷静处事；护士要注意语言得体，使用大众化语言，要善于与患者交流，善于消除护患之间的感情障碍和语言障碍。只有这样才能取得患者的信任和依赖，建立良好的护患关系。

（五）遵纪守法，廉洁自律

护理人员应该懂得在实际护理活动中与法律有关的潜在性问题，严守护理操作规范，严格遵守医院的各项规章制度，有效地防止护理差错及事故的发生，保证护理工作的安全和护理质量的提高，从而减少护理纠纷，更好地为患者服务。同时，护理工作是一项特殊的工作，要求护理人员注重自身的道德修养，廉洁自律，自觉拒绝患者各种形式的酬谢，不以工作名义谋求任何私利，坚守护理职业尊严和荣誉，努力促进和维护患者的身心健康。

知识链接

世界医学会全体大会1948年在日内瓦通过“日内瓦宣言”，1968年作了修改。这是该组织第一个也是最重要的文件，文件的精神是基于希波克拉底誓词。

当我开始成为医务界的一个成员的时候；

我要为人道服务，神圣地贡献我的一生；

我要给老师以他们应得的尊敬和酬谢；

我要凭自己的良心和庄严来行医；

我首先考虑的是患者的健康；

我要保守一切我所知道患者的秘密，即使患者死后也这样。

我要运用我掌握的一切手段，保持医务界光荣和高尚传统；同行是兄弟；

在我职责所在，以及跟患者的关系，绝不容许宗教、国籍、种族、政党政治和社会立场的干扰。

即使在威胁之下，我要从人体妊娠的时候开始，保持对人类生命最大的尊重，绝不利用我的医学知识，做违反人道原则的事。

我以自己的荣誉，庄严地、自愿地作出上述诺言。

三、影响护患关系的因素及改善对策

护患关系是护士在为患者进行疾病的治疗与康复护理活动过程中建立起来的一种特殊的人际关系。平等和谐的护患关系有利于患者疾病的康复和护士工作的顺利开展，有利于化解护患之间的矛盾，减少护理纠纷，提高护理质量。但是护患关系本身是一个矛盾的对立统一体，在临床护理工作中建立平等和谐的护患关系受到诸多因素的影响。

（一）影响护患关系的因素

1. 护理人员方面的因素

（1）职业道德因素　护理人员职业道德水平的高低是影响护患关系的主要原因。护理实践中由于个别护士服务意识较差，工作态度不端正，责任心不强，工作不认真，对患者及家属态度生硬，缺乏同情心，耐心，按照患者地位、亲疏不同给予不同的照护；甚至个别护士还将患者的病情作为谈资，嘲笑患者机体的缺陷或障碍，使患者有不被尊重的感觉，容易使患者产生对立情绪。此外，个别护理人员拜金思想严重，向患者暗示、索要红包；利用职业之便托患者或家属办事，从而引起患者不满，导致护患关系紧张甚至发生护患纠纷。

（2）沟通技巧因素　护理活动离不开和患者打交道，护理人员和患者进行有效的沟通，有利于建立和谐护患关系，有利于护理工作的顺利进行。由于部分护理人员不了解与患者沟通的重要性，或者不懂得与患者进行沟通的技巧，缺乏与患者主动沟通意识，遇到问题解释不耐心、不细致，语言僵硬，技术操作动作粗暴，对个别患者及家属的一些合理要求采取不予理睬的态度，对疑虑过重、爱唠叨的患者表现出反感，从而让患者失去信任，引起患者及其家属的不满，最终激化护患之间的矛盾。

（3）护士技术因素　护理人员扎实的护理知识，娴熟的技术操作，有利于增强患者对护理人员的信任和尊重。由于个别护士专业知识缺乏，技术水平差，操作技能不熟练，对患者病情变化不能及时发现，抢救工作不能做到分秒必争，延误患者的治疗并给患者增加了痛苦。部分护士，不会使用新仪器、设备，不能及时掌握新技术，如心电监护仪、呼吸机等操作不熟练，应急能力差，出现差错，延误患者的及时治疗，容易引起患者及家属的不满。

2. 患者方面的因素

（1）对护理工作期望值过高　患者入院后往往希望以最好的技术、最有效的药物、最少的痛苦、最快的速度、最少的花费达到最佳的治疗效果，当然这也是医护人员所追求的效果。但是这样的要求难以完全保证。如对一些在治疗、护理过程中难以避免出现的不良反应，对危重患者或疑难杂症患者虽经积极治疗、精心护理，效果仍不理想，患者不理解，甚至无端指责，这也是引发护患关系紧张的重要原因。

（2）患者顺从性差　主要是指患者对护理人员的要求执行程度低。如护士要求一位阑尾切除术后的患者按时下床活动，以促进胃肠蠕动，早日恢复，减少并发症；患者由于害怕疼痛没有遵从，反而认为护士无同情心，不体谅患者，态度生硬，工作刻

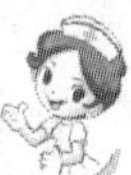

板，导致护患之间产生隔阂。患者顺从性差的原因是多方面的，如受教育程度，文化素质，文明水平，心理因素等。但护患交往不良影响沟通是一个很重要的因素，如果护士在要求患者按时锻炼的同时，再伴以如何减轻伤口疼痛进行指导示范和鼓励，介绍按时锻炼的必要性，这样患者可能积极配合，既有利于疾病的康复，还会给予护士很高的评价。

（二）改善护患关系的对策

1. 加强护理人员的职业道德教育

加强对护理人员的职业道德教育，培养爱岗敬业精神，增强对护理工作的高度责任感和荣誉感，强化服务意识，向患者提供优质服务。做到平等待患，尊重、理解、关心患者，学会换位思考，关心体贴患者，视患者为亲人，对患者多一些宽容和同情，高度重视心理和社会因素对患者健康的影响，帮助患者消除心理上、情绪上的忧虑，树立与疾病作斗争的信心；尊重患者的权利，尽力满足患者合理的要求，树立以患者为中心的服务理念，全心全意为患者服务。

2. 不断提高护理人员的护理技术水平

作为一名合格的护理人员，既要有高尚的职业道德，还要有丰富的专业知识和娴熟的护理技术技能，才能为患者提供优质服务，建立和谐的护患关系。护患之间的技术性关系是护患关系的基础，护士在工作中要不断学习新知识、新技术，不断提高自己的护理技能水平，熟练掌握技术操作和护理常规，严守操作规程，规范护理行为，增强自己的应变能力，努力培养自己敏锐的观察力，严防差错事故发生，给患者以严谨、安全的印象，加深患者及患者家属对护士的信任，有利于建立良好的护患关系。

3. 掌握沟通技巧，提升沟通能力

护理活动离不开与患者信息交流、彼此配合。良好的护患沟通，有助于护理人员及时了解患者的身心状况，更好的理解和满足患者生理、心理等多方面的需求，对患者实行整体护理，从而收到满意的护理效果。护理人员应该培养主动与患者沟通的意识，掌握沟通技巧，提升沟通能力，在尊重与理解患者的同时，真诚的与患者交流，如耐心倾听患者的叙述，密切观察患者的表情变化，对患者及家属提出的各种疑问和要求，应给予及时的解答和帮助；和患者交流时态度诚恳，多使用敬语和关心、体贴、安慰患者的语言。总之，有技巧的沟通可以增进护士与患者之间的满意度，有利于建立起和谐的护患关系。

护理实践中影响护患之间关系的因素是多方面的，需要护患之间经常换位思考，相互体谅，相互尊重，互利合作，实现护患之间相互信任、默契配合，方能达到满意的护理效果。

护士寄语

冰心老人说：“爱在左，情在右，走在生命两旁，随时播种，随时开花，将这一径长途，点缀得花香弥漫，使穿枝拂叶的行人，踏着荆棘走路，却不觉得痛苦，有泪可挥，不觉悲凉！”。白衣天使，是你们用爱心为患者撑起了一片希望的蓝天！

第三节　护际关系伦理

一、护际关系及伦理规范

（一）护际关系的含义及内容

1. 护际关系的含义

护际关系是指护士与护士之间在工作中互相交往的关系，即护护关系。

护际关系是护士人际关系中的一种基本关系。护理工作是医院医务工作的重要组成部分，在医疗护理工作中，搞好护际关系，有利于促进护士之间的团结协作，使护士有一个融洽、愉快的工作环境，提高医院工作效率，促进护理程序的贯彻实施，为患者提供优质的护理服务。

2. 护际关系的内容

（1）上下级护际关系　主要包括护理副院长、护理部主任、护士长和护士之间的关系，其中护士长和护士之间的关系最为密切。护士长是病区护理管理工作的组织者和指挥者，也是护理人员之间相互关系的协调者，是护际关系的核心。这些关系都是管理与被管理、领导与被领导的关系，尽管因分工不同，各自的岗位职责和具体工作方式不同，但都是为患者服务的。这些关系处理的是否和谐直接影响着护理团队每个成员的工作积极性和整个护理队伍的凝聚力，最终影响着医院整体护理工作的质量和效率。因此作为一名护理工作的管理者，其领导方法、沟通能力、管理能力显得极为重要。作为护理工作管理者必须拥有良好的道德修养、礼仪风范，要以身作则，严于律己，必须掌握良好的沟通技巧，努力营造一种和谐、平衡的人际环境，才能有利于领导管理措施的贯彻执行，有利于充分发挥每个护理人员的工作积极性，有利于护理队伍的团结和护理工作的顺利进行。

（2）同级护际关系　护士与护士之间是一种同级、平等的护际关系。护理工作具有很强的整体性、协调性，由于分工不同，护理人员之各自的岗位职责、角色虽有不同，但共同为患者服务的目标是一致的。这就要求护士完成自己岗位职责的同时，护士之间彼此要相互支持、主动协助和密切配合，为患者提供及时、准确、高质量的护理服务。

（3）科室间护际关系　患者疾病的治疗往往要经过医院多部门的诊断、检查和治疗康复，患者需接受如门诊、住院部、病房、手术室等多部门护士的护理服务，各部门护士之间关系是否团结，直接关系到能否为患者提供满意的服务，影响到患者疾病的治疗效果，影响到患者对医院工作的满意度。因此，不同科室护士与护士之间的协调要坚持以患者利益为重的原则，相互尊重、主动配合。

（二）护际关系伦理规范

1. 彼此尊重，相互学习

不同职务、不同职称、不同资历，甚至不同科室的护士，虽然工作分工不同，岗位职责不同，但工作的最终目标都是一致的，都是为患者健康服务，因此在人格上是

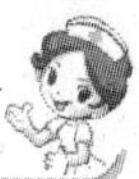

彼此平等的，没有高低贵贱之分，护理人员之间是平等的同事关系。护理人员彼此之间应该相互尊重，相互关爱，相互支持，互相学习，共同提高，彼此维护同行的威信，尊重同行的人格和尊严。这既表现出护理人员良好的道德品质和修养，也是处理护际关系的重要伦理原则。坚决反对那种贬低别人、抬高自己、嫉贤妒能等错误做法。

在处理上下级护际关系时，上级要主动与下级沟通，讲究管理方法，处理问题的方式，说话和气，平易近人，在业务上严格要求，在生活上关心帮助。下级对上级应服从领导，尊敬老师，虚心求教。护理人员之间只有相互尊重，相互学习，取长补短，才能形成团结、有战斗力的护理团队，为患者提供优质的服务。年轻护士要积极、主动地向年资高的护士学习，高年资的护士要关心和爱护年轻护士，对他们进行耐心的帮助和指导，主动传授工作经验，进行业务指导，帮助年轻人尽快提高业务水平，更好地为患者服务。

2. 团结合作，密切配合

现代护理活动是一种群体性的活动，患者从求医入院到康复，常常需要经过多位护理人员的护理才能完成。这就需要护理人员之间的团结协作、密切配合，充分发挥护理团队的群体力量，才能高效的完成护理任务。由于分工不同，护士各自的职责不同，但为患者提供护理服务的目的都是一致的，这就需要护理人员坚持分工合作，相互支持的原则，学会换位思考，谨言慎行，推己及人，当同行在工作中遇到困难时，要给予及时、无私的帮助，精诚协作，共同为患者提供高质量的服务。

3. 患者利益第一的原则

患者利益第一的原则，这是处理护际关系中最重要的原则。在任何情况下，护理人员都应该把患者的生命、健康放在第一位，尽力满足患者合理的需求。这就要求每一位护理人员既要团结合作，同时按照各自的分工和岗位，恪尽职守，对护理工作认真负责，精益求精。是护理工作达到科学化、规范化、整体化的要求，从根本上提高护理工作质量。

二、护理人员与其他医务人员之间关系的伦理规范

（一）医护关系及其伦理规范

医护关系是指医生和护士在为患者服务中相互交往而形成的工作关系。医疗和护理虽然有着各自独立的体系，但是在临床工作中，医疗和护理又是密不可分的，许多治疗措施都是需要护士来执行的。在疾病治疗的整个过程中，护理工作同样是极其重要的，只有医生与护士密切协作，相互配合，才能为患者提供高质量的服务。因此，医护关系是一种重要的护理人际关系。

1. 医护关系模式

（1）主导－从属型　这是一种传统的医护关系模式。这一模式把护士工作视为医疗工作的附属，护士从属于医生，护士工作只是机械地执行医嘱。护理人员仅对医生负责，不直接对患者负责，医生和护士之间是一种支配与被支配的关系。这一模式与传统的生物医学模式下的功能制护理是分不开的，这种模式不利于护士主观能动性的发挥。

（2）并列－互补型　随着现代医学的发展，生物医学模式向生物－心理－社会医

学模式的转变，人们对健康和疾病的认识也发生了很大的变化，护理也由以疾病为中心的功能制护理向以患者为中心的整体护理转变，现代护理工作的地位和作用日益突出，医护关系也已转变为并列－互补型的新型医护关系。护理人员由传统的执行医嘱作为护理工作的主要内容，转变为以护理程序为手段，对患者进行身心全面的系统化整体护理。

2. 医护关系伦理规范

（1）患者利益至上的原则　在临床诊疗活动中，医生和护士各自的岗位、职责各不相同，医生的主要职责是为患者做出正确的诊断，制定出恰当的治疗措施，实施正确的治疗手段；护理人员的主要职责是严格执行医嘱并理解医嘱的意义和意图，对患者做好身心的护理，及时而详细报告有关患者的病情变化、患者的心理变化情况、对治疗的反应等信息。协助医生，若执行医嘱中有什么问题及时和医生商议，以求更好地解决，得到患者及家属的理解和合作，使治疗工作顺利进行。因此，医生和护士工作的目的都是一致的，都是为了治疗疾病，争取患者的早日康复。医生和护士必须把患者的生命、健康和利益放在工作的第一位，竭尽所能为患者提供最有效的治疗护理措施，尽力满足患者需求。

（2）平等协作原则　医生和护士在诊疗活动中维护患者利益目标的一致性，决定了医患之间是平等协作的关系。医生开出的医嘱必须由护士严格贯彻执行，护士对医嘱中的不当之处应该及时向医生反映，如在特殊或紧急情况下，医生不在场时，护士不应消极等待医嘱而眼看着患者病情恶化，甚至死亡，护士应该主动、及时进行必要的处理或急救措施。医生在制定医疗措施时应该主动征求护士的意见，因为护士更能及时掌握患者的病情变化、心理需求以及对治疗的反应等信息，医护双方应该及时交换信息。医生和护士的工作从本质上是平等的，医护之间应该建立并列－互补型的医护关系，充分认识到医生的诊疗活动和护士的护理活动是既有分工又有协作。在出现问题时，要真诚善意的批评帮助，不能推卸责任，互相指责。

（3）互相尊重原则　治疗和护理是医疗工作的两个重要的组成部分。医护之间要充分认识到自己、对方的职责和作用，承认双方工作的独立性和专业性，彼此尊重和信任对方，真诚理解和支持对方的工作。医生要充分尊重护士的劳动，在患者面前注意维护和树立护士的威信，医嘱执行过程中遇有问题能给予适当帮助，在必要并可能时，对医嘱进行修改，主动关心患者的各种情况，协助护士做好患者的心理疏导，做好患者、家属、单位的必要解释工作。护士也要尊重医生的劳动，积极主动协助医生的工作，认真、能动的执行医嘱，及时准确的向医生提供患者病情变化、心理反应等有价值的信息，使医生和护士在对患者康复问题上越来越有同样的发言权，共同为患者提供高效的治疗、护理服务。

（二）护士与医技科室的关系及伦理规范

1. 护理人员与医技科室人员的关系

医技科室主要包括影像、检验、病理、药技、核医学、营养、消毒供应等科室的工作人员。随着医学高科技在临床治疗中的广泛应用，医技科室人员的工作在诊疗活动中的作用越来越重要。医技科室一般情况下都是协同临床科室为患者服务的。因此，

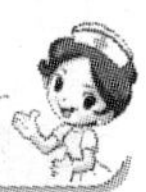

护理人员在工作中经常与他们发生着业务上的关系。护理人员与医技科室人员之间是平等、协作的关系。这些关系处理的好坏，直接影响着护理工作的质量，影响着患者的健康利益。

2. 护理人员与医技科室人员关系伦理规范

（1）平等相待，团结合作的原则　护理人员与医技科室人员尽管工作分工不同，但都是为患者服务的，在工作性质上是平等的，在医疗活动中是相互协作的关系。随着医学科学技术的迅速发展，医技科室的重要作用是其他科室无法替代的，在临床诊疗活动中，与医技科室之间的关系更为密切，依赖程度越来越受到重视。因此，护理人员应该充分了解医技科室的工作内容、工作性质，充分认识到医技科室工作人员在为患者疾病诊疗和康复活动中的重要性，要端正认识，主动与医技科室工作人员加强沟通，相互支持，团结协作，共同为患者健康提供高质量的服务。

（2）相互尊重，相互学习原则　护技之间处理彼此的关系，要本着患者利益第一的原则，相互尊重，相互学习，相互体谅，学会换位思考。护理人员要改变传统观念中，把医技科室视为临床科室的附属，不重视他们的工作的错误思想，尊重医技科室工作人员的劳动和人格。医技科室工作人员为确保患者得到正确的诊断和及时的治疗，必须具备为临床诊疗提供及时、准确的依据，在药物的领取、发放中相互监督，彼此把好安全关。遇到问题，不能互相推诿，要敢于自我批评，勇于承担责任，正确解决问题，确保为患者提供优质的服务。

（三）护理人员与行政管理与后勤人员的关系伦理规范

处理护理人员与行政管理与后勤人员之间的关系，应该遵守相互尊重、相互理解、合作共事的原则。

医院行政管理与后勤部门是医院工作的重要组成部分，这些部门负责着整个医院的管理、医疗仪器设备及医院生活设施的供应与维修，从而确保医院工作的正常运行，确保医疗、护理工作的顺利开展。因此，护理人员与医院行政管理与后勤部门工作人员在工作上虽有分工不同，但都是最终为患者服务的，彼此应该尊重对方的劳动。护理人员应该尊重行政管理与后勤人员，要有全局观念，理解、支持行政后勤人员的合理决策，体谅他们的困难，遇到问题，相互体谅，不能一味的指责。行政管理与后勤人员也要强化服务意识，树立以患者为中心的观念，树立为医疗、科研提供支持和服务的理念，积极主动做好后勤保障工作，解决一线医护人员的后顾之忧，提高医护人员的工作积极性，使整个医院成为团结、协作的团队，共同打造医院良好的形象。

第四节　护理人员与社会的伦理关系

一、护理人员与医院的关系及伦理规范

（一）医院护理人员的角色

1. 护理活动的执行者

这是护士最重要的角色。护士必须严格执行医嘱，准确为患者进行打针发药等治

疗性工作，还要主动观察患者的病情变化，对患者的生活照顾、心理护理和健康指导及与患者的沟通交流等工作。

2. 护理措施的计划者

制定护理计划工作是搞好护理工作的基础。在临床护理活动中，护士必须运用所学专业知识和技能，收集护理对象的生理、心理、社会环境等资料，评估护理对象的健康状况，制定和实施全面的、切实可行的护理计划。

3. 护理工作的管理者

护理管理的目的是提高护理工作的质量和效率，为患者提供更好的服务，每个护士都有管理的职责。主要包括对护理工作进行合理的组织、协调，卫生资源的合理分配、利用等，以使护理工作顺利而有序的进行。

4. 患者健康知识的宣传者和咨询者

护士在对患者进行疾病护理的同时，还要对患者及其家属进行健康知识的宣传教育，介绍有关疾病的治疗护理和预防知识，给予健康指导，达到预防疾病，促进健康的目的。

5. 患者权益的维护者

护士有责任保护患者的权益不受侵犯。

6. 护理科学的研究者

护士在完成护理岗位职责的同时，要积极进行护理科学研究工作，解决护理工作中的一些难题，指导和改进护理工作的发展，提高护理质量，推动护理科学的发展。

（二）护理人员与医院关系的伦理规范

1. 患者利益至上的原则

在护理工作中，护士必须严格执行各项护理制度和技术操作规程，正确执行医嘱，准确及时地完成各项护理工作，救死扶伤，平等待患，维护患者的健康利益，维护患者的各项权利，全心全意为患者服务，体现“以患者健康为中心”的整体护理模式，不做并制止一切危害患者利益的事情，自觉维护自身形象，坚决贯彻执行医院为患者服务的宗旨。

2. 服从管理，通力协作

医院是由多部门组成的共同为患提供服务的整体，护理人员必须服从医院管理，从大局出发，以医院大局为重，自觉遵守并维护医院的各项规章制度，与同事相互尊重，相互团结，注重与同科室、其他各科室人员的互助合作，共同营造医院和谐的人际关系，提升为患者服务的质量，共同维护医院在社会中良好的形象。

3. 爱岗敬业，院兴我荣

护理人员在医院技术人员中占着最大的比例，是医院的开展工作的重要力量，护理人员要充分了解自己的岗位职责，爱岗敬业，恪守职业伦理规范，做好自己的本职工作。同时关心医院的建设，以医院主人翁的姿态为医院的各项建设出谋划策，提出合理化的建议，树立院兴我荣的意识，为医院的发展贡献自己的力量。

二、护理人员与社会的关系及伦理规范

（一）护理人员与社会的关系

《中华人民共和国护士管理条例》对护士的社会地位进行了规定：护士的执业权受

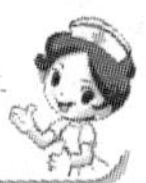

法律保护，护士的劳动受全社会的尊重。国家发展护理事业，促进护理学科的发展，加强护士队伍建设，重视和发挥护士在医疗、预防、保健和康复工作中的作用。

护理人员担负着救死扶伤的神圣责任，随着社会的发展，护理工作的对象范围不仅仅是医院的患者，已经扩展到社区、家庭，是全社会的人群。护理人员还承担着对社会健康知识的宣传，咨询工作。护理职业越来越受到社会的重视，护理人员的社会地位得到了提高，尤其是随着现代医学护理模式的转变，护理人员与社会的关系越来越密切，护理工作关系着千千万万患者的健康，关系着千家万户的幸福，也关系着社会的和谐与稳定。

（二）护理人员与社会关系的伦理规范

1. 坚持原则，平等相待

护理人员要积极主动面向社会，开展健康知识的宣传、咨询工作，做好疾病的社会调查，对服务人群平等相待，热情服务。发起和支持满足公众的健康和社会需要的行动，加强全社会人群的防病治病意识，增进社会群体的健康利益。坚持维护社会利益原则，任何情况下，都不能做损害社会利益的事。

2. 全力以赴，尽职尽责

护理人员应该积极主动参与社会卫生保健、疾病预防、疫情调查等医疗实践活动，不计个人得失，尽职尽责，服务周到，认真完成任务。如遇重大灾害救护，护理人员必须发扬就死扶伤的医学人道主义精神，不畏艰险，全力以赴，严格履行护理人员的社会职责。

3. 权衡利害，服从公益

护理工作总是在一定的社会关系下进行的，护理人员在处理一些复杂的问题时，如计划生育、安乐死、处置严重缺陷新生儿问题，既要考虑到患者个人利益，还要考虑到对社会、对他人的责任，权衡利害，坚持从社会的公益出发，恪守护理人员的职业伦理规范，正确处理好护理人员与社会的关系。

目标检测

一、填空题

1. 护理人际关系是特指（　　）的交往关系。主要包括（　　）及其家属、护理人员之间，（　　）以及其他医务人员、护理人员与社会的关系等。

2. 护患关系的内容可归纳为（　　）和（　　）两个方面。

3.（　　）护患关系模式是近年来在护理实践中发展起来的一种模式，属于指引型，也是目前护患关系的主要模式。

4.（　　）是护患之间非技术性关系中最重要的内容。

5. 萨斯、荷伦德提出的三种类型的医患关系模式分别是（　　）、（　　）、（　　）。

6. 护际关系是指（　　）之间在工作中互相交往的关系。

7. 随着医学模式的转变医护关系模式也有传统的（　　）模式转变为（　　）的新型医护关系。

二、选择题

1．护患关系的非技术性关系包括（　　）。

A．道德关系　　B．利益关系　　C．法律关系　D．文化关系

2．萨斯和荷伦德等提出的医患关系基本模式是（　　）。

A．主动－被动型　　共同参与型　　父权主义型

B．指导－合作型　　平等参与型　　母权主义型

C．指导－合作型　　共同参与型　　技术型

D．主动－被动型　　指导－合作型　　共同参与型

3．护患技术关系的主动－被动模式适用于（　　）。

A．昏迷患者、婴幼儿患者

B．患长期慢性疾病但能自理的患者

C．肾移植手术后一周的患者

D．急性、清醒而又能活动的患者

4．护理人际关系包括（　　）。

A．护患关系　　B．医护关系

C．护际关系　　D．护士与社会的关系

5．影响护患沟通的主观因素不包括（　　）。

A．沟通语言不当　　B．服务态度差

C．护理期望值过高　　D．环境氛围

6．不属于护护关系应该遵循的伦理规范是（　　）。

A．互相尊重，对其他护士与患者的关系不要介入

B．在道义上支持同事的合理性为

C．共同营造良好的工作氛围

D．共同保守患者的隐私

7．在影响护患关系的主观因素中，患者及其家属的影响因素有（　　）。

A．服务态度差　　B．患者对护士缺乏信任

C．沟通语言不当　　D．患者及家属期望值过高

三、问答题

1．研究护理人际关系伦理的意义有哪些？

2．影响护患关系的因素有哪些？怎样改善护患之间关系？

3．在处理护患关系中，护士应该遵守哪些伦理规范？

4．处理医护关系的伦理规范有哪些？

5．处理护际关系的伦理规范有哪些？

四、案例分析题

王女士，34 岁，患有结核性缩窄性心包炎，准备手术。经抢救病情稳定，术后第三天，晚班医生甲于下午 5 点钟打电话给白班医生乙，说自己有事晚点到，有事请骨科医生

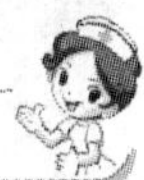

丙照顾一下。医生乙下班前告诉护士如果病情不好，脉搏120次/分，护士给西地兰0.2mg，有事就找医生丙。晚近6点半，患者自觉心慌，脉搏100次/分，护士给西地兰0.2mg静脉推注。晚7点半，患者病情加重，护士又给西地兰0.2mg，晚9点半症状进一步加重，护士又给西地兰0.4mg，并请医生抢救。当医生甲赶到时，正在抢救之中，晚10点半抢救无效死亡。患者家属认为患者是因值班医生不到位抢救不及时而死亡，要求追究责任，于是发生了医疗纠纷。

分析：

1．护士违背了哪些伦理规范？

2．我们应该从中吸取什么样的教训？

（赵爱英）

第四章

护理实践中的伦理关系

学习目标

1. 掌握急症患者、危重患者抢救护理伦理规范，妇产科患者伦理规范，儿科患者护理伦理规范，老年患者护理伦理规范，普通手术护理伦理规范。
2. 熟悉临终关怀、死亡的含义，安乐死及其伦理分析。
3. 了解门诊护理特点，妇产科护理特点，儿科护理特点，整形美容外科护理特点及精神病患者护理特点。

【引导案例】

某医院儿科收治一名高热患儿，经医生初诊“发烧待查，不排除脑炎”。急诊值班护士凭多年经验，对患儿仔细观察，发现精神越来越差，末梢循环不好，伴有谵语，但患儿颈部不强直。于是，护士又详细询问家长，怀疑是中毒性菌痢。经肛门指诊大便化验，证实为菌痢，值班护士便及时报告给医生。经医护密切配合抢救，患儿得救。

请对护士的行为作伦理分析，它符合哪些护理道德？

护理工作是医院医务工作的重要组成部分，护理人员的道德修养直接关系到护理工作质量的好坏，关系到患者的身心健康。因此，护理人员无论从事何种具体护理工作，都必须遵循护理工作中相关的伦理要求，以高度的责任心和事业心做好护理实践工作。

第一节　特定部门护理伦理

一、门诊护理的特点及伦理

门诊是医院面向社会的窗口，是医院工作的第一线，门诊的护理服务质量直接关系到患者的身体健康、医院的名誉和社会的和谐，所以必须认真做好门诊护理工作。

（一）门诊护理的特点

1. 管理任务繁重

门诊是诊治疾病的窗口，是各类患者最为集中的场所。人员密集、流动性强，使

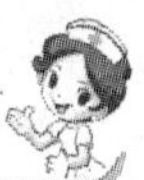

得门诊拥挤不堪、人声鼎沸。护理人员要确保患者有序就诊，及时安排患者得到正确的诊断和有效的治疗。

2. 预防院内感染难度大

门诊人流量大，患者较集中，各种急慢性传染病患者及其他携带传染病菌者在就诊前难以及时鉴别和隔离，然而这些患者又与健康人混杂在一起，极易造成交叉感染，预防难度大。

3. 服务性强

门诊是各种疾病聚集的地方，疾病种类繁多、患者病情轻重不一、患者和家属素质各不相同，这都要求护理人员耐心、细心、热心地提供大量的有针对性的服务。

4. 护患矛盾多

门诊患者多、医务人员工作量大，患者往往由于不能及时就诊而产生焦虑、急躁等心理，如果护理人员态度不好、服务不周等，很容易发生护患矛盾，从而影响护理工作的正常开展。

（二）门诊护理的伦理规范

1. 热情关怀、灵活处理

护理人员应尊重、理解患者，对患者热情接待，耐心、热心地回答患者的询问。要认真询问患者就诊目的以及帮助患者缓解紧张情绪，根据患者病情做好预检、分诊，对危重、年老、残疾患者可灵活处理，优先安排就诊。

2. 作风严谨、操作规范

护理人员的工作作风要严谨踏实，护理操作必须认真规范，以保证患者生命安全。要严格执行“三查七对”等制度，严密观察患者的病情变化，认真对待患者的病情疑点或出现的治疗反应及意外。

3. 团结互助、协调关系

护理人员要团结互助、加强协作，协调好门诊各科室的关系，搞好医务人员关系和护患关系。门诊护理人员要加强巡回，及时帮助患者解决困难，从而有利于患者早治疗、早康复。

4. 环境优美、卫生宣传

门诊应创设一个洁净舒适的环境，让护患双方保持心情愉悦，有利于提高诊疗效果。护理人员对候诊的患者及家属进行卫生宣传，传播卫生保健知识，使其增加疾病诊治、预防和护理的相关知识，这有利于患者积极配合，恢复健康。

> **知识链接**
>
> 门诊护理人员要积极开展“五声服务”即：患者来院有“迎声”、患者诊治有“请声”、患者问话有“答声”、患者不清楚有“解释声”、患者不满意有“道歉声”；坚决做到“五不讲”即：嘲讽患者的话不讲、庸俗粗鲁的话不讲、指责患者的话不讲、伤害患者的话不讲、有损职业形象的话不讲。

二、急诊护理的特点及伦理

急诊室是医院抢救突发、紧急、危重患者的重要场所，是医院第一线的“前哨”，服务对象是需要紧急抢救的急症患者。急诊护理就是用最短的时间、最快的速度、最有效的措施，帮助患者缓解症状，为下一步抢救争取时间。

（一）急诊护理的特点

1. 应急性强

护理人员要时刻处于“战备”状态，随时做好各方面的准备，面对患者能迅速做出反应，可以立即展开紧张有序的抢救工作，切忌手忙脚乱，耽误抢救治疗的时机。

2. 时间性强

急诊患者病情紧急，复杂多变，抢救必须争分夺秒，视时间为生命，护理人员必须沉着冷静，全力以赴地协助医生投入到对患者的抢救中。

3. 主动性强

护理人员要细致入微地观察患者，严密监护，面对变化迅速的病情能提前预防，做好相应的准备，一旦发现患者病情有变，应立即通知医生，切不可粗心大意，耽误病情。

（二）急诊护理的伦理规范

1. 争分夺秒，全力抢救

急诊患者的抢救要突出“急”字，要做到急事急办，尽量缩短接诊到抢救的时间，开启急诊绿色通道，赢得了时间患者就可能保住了生命。护理人员要坚守岗位，认真观察患者的病情变化，具备冷静果断、严谨求实的工作作风。护理人员在保证速度的同时，还要做到“急而不躁”、“快而不乱”。

2. 承担风险，敢于负责

抢救急诊患者往往会有一定风险，需承担相应的责任。护理人员要明确肩负的责任和使命，时刻以患者的生命为重，敢于承担风险；那种不顾患者安危，只图自己安逸，回避风险的行为，是违背护理职业道德的。

3. 尊重生命，无私奉献

护理人员应尊重患者，一切从患者的利益出发，根据患者病情的轻重缓急给予恰当的处理。要理解和同情患者，以耐心的劝导、周到的服务，帮助患者重新树立生活的勇气。注意保护患者的隐私权，对患者的隐私给予必要的保密。

4. 团结协作，密切配合

在抢救中往往需要几个临床科室的医务人员相互协作，所有参加抢救的人员都要精诚团结，密切配合，相互理解，相互支持。护理人员应当熟悉各种急救程序，在工作中不怕脏、不怕苦、不怕累，主动予以配合，使抢救工作顺利完成。

知识链接

护理工作是精细艺术中最精细者，其中一个重要原因就是护士必须具有同情心和一双愿意工作的手。——南丁格尔

三、整形美容外科护理的特点及护理伦理

整形美容外科手术护理是针对患者所具有的功能障碍、形态畸形或面部、形体缺乏美感的特点，依据整形美容外科的护理原则开展的一系列有利于患者康复的工作。

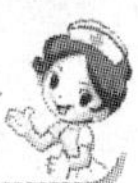

（一）整形美容外科护理特点

1. 心理护理要求高

针对患者心理失衡、自卑感强等心理特点，护理人员应与患者多沟通，以便及时发现患者的心理问题，积极热情地做好心理疏导，以消除患者心理压抑、情绪低落等心理痛苦，尽力满足患者的心理要求。

2. 对护理人员综合素质要求高

护理人员需要掌握大量的、多学科的医学护理基础知识和护理技能，对有功能障碍的重症整形患者还要照顾好生活，疏导心理，减轻患者痛苦，协助患者度过手术愈合期。

3. 手术审美要求高

整形美容外科手术针对患者的具体情况，遵循美学观点和规律，护理人员密切配合医生做好手术的一切相关工作，帮助患者做出选择。手术应讲求美感，不遗留明显瘢痕，让患者对手术结果满意。

（二）整形美容外科的护理伦理规范

1. 尊重理解、密切配合

整形美容外科手术的患者往往心理负担重、顾虑多、敏感多疑。因此，护理人员要理解患者的心理，尊重关心患者，积极与患者进行交流沟通，对患者的问题耐心解答；配合医生精益求精地做好每一台手术，认真负责地做好手术后的一切护理工作。

2. 调整心理、减轻疼痛

患者手术前后心理变化很大。很多手术，如植皮、修整骨骼等，术后伤口极其疼痛，也极易感染，护理人员应帮助患者尽快调整心理，树立信心应对手术后的各种情况。

3. 不辞辛苦、精心护理

整形美容外科手术讲求精细，术前应做好充分准备。护理人员要严格按照操作规程，使手术符合卫生标准。护理人员要精心对待患者的术后护理，不辞辛苦、认真负责地做好患者心理、生活等各项护理工作，争取让患者早日康复。

4. 不断进取、精益求精

随着新技术、新设备的运用，整形美容外科发展速度较快，护理工作面临许多新挑战。护理人员要不断学习，不断进取，提高审美意识，提高护理操作技术水平，以满足整形美容外科护理工作的需要。

四、妇产科护理的特点及伦理

妇产科护理不仅关系到广大妇女的健康，而且兼顾到治疗后对现在或将来的孕产妇、胎儿、新生儿的影响，往往涉及到两代人的生命健康。

（一）妇产科护理的特点

1. 服务对象特殊

妇产科护理的对象既要面向患者（妇女、孕妇、产妇或母亲），又要兼顾到孕妇的胎儿以及产妇的新生儿。因此，护理工作不仅要考虑对母亲的治疗作用和副作用，还要考虑到对胎儿和新生儿有无影响。

2. 服务对象心理特殊

妇产科患者，因内分泌变化的影响或受传统道德观念的影响，加之疾病、妊娠、手术等，常出现一些如羞怯、压抑、恐惧等特殊的心理变化。

3. 护理任务重

妇产科工作不但要为患病妇女服务，也要为正常的健康妇女服务，还要开展妇女的保健咨询工作。妇产科的护理工作范围不断扩大，因此护理任务重。

4. 护理技术要求高

护理人员必须有较高的专业技术水平，准确地判断病情，制定出最佳护理方案。规范操作，精心治疗，科学护理，才能使患者早日康复，且治疗后不留后遗症。

（二）妇产科患者护理伦理规范

1. 尊重人格、热情关怀

护理人员应理解、同情并尊重患者；为患者进行检查或治疗操作时，态度要严肃，行为要端庄；在病房检查或治疗操作时应避开异性和人群，不得过分暴露患者身体，不能泄露患者的病情及个人隐私等。妇产科专家林巧稚曾说："我把医院当成自己的家，把患者当成自己的亲人，把一个个小宝宝当成自己的孩子，我要当一辈子值班医生。"

2. 吃苦耐劳、无私奉献

妇产科护理工作，特别是产科，患者多，病床周转快，常常不能按时就餐和休息，要经常与羊水、粪便、血液、恶露等接触，观察病情的项目较其他科室难，重复次数多。因此，护理人员要有吃苦耐劳、无私奉献的献身精神。

3. 作风严谨、冷静果断

妇产科病情变化较快，特别是产科疾病存在着紧迫性及危险性。护理人员应具有严谨细致、冷静果断的工作作风，一旦发生紧急情况要镇定有序、准确而快速地配合医生进行果断的处理和抢救。

4. 工作认真、敢于负责

妇产科工作涉及孕产妇及婴儿两代人的健康和安全。因此，对孕产妇疾病的治疗要慎重，避免对母体和胎儿产生不良反应。护理人员必须自觉地意识到自己对患者、对家庭、对社会的重大责任。

五、儿科护理的特点及伦理

儿科的服务对象是从新生儿至 14 岁的患者。儿科患者无论生理、病理或心理特征上都与成人有所不同，因此，护理也具有其特殊性。

（一）儿科护理的特点

1. 护患关系特殊

儿科护理人员和患儿的关系是一种特殊的亲情式的护患关系，往往身兼数职。因为患儿特别是婴幼儿年龄小，理解能力和语言表达能力有限，对病情表述不准确，需要护理人员更加认真仔细地观察患儿，协助医生做好治疗工作。

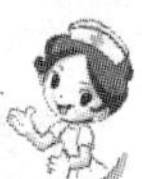

2. 护理任务重难度大

儿科护理不仅要为患儿进行技术护理，而且还要为其进行生活护理等。由于患儿生活不能自理，加之比较任性等，患儿在治疗和护理方面往往不予合作，给工作带来很大的难度。

3. 高度的责任感

患儿往往发病急，病情变化快，护理人员需要有高度的责任感，密切观察病情，配合医生尽快地做出诊断，迅速地采取安全、有效的医护措施，以促进患儿的康复和防止并发症的发生。

（二）儿科护理的伦理规范

1. 尊重关爱、细致观察

护理人员要发自内心地尊重关爱患儿，态度要和蔼可亲，说话要轻声细语，与患儿建立平等友好的关系。在临床护理工作中应经常巡视病房，严密观察患儿病情变化。同时，还应对观察结果进行认真分析，做出正确判断和及时处理，为医生诊治提供快速而准确的依据。

2. 操作规范、精益求精

护理人员必须具备丰富的儿科理论知识，严格遵守各项操作规程，操作技术上应精益求精。在对患儿进行器械检查和治疗护理时，一定要谨慎细致，动作准确、轻柔。这就要求儿科护士在护理实践中要勤学苦练，掌握过硬的操作本领。

3. 预防感染、加强防护

患儿正处于生长发育时期，抵抗力差，易发生交叉感染，护理人员应严格执行消毒隔离制度，做好病房的环境清洁卫生、消毒工作。护理人员要提醒家长做好患儿的安全防护工作，防止出现安全事故等。

4. 工作认真、高度负责

护理人员要自觉意识到自己肩上的重大责任，严格按遵守规章制度，使护理工作科学化、程序化、规范化，在采取任何护理措施时，不仅要考虑近期效果，更要考虑远期效应，为患儿的健康着想，对患儿一生负责。

知识链接

都说护士是天使的化身，着一身洁白，穿梭于患者之间，将病之恶魔驱除。我是一名儿科护士，儿科的那一群小患者，俨然是另一群小天使，在天使与天使的相处中，我找到了人间最美好的感觉。我骄傲，我是一名儿科护士！——儿科护士　朱玉翠

第二节　特殊患者护理伦理

特殊患者病种繁多，症状特殊，致使特殊护理范围扩大、难度增加、专业性要求高。因此，护理人员要根据不同专业科室的具体特点，开展全面的护理工作。

一、普通手术患者的护理伦理

手术是外科治疗疾病的重要手段，具有疗效迅速、危险性、协作性强的特点，对

于护理人员的道德素质、专业技术水平的要求非常高。

（一）普通手术护理特点

普通手术指临床外科系统的一般手术。在实施手术的前、中、后的三个阶段中，护理工作体现以下几个特点：

1. 要求严格、准备充分

护理人员必须严格执行各项规章制度，穿戴统一的衣帽、口罩、鞋，按要求摆放物品，定期消毒，达到无菌标准。准备好患者手术所需要的药物、输血、器械等。

2. 认真负责、全力以赴

护理人员必须具备严谨负责的工作作风、娴熟的技术、良好的心理素质；在工作中积极主动、敏捷灵活、准确无误，确保手术的顺利进行。

3. 做好衔接、职责分明

手术是一项系统、完整、连续性的流程明确的工作，手术几个阶段的护理，由不同科室的护理人员承担。护理人员要了解并按要求执行相关流程，职责分明，交接手续严格，严防事故的发生。

4. 团结协作、配合默契

手术需要全体医务人员的齐心协力，默契配合；手术护理人员在现场的组织协调中发挥着重要作用。

（二）普通手术患者的伦理规范

根据术前、术中、术后三个阶段的护理特点，护理人员应当遵循以下伦理规范：

1. 手术前的护理伦理规范

（1）尊重患者、知情同意　护理人员要协助医生做好患者的知情同意工作，尊重患者，使其了解病情及手术的目的、过程和风险性，有权决定同意还是不同意手术的实施，而护理人员也有向患者或家属详细告知的义务。

（2）关心体贴、加强沟通　护理人员应当主动关心、体谅患者，掌握患者的心理状态，与他们耐心沟通，细致地做好心理护理工作，护理准备工作要周全，动作轻柔，使患者以最佳的身心状态接受手术。

（3）做好准备、优化环境　护理人员应严格遵守规章制度，为患者做好术前准备，坚持无菌原则，做好消毒隔离工作。注意优化环境，为患者创造一个安静、整洁、舒适的术前环境。

2. 手术中的护理伦理规范

（1）关心患者、保持肃静　护理人员要理解关心患者，让患者保持良好的情绪。护理人员在手术过程中应尽量轻声说话，不说与手术无关的话，禁止无关人员随意进入手术室。加强手术室管理，保持环境清洁，温度、湿度要符合规定要求。

（2）严守规程、恪守慎独　护理人员要严格遵守无菌操作技术规程，技术要熟练，反应要敏捷，对任何一个环节都要谨慎小心，避免对患者造成伤害。护理人员必须以高度的责任心，恪守慎独精神，杜绝事故的发生。

（3）操作敏捷、认真负责　护理人员要善于理解，体察患者的希望，即使很小的细节也应关照到。手术过程中如果出现紧急情况，要临危不慌、反应迅速、沉着果断、

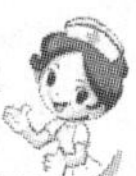

操作敏捷。

（4）团结协作、勇担风险 护理人员要熟悉手术的步骤，了解手术医生的习惯、特点，认真配合，相互协作，保持良好的团队精神。手术中一旦发生事故，应勇于承担责任，并及时补救。

3. 手术后的护理伦理规范

（1）密切观察、防止意外 护理人员在患者回病房前应做好各项护理的准备工作，患者回病房后应迅速了解手术情况，处理好患者身上的各种导管，认真察看伤口，观察生命体征等。遇到紧急情况，应立即通知医生及时抢救处理。

（2）全面护理、早日康复 术后患者伤口疼痛，活动受限，寝食难安。护理人员应该同情、理解患者，精心护理，勤于护理，做好心理疏导工作，帮助患者翻身、排痰，早活动，帮助患者减轻疼痛，促进康复。

知识链接

一个无论多大、多难、多小、多易的手术，对于患者来说，他都是把自己托付给医生和护士。甚至把健康和生命都交给了医生和护士。他要付出多么大的努力，下多少次决心才能做到。你有过这样的经历吗？如果有是谁为你下的决心？谁为你在手术同意书和麻醉书上签的字？你听他或她说过为你做主时的感受吗？请理解患者或家属的感受吧！

二、危重患者抢救护理的特点及伦理

危重患者是指病情危重、随时有可能有生命危险的患者。危重症患者的特点和抢救工作的特殊性要求护理人员不但要有精湛的技术，还要有高尚的护理道德。

（一）危重患者抢救护理的特点

1. 护理难度大

危重患者病情重、变化快，往往神志不清，生活不能自理，患者需要 24 小时监测观察，医护人员要随时投入抢救。因此，护理工作量大、难度大。

2. 护理水平要求高

危重患者病情复杂，护理人员应该具有全面的护理知识、较高的技术水平、丰富的临床护理经验、崇高的道德素养，始终把患者的利益放在首位，全力配合医生救治患者。

3. 护理伦理决策难

抢救危重患者时会遇到一系列的伦理难题。护理人员要考虑患者的权利、经济状况、家庭的承受能力、医护人员的职责义务、生命利益最大化原则等，配合医生提出正确的医疗护理决策。

（二）危重患者护理的伦理规范

1. 救死扶伤、竭尽全力

危重患者病情变化大、发展迅速，而极危重患者，更是险象环生。护理人员要以高度的责任心和精湛的技术，全力以赴迅速地组织抢救工作，丝毫不能疏忽，并积极协调相关科室，简化手续，开通生命的绿色通道。

2. 严密观察、临危不乱

护理人员要保持冷静，严密观察病情，即使是经抢救后病情趋于稳定的危重患者，也不能掉以轻心。一旦发生危险情况，要临危不乱，及时果断地采取各种应急措施，全力以赴地抢救患者。

3. 高度负责、勇担风险

危重患者由于病情复杂，发展变化大，往往心情烦躁、焦虑不安。而高度紧张的抢救工作难度大，风险也大；因此护理人员在抢救护理危重患者时，要高度负责，勇担风险。

4. 尊重同情、理解患者

护理人员要同情理解患者，热情主动地做好患者的护理工作。对不可逆转的危重患者，要千方百计减少患者的痛苦，尊重患者的人格，保护患者的尊严。

5. 恪守慎独、团结协作

护理人员要恪守慎独精神，在单独面危重患者时也绝不降低护理标准。对危重患者的救治，护理人员一定要有团结协作精神，齐心协力使救治获得成功。

三、老年患者的护理伦理

关注老年患者的护理，就是关注我们自己不远的将来。因此，老年人患病后理应得到最佳的医疗护理服务。

（一）老年患者护理特点

1. 护理任务重

老年人由于器官组织的自然衰老，生理功能日益减退，身体免疫力日趋降低，易患慢性疾病和其他危重疾病。并且大多数老年患者同时患有多种疾病，恢复缓慢，易留下各种后遗症。

2. 护理难度大

老年人随着年龄的增加，病因多病情复杂，由于各个器官功能下降，老年人自理能力弱，加之老年人行动迟缓、心理偏激等，致使老年患者的护理难度大。

3. 心理护理要求高

老年患者易出现紧张焦虑、忧郁、惊恐不安等心理，加之身体虚弱、五官失灵、行动不便，心理上常处于痛苦不堪的状态，这些情况都给心理护理提出了更高的要求。

（二）老年患者的护理伦理规范

1. 尊重理解、关怀体贴

护理人员要尊重和理解患者，对患者提出的护理要求和建议，耐心倾听、认真对待，能做到的尽力予以满足，限于条件不能做到的要诚恳解释清楚。应多关心体贴患者，经常主动地与他们进行沟通交流，帮助患者保持心胸开阔、乐观向上的良好心理状态。

2. 细致观察、审慎护理

由于老年人组织器官衰老、功能退化，所以老年疾病具有非典型性、复合性等特点，给诊治护理带来困难。护理人员必须根据老年人病理、生理特点，细致观察，及早发现病情变化，防止意外事件发生。

3. 防治结合、保健养身

护理人员要主动做好预防老年疾病的宣传工作，让老年人学会如何自我保健及自

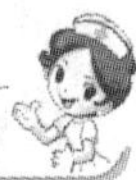

我保健的重要性，做到防治结合。老年人应坚持无病早防、有病早治的原则。

4. 家院合作、共同敬老

护理人员不仅要用自己的热情去关怀患者，还应了解患者家庭成员间的关系等，如发现那种不孝敬或虐待老人的家属，护理人员有义务进行批评教育和帮助，以消除各种不利因素，使患者早日康复。

四、精神病患者的护理伦理

精神病病种多，病情复杂，患者不能进行正常的生活学习，对精神患者的护理有其特殊的要求。

（一）精神病患者的护理特点

1. 人性化的关怀

护理人员要理解患者的痛苦，实施人性化关怀，从而使患者心情愉快地接受治疗，增强生活的信心和勇气。

2. 严格履行职责

护理人员要严格按照医院规章制度和操作规程，自觉履行职责，细致入微地关爱患者，对患者进行全面护理，绝不能敷衍塞责地对待工作。

3. 保证人员安全

精神病患者病情复杂多变，有时行为失控，发生自伤、伤人、破坏物品等。护理人员要有防范意识和防范措施，保证患者及自身的安全，防患于未然。

（二）精神病患者的护理伦理规范

1. 同情患者、尊重人格

护理人员应同情和体贴患者，以友善的态度对待患者，尊重患者的人格，尊重患者的合法权益，正确执行约束保护措施，正确对待患者提出的问题和要求，对合理要求要尽量满足。

2. 恪守慎独、保守秘密

护理人员必须始终将患者的利益放在首位，恪守慎独、尽职尽责、一丝不苟地完成护理任务。应严格遵守护理道德，保守秘密，不能随意泄露患者的隐私，否则会严重地损伤患者的自尊心，影响治疗效果，甚至造成严重的不良后果。

3. 大方稳重、作风正派

护理人员在与精神病患者交往时，要注意举止端庄稳重，态度自然大方。在照顾、关心异性患者时，要注意保持一定的心理距离，不要过分地打扮和浓妆艳抹，以免引起患者误解，产生不良后果。

4. 认真负责、保证安全

护理人员要严格执行查对制度，严格落实病房的安全管理制度，定期巡视，认真检查病房内有无刀、剪等危险物品，确保患者的安全，防止出现差错和事故。

五、传染病患者的护理伦理

传染病是由病原微生物引起的能在人与人之间、动物与动物之间或人与动物之间互相传播的疾病。在防治传染病的过程中，护理人员肩负重大责任，承担巨大风险，必须具备特殊的道德要求。

（一）传染病患者护理的特点

1. 严格执行消毒隔离

护士要严格执行消毒隔离制度，按操作规程、传染病的特点进行护理，对患者的衣物、患者的分泌物及排泄物、患者用过的医疗器具都应严格消毒，防止污物传播。加强探视管理，防止交叉感染。

2. 加强心理护理

传染病患者承受着很大的心理压力，护理人员要以人道主义精神，关心体贴患者，尊重患者的权利，进行有效的交流沟通，加强心理护理，帮助患者树立战胜疾病的信心。

3. 社会责任重大

传染病区护理不仅要对患者负责，更要对社会负责。护理人员要加强事业心、责任感，避免因不负责任而造成传染病的暴发流行，造成严重后果。

4. 时间观念强

传染病具有传染性、暴发性、流行性的特点，尤其是急性传染病，来势汹汹，发展速度快，如果不能早期发现、及时治疗和隔离，患者病情会发展恶化甚至死亡，同时疫情会迅速蔓延。

（二）传染病患者护理伦理规范

1. 热爱工作、甘于奉献

护理人员要无私奉献，乐业敬业，尊重患者，认真护理。要设身处地地尊重理解患者，热情开导患者，积极帮助他们解决生活中的困难。护理人员应具有强烈的时间观念，对于危重患者应抓住时机，刻不容缓地积极抢救。

2. 消毒隔离、防止感染

护理人员应严格执行消毒隔离制度，对出院、转科或死亡患者以及所住的病房、用物、器械等做好消毒工作。护理人员应正确熟练地掌握消毒隔离技术，避免发生院内交叉感染，甚至造成疾病在社会上传播。

3. 加强沟通、维护健康

护理人员应主动与患者多沟通，找出影响患者心理健康的主要因素，制定相应的护理措施以增进患者心理健康，帮助患者树立战胜疾病的信心，最终达到维护患者身心健康的目的。

4. 履行职责、按时报告

护理人员应认真贯彻执行疫情报告制度，一旦发现传染患者、疑似患者或者病原体携带者，除根据患者的具体情况采取防治和护理措施外，还必须迅速准确地填写传染病报告卡，及时向医院和防疫机构进行疫情报告。防止迟报、漏报、错报，绝不允许隐瞒和谎报疫情。

5. 预防为主、加强宣传

护理人员要向患者不断强化社会预防保健意识，加强健康教育等工作，以防止疾

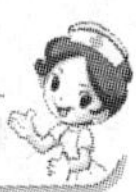

病扩散和交叉感染。控制传染病要坚持“预防为主”的方针，向广大群众普及卫生知识，积极倡导健康的生活方式，以提高预防疾病和卫生保健意识。

第三节 安乐死与临终护理伦理

一、死亡的含义和标准

死亡是生命的终点，死亡质量是衡量生命质量高低的重要指标。医务人员要维护人类的健康利益，提高生命质量，就必须关注死亡，努力提高人类死亡质量。

（一）死亡的概念与传统死亡的标准

1. 死亡的概念

死亡是指个体生命的终结，个体自我意识的丧失，人的本质特征的消失。正确地理解死亡及其意义十分重要，医学上将死亡分为以下三个阶段。

（1）濒临期　又称“挣扎期”或“濒死挣扎期”。此时，心肺等脏器已极度衰竭，濒于停止其功能的状态。它是死亡事件的开始，随着意识和反射逐渐消失，呼吸和脉搏逐渐停止，机体将转入“临床死亡”。

（2）临床死亡　即“个体死亡”或“躯体死亡”。此时，心跳、呼吸停止，大脑意识完全丧失，宏观上人的整个生命活动已停止，但微观上组织内代谢过程仍在进行。

（3）生物学死亡　又称“真正死亡期”，是临床死亡之后机体进入细胞和组织死亡，直到代谢完全停止、生命现象彻底消失的阶段。

2. 传统死亡标准——心肺标准

传统的死亡标准是心肺功能的停止，简称为“心肺标准”。生命结束、死亡来临时刻就是心脏停止搏动、呼吸停止的时刻。多少年来，医学一直把心肺功能作为生命最本质的特征。自古以来，人们把心脏看作人体的中心器官。1628 年，英国学者哈维发表《心血运动论》，在人类历史上第一次科学地揭示了心脏在血液循环中的功能和作用，更稳固了心肺死亡标准的权威地位。直到 20 世纪 50 年代，人们普遍接受“血液循环的完全停止，呼吸和脉搏等生命活动终止”的概念。时至今日，在一些国家仍然用心肺功能作为判断死亡的最终标准。然而，随着科学的进步，心肺死亡标准受到越来越严重的挑战。人们在大量的医学实践中发现，心死不等于人死。对传统的心肺死亡标准必须进行科学的再认识，寻找更能反映死亡本质的新的死亡标准。

（二）脑死亡的概念及现代死亡的标准

1. 脑死亡的概念

脑死亡是指某种病理原因引起脑组织缺血、缺氧而坏死，致使脑组织功能和呼吸中枢功能达到不可逆转的消失阶段，最终必然导致的病理死亡，也就是脑的功能停止先于呼吸和循环功能停止而引起的死亡。

2. 现代死亡标准——脑死亡标准

现代医学发展中大量的科研和临床实践资料表明，死亡不是生命的骤然停止，而是一个连续发展的过程。在许多情况下，心跳骤停的时候，脑、肾、肝等组织仍未死亡，特别是那些因突然创伤或意外所致的心跳骤停，经抢救恢复心跳的可能性很大。现实中心跳、呼吸停止而经抢救复活者并不少见，这说明心肺功能停止不一定意味着死亡，传统的死亡标准被动摇了。反之，某些实际上已丧失脑功能的患者却能在一些高科技技术装置监护下，使心跳、呼吸维持很长时间。1968 年，在世界第 22 次医学大会上，美国哈弗医学院特设委员会为脑死亡下的定义是“脑功能不可逆性丧失”，并以此作为新的死亡标准。4 条判定脑死亡标准即著名的哈弗标准有：

（1）对外界刺激和内部需要无感受性和反应性；

（2）无自主的肌肉运动和自主呼吸；

（3）无反射（主要是诱导反射）；

（4）脑电波平直。

以上 4 条标准持续 24h 观察及反复测试结果无变化，而且要排除体温 <32°C 和服用过巴比妥类等中枢神经系统抑制剂的病例，即可宣布死亡。从传统的心肺死亡标准过渡到脑死亡标准，标志着人们对生命与死亡的认识更加科学化，对客观世界的认识又向前迈进了一步。人类将更加科学、更加理性的对待死亡。

（三）脑死亡标准的伦理意义

1. 有利于正确、科学地确定死亡

脑死亡在客观上提供了一个更为科学、可靠的判定依据，改变了传统上将心跳和呼吸停止作为死亡标准的看法。现代医学科学技术的发展以及不断发生的临床案例都证明，脑干功能所发生的“不可逆转性的脑功能彻底丧失”才是死亡更为可靠的标准。

2. 有利于合理、有效地利用卫生资源

那种全靠生命支持技术维持大脑不可逆转的无意识的植物状态生命，是无价值的，甚至是负价值的。脑死亡标准的确定，将使医学不去拖延死亡的过程，有利于卫生资源的合理应用。

3. 有利于顺利开展器官移植

依照脑死亡标准对供体做出死亡诊断标准，就能及时摘取有用器官或组织，应用于器官移植，从而提高器官移植率。这既对器官受体有益，又对器官供体（死者）有益，符合社会功利主义者的伦理原则。

4. 有利于法制建设和精神文明建设

脑死亡标准的确立，将为法律处理此类问题提供科学依据，有助于防止和处理此类医疗纠纷，正确实施法律。同时，脑死亡标准的确立，有利于转变守旧的伦理理念，树立科学求实的死亡观念，这有利于社会主义精神文明建设。

二、安乐死及其伦理思考

（一）安乐死的含义与类型

1. 安乐死的含义

“安乐死”这个词源于希腊文，原意为“快乐的死亡”或“尊严的死亡”。现代意义的安乐死是指对患有不治之症、危重濒死状态的患者，当其痛苦无法解除时，由患者或其家属提出，经过一定的法律、道德及科学程序，由医务人员用药物或其他方式，

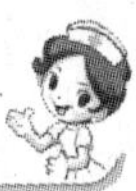

参与实施的提前结束患者生命的临终处置方式；即用人工干预的方法，使患者在无痛苦状态度过死亡阶段而终结生命的全过程。

2. 安乐死的分类

根据安乐死实施中医务人员的“作为”与“不作为”将其分为主动（积极）安乐死和被动（消极）安乐死。主动（积极）安乐死是指对符合安乐死条件的患者，医务人员用药物等帮助患者结束其生命，让其安宁、无痛苦地死去。被动（消极）安乐死是指对符合安乐死条件的患者，停止或撤销其所有的治疗和抢救措施，让其自然死亡，即不以人工干预的方法来延长患者痛苦的死亡过程。

根据患者是否有意愿表达又将安乐死分为自愿安乐死和非自愿安乐死。自愿安乐死是指患者请求或同意实施安乐死。非自愿安乐死是指已昏迷的临终患者，在清醒时没有安乐死的意愿而由家属或其他有关人员提出建议实施安乐死。此种分类方法有不科学的一面，因为安乐死本身应是自愿主动要求的，除非患者已经丧失意识或独立人格，需要代理人、监护人提出要求；且自愿安乐死很难与“委托杀人”相区别，非自愿安乐死中的“非自愿”很容易让人误以为是“违背死者意愿”，而使安乐死成为“杀人”的代名词。

（二）安乐死的道德争议与分析

西方国家首先倡导安乐死，其过程反复曲折，至今依然步履艰难。2001 年荷兰通过了安乐死法案，成为世界上第一个安乐死合法的国家。在我国，虽然安乐死日益受到公众的理解和支持，但主动安乐死则明确视为不合法；若有指控，即根据刑法第 132 条“故意杀人罪”处置，只是在量刑上比故意杀人罪从轻。如 1986 年“汉中事件”中对患者实施安乐死的医生，当时就是以故意杀人罪被逮捕起诉的。此案经过 6 年漫长的审理，最终因实施药物的非决定性因素，宣告医生无罪。1994 年，河南某地一妇女因患肝癌晚期多年，不堪忍受痛苦，其夫在她的再三苦求之下，助其安乐死，遂以故意杀人罪被判有期徒刑 3 年。而与之相类似的事例曾发生多起，皆是同样结局。目前，我国有关安乐死的立法问题还在探索阶段，还要经历一个漫长艰难的过程。临床上，对一些患者或家属施行安乐死的请求，应持慎重态度，实际操作要有法律依据。

安乐死在医学上表现为一种逆向的操作，即医务人员消极或积极地加速患者的死亡，以求实现社会利益最大化的“人为”死亡方法。在当今医学界、伦理界以及社会各界针对安乐死问题是否合法、合理的讨论仍然十分激烈。目前在我国大致有三种不同的观点：

1. 支持安乐死的观点

（1）安乐死符合人道主义原则　当一个患者治愈无望，并且遭受着肉体和精神上的极端痛苦时，勉强延长的不是生命的美好，而是“生不如死”的痛苦煎熬；实施安乐死以解除肉体和精神上的痛苦，是符合人道主义原则的。这强调的是人的地位，肯定的是人的价值，维护的是人的尊严。

（2）安乐死符合社会公正原则　安乐死的实施，既可避免社会卫生资源的浪费，又可以将有限的卫生资源用于能生还的患者和其他卫生保健事业上，充分发挥资源的效率和效益。

（3）安乐死符合以人为本原则　尊重人死亡的权利，实现的是以人为本的原则。人有权利死得庄严、死得安详。死亡是生命中的最后一步，安乐死的自我选择，是人类对生命的理性追求，是社会进步和人类文明的标志。

2. 反对安乐死的观点

（1）安乐死违背现行法律　我国法律规定只有司法部门才能合法结束人的生命，其他任何部门或公民均无这个权利。而安乐死在我国尚未立法，由医务人员或者患者家属来执行安乐死是非法的，无异于杀人。

（2）安乐死违背医务人员的神圣职责　医务人员的天职是救死扶伤，在任何情况下，医务人员只能延长患者生命，不可促进其死亡。

（3）“不可逆转”不是一个绝对概念　随着医学进步，许多“不可逆转”的患者都可能获得救治。如果实施安乐死，在一定程度上将导致医务人员放弃探索根治“不治之症”的责任，使患者错过转危为安的机会，影响医学发展。

3. 区别对待安乐死的观点

（1）对极度痛苦且无法救治的患者，只要患者有要求、家属同意，且手续完备，即可实施安乐死。

（2）有些患者虽无救治希望且极度痛苦，但患者清醒，又无安乐死的愿望，则不能放弃治疗，即使家属要求对其实施安乐死，医生亦不能实行。对于已昏迷的临终患者，患者昏迷前无明确意向表示实施安乐死，也要持慎重态度。

（3）对自愿安乐死也要采取慎重态度，除非在不治之症的疾病诊断上有充分证据，且结束生命确实对患者有利则可实行之，否则不能实施安乐死。

三、临终护理伦理

临终是指人的垂死状态，这时人体主要器官生理功能衰竭，生命活动即将终结，濒临死亡。目前国际上对临终时间尚未有统一的标准。日本将预计能存活2～6个月的患者称为临终患者，美国将能存活6个月以内的患者称为临终患者；英国将能存活1年以内的患者称为临终患者；而我国则将估计能存活2～3个月的患者称为临终患者。

> **知识链接**
>
> 你是重要的，因为你是你，即使活到最后一刻，你仍然是那么重要。我们会尽一切努力，帮助你安然逝去，但也会尽一切努力，让你活到最后一刻。
>
> ——临终护理之母桑得斯博士

（一）临终与临终患者的特点

在迈向死亡的过程中，患者的心理反应经历着复杂多变的过程。掌握临终患者的心理特点和行为要求，是护理人员确保临终护理质量的前提。

1. 临终患者的生理特点

临终患者由于多数器官衰竭或老化，往往伴随口干、吞咽困难、消化功能下降、呕吐、便秘、呼吸困难等躯体症状。这些症状直接导致了虚弱、食欲缺乏、焦虑和抑

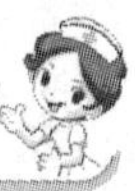

郁等。而临终患者（尤其是晚期癌症患者）的生理状态中，最主要的症状是疼痛。疼痛是一种复杂的生理感受与精神折磨，有时会达到难以忍受的地步。

2. 临终患者的心理特点

美国医学博士 E. Kubler Rose 在 1968 年发表的《论死亡和垂死》一书，将临终患者的心理过程分为 5 个阶段：①否认期，患者不承认自己患有“绝症”或病情在恶化的事实，认为可能是医生的诊断错误，表现为心神不定、对真实症状的害怕和恐惧，同时会把自己与周围环境隔离开来，使自己保持孤立，企图逃避现实。②愤怒期，患者已知病情或预后不佳，但又不理解命运为何这样捉弄自己，为将失去健康、生命而感到愤怒。“为什么我要死而不是别人?”“为什么我现在要死?”等这类话往往脱口而出，气愤的情绪几乎难以控制，有时还指向医护人员和家庭成员。③协议期，愤怒心理消失后，患者开始承认患病的残酷现实和严重后果，反应趋于平静、随和，同时期待医护人员能妙手回春或延长生命以便能完成未了的心愿。④忧郁期，当患者发现身体状况日益恶化，跟医生协商也无法抗拒死亡的来临，患者深感自己将失去一切而陷入意志消沉、忧郁、焦虑、叹息、伤感之中，绝望地等待着死亡的临近。⑤接受期，患者正视死亡的现实，无可奈何、听天由命地替自己的后事进行安排，接受死亡最终来临。上述五个阶段在不同的临终患者身上可能部分或全部出现，且不一定遵循这一先后顺序；五个阶段也有可能有时交换。

（二）临终患者的需求

1. 生理方面的需求

临终患者生理方面的需求主要与改善患者的身体状况有关，包括：疼痛控制的需要、基本生理需要、生活环境舒适的需要。

2. 心理方面的需求

主要包括：关怀和慰藉的需要、维护自身权利的需要、了解自身疾病状况的需要等信息。

3. 社会方面的需要

主要包括：解决医疗费用的需要、工作安排的需要、解决家庭问题的需要、自身后事安排好的需要等。

（三）临终关怀及其伦理要求

临终关怀是近代医学领域中一门新兴的学科，它涉及到医学、护理学、心理学、伦理学、社会学等诸多学科，有重要的伦理价值。

1. 临终关怀的含义

临终关怀是指社会各阶层（医生、护理人员、社会工作者、宗教人士、志愿人士以及政府和慈善机构等）组成的团体，专门为临终患者及其家属提供的生理、心理、社会的全面帮助与照护。临终关怀的目的是帮助临终患者解除身体病痛，给予患者和家属感情和心理上的支持，提高临终患者的生命质量。

2. 临终关怀的内容

（1）采用多种治疗方法缓解疼痛　缓解疼痛、减轻痛苦是临终关怀中的重要内容。对处在极度痛苦折磨下的临终患者，在治疗上可应用三阶梯止痛法，音乐疗法、针刺止痛、松弛术等方法帮助患者缓解疼痛。

（2）精心做好生活护理　护理人员对临终患者给予细致周到的生活照顾是临终关怀的基本内容。除了提供喂饭喂药等护理外，还要特别的皮肤护理和口腔护理等其他临床护理。

（3）做好临终患者的心理护理　护理人员要正确掌握患者的心理特点，及时满足其心理需要，帮助临终患者消除恐惧感、孤独感，耐心倾听，对临终患者给予无微不至的关爱。

（4）对患者家属的关怀　护理人员应同情和理解患者家属的悲痛心理，耐心倾听，让其宣泄内心的痛苦，帮助其克制情绪，并指导其在患者面前保持良好心态，从而建立互相依赖与合作的关系。

（5）积极开展死亡教育　这是我国临终关怀工作中较为薄弱的一个环节，主要包括对临终患者及其家属的死亡教育问题，使其科学正确地认识死亡，树立起正确的生死价值观。

3. 临终关怀的护理伦理规范

（1）知情同意、维护权益　护理人员要尊重患者的知情同意权，尊重和维护患者的权利，不泄露患者的隐私，允许患者保留自己的生活方式，尊重患者参与医疗护理方案的制定，选择死亡方式等权利。当临终患者想要获悉病情真相时，医护人员间要保持一致，必须采用合适的方式和语言，避免刺激患者。

（2）尊重理解、善于安抚　护理人员一定要正确掌握临终患者的心理特点，充分理解患者的某些异常情绪变化和不理智行为，用真诚、慈爱、亲切的言行对待他们。护理人员应有宽广大度的胸怀和谦让容忍的品质，不计较个人得失，全力做好自己的工作，使患者在极大的安慰中逝去。

（3）帮助患者、解除痛苦　护理人员要主动热情地帮助患者，鼓励患者说出自己的内心感受，从而帮助患者排解不良情绪，满足患者的心理需求，积极主动地给予患者精神上的鼓励和支持，帮助患者以平静乐观的态度面对生命的最后时光。

（4）关心体贴、劝慰家属　护理人员要将心比心地对家属的悲痛予以同情和理解，缓解他们伤感的情绪，关心、体贴家属，真诚地帮助他们解决问题，使其在患者面前保持良好心态。

（5）美化环境、加强建设　护理人员应优化环境，尽力为临终患者创设一个洁净卫生、优美舒适的环境。世界上大多数的临终关怀医院都在突出其环境的家居特色，都在尽量将其变成一个温馨的大家庭、美丽的花园、休憩的场所，虽然每个人都是哭着来到世间的，但愿我们都能笑着离开！

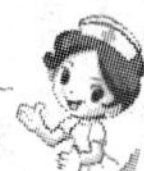

目标检测

一、填空题

1. 门诊护理的特点有（　　）、（　　）、（　　）（　　）。

2. 儿科护理的特点有（　　）、（　　）、（　　）。

3. 急诊患者的抢救关键要突出（　　）。

4.（　　）是世界上第一个安乐死合法的国家。

5. 我国则将估计能存活（　　）月的患者称为临终患者。

二、选择题

1. 以下不是临床死亡期患者临床表现的是（　　）。

A. 呼吸停止　B. 心跳停止　C. 反射性反应消失　D. 延髓处于深度抑制状态

2. 临终患者通常最早出现的心理反应期是（　　）。

A. 协议期　B. 愤怒期　C. 否认期　D. 接受期

3. 一位年轻的未婚妇女因子宫出血过多住院。患者主诉子宫出血与她的月经有关，去年就发生过几次。医生按照其主诉施行相应的治疗。一位正在妇科实习的护士和患者很谈得来，成为无话不谈的好朋友。在一次聊天中谈及病情时，患者说自己是因为服用了流产药物而造成的出血不止，并要求这位护士为她保密。根据上述描述，实习护士应该（　　）。

A. 遵守保密原则，不将患者真情告诉医生

B. 因为不会威胁到患者的生命，所以应该保密

C. 拒绝为她保密的要求

D. 为了患者的治疗，应该说服患者将真实情况告诉医生，但一定要为患者保密

4. 以下哪项不属于危重患者抢救中的护理道德的是（　　）。

A. 果断与审慎　B. 慎独与协作　C. 机警与敏捷　D. 热情与关怀

5. 传染科护理人员的工作包括（　　）。

A. 做好儿童的计划免疫

B. 积极向人民群众普及传染病知识

C. 教导人民健康文明的生活方式

D. 配合公共卫生人员对污水、注射器、针头等集中消毒处理

三、问答题

1. 简述危重患者、妇产科患者、儿科患者、老年患者、精神病患者的护理伦理规范。

2. 脑死亡标准的伦理意义是什么?

3. 临终关怀的内容和伦理规范分别是什么?

四、案例分析题

1．一产妇剖宫产后第六天，医生看没什么问题，说周一可以出院。周日，其丈夫和婆婆与产妇商量后想周日那天出院回家，医生不在，其丈夫和护士商量能否先行回家，等周一再回来办出院手续，护士说不可以，说得把钱结清。产妇丈夫说这是单位押的支票，不会欠医院钱的，而且已与有关部门通过电话证实。护士不让产妇走，便把孩子抱到了另一个房间，产妇想抱回自己的孩子，护士不给，遂和护士争吵起来。

请同学们用所学知识分析案例中护士的言行，如果你是这位护士，你又会怎么办呢？

2．某天早上医生查房时，发现一个精神病患者症状消失已久，疗效稳定，已通知家属可以出院的患者，一夕之间，病情突然严重恶化，情绪激动，躁动不安，被保护在隔离房间。经了解，原来这位患者在前一天下午腹泻，来不及奔到厕所，在走廊时已经拉在身上了。一位护士看到后，非但没有善意地安慰她，帮助洗身换衣，相反，板着面孔当众训斥她："看你还像个人，连大便都不会料理。"患者羞愧地站在其他患者的面前，这位护士慢悠悠地到储藏室取来了干净衣服，丢给患者并说："换裤子应该学会啦？"患者又羞又气，立即发病。当病情缓解后，患者流着泪对其他护士说："骂我还像个人，那就是说我不是人，谁能受得了？"

请同学们用所学护理伦理知识分析案例中护士的言行？

3．某幼儿患脑炎，住院后病情恶化，呼吸困难，依靠呼吸机维持生存。医生向家长交代了治愈无望，即使经治疗能够存活也将成为痴呆或智力低下，家长反复考虑决定放弃治疗，撤掉呼吸机，停止支持疗法，并签了字。停止治疗后，患儿呈抽气样呼吸，一下子死不了，患儿家长看着心理十分难受，要求护士注射针剂让患儿快点死去。医护人员认为这样做是变相杀人，有违医德，不敢下手，眼巴巴地看患儿痛苦地死去。

请同学们用所学知识对医务人员的行为做伦理分析。

（庄西艳）

第五章

护理科研伦理

学习目标

1. 掌握护理科研伦理规范，新生殖技术、人体试验、尸体解剖和器官移植的伦理原则，以及自主原则、不伤害原则、行善原则和公正原则在护理执业中内容和要求。
2. 应用新的伦理观念，探讨和研究遇到的新的伦理难题，不断提升护理科研能力。
3. 了解护理科研的含义、特点、作用，以及器官移植的分类。

【引导案例】

1998年一对张姓中年不孕夫妇前往某医院咨询，要求通过高技术提取他们的精子、卵子，并以高额报酬邀请一年轻女子作代孕母亲，年轻女子欣然同意。医生与护士均指出："这样做涉及伦理问题，此举不妥。"中年夫妇说："我们与年青女子都同意这样做，不涉及道德问题。"于是，双方发生了争论。

思考：在医学和护理科学研究过程中，随着新发明和新技术的产生，带来相应的伦理问题，我们应当掌握哪些伦理原则和规范?

护理科研是医学进步和发展的重要组成部分，它关系到人类生命、身心健康和生活质量。大力倡导、养成和遵守以为人民服务为核心的社会主义护理科研道德，是护理科研取得成功和护理科研工作者全面提高自身道德素质的客观要求。

第一节　护理科研伦理

一、护理科研伦理概述

护理科研道德是人们在护理科学研究活动中有益于人类、有益于科学、有益于社会发展和进步的行为规范。研究活动中的每一个阶段，都必须遵守相应的道德原则。

(一) 护理科研的目的

护理科研就是用实验研究、临床观察、现场调查等方法，认识护理领域内客观对象的本质和运动规律，揭示疾病的发生、发展过程，探索战胜疾病、增进人们身心健康的方法。因此，护理科研的目的是发现人类生命的本质和规律；揭示疾病与健康发展的客观过程与规律；探询战胜疾病、增进人类健康的有效医学手段。

（二）护理科研的特点

1. 特殊性

由于个体在形态、生理、精神等方面差异性较大，所处的环境和条件不同，这样就很难获取样本单位完全的一致性，试验观察结果也必然具有复杂的因果关系。因此，我们必须慎重分析、研究科研结果，采用科学、综合的方法进行总结、概括。

2. 复杂性

护理科研过程的复杂性不仅取决于研究对象的特殊性，更取决于研究自身的复杂性；无论是对生命群体、个体的观察归纳，还是对群体、个体的实验分析，其实施过程要比非生命现象的同类研究需要更长的时间，干扰因素也多，可重复性验证实验比较困难，过程的连续性、可控制性和客观性差别也很大。

3. 双重性

护理学研究既有益于人类生存发展，也会给人类带来危害。如激素在有效应用临床的同时，也有破坏内环境，损坏人体正常组织和功能的不足；肿瘤的化疗虽为不少患者所必需，但也存在对人类各类正常细胞的杀伤。因此，医学科研项目从选题、设计、实施到成果论证和应用，必须有很高的预见性。不仅要考虑近期利益，还要关注远期作用；不仅考虑临床治疗效果，还要注意到副作用。

（三）护理科研道德的作用

1. 导向选择作用

护理科研道德的选择作用在于通过对护理科研道德的认知，帮助和指导人们对护理学科研的动机、方案或即将发生的行为做出完善、修正或取舍的判断，通过道德修养内化为道德情感和信念，依据一定的道德标准而自觉实现的。

2. 调节规范作用

护理科研道德的调节规范作用主要在于调节护理科研领域中的各种关系和利益的矛盾，主要包括主体与客体之间、主体之间、主客体与社会等之间的关系和矛盾。护理科研道德通过各种规范来指导、调节、约束科研工作者的行为，保证护理科研能够正常有序的进行。

3. 激励促进作用

护理科研研究人员的道德是保证护理科研人道主义性质，推动护理事业向前发展的重要动力和最根本条件，它能帮助科研人员树立高尚的道德人格，追求崇高的道德境界，从而保证护理科研事业的完美和发展。

二、护理科研伦理规范

（一）护理科研选题的道德原则

护理科研选题在理论上要解决“做什么”，在技术上要解决“能不能做”；而在解决这两个问题之前，首先要回答的一个伦理问题是“应不应该做”。护理科研选题的道

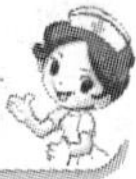

德原则包括以下几个方面。

1. 坚持人民健康需要的原则

护理工作是为人类健康服务的科学，因为护理工作的任务就是寻找战胜疾病、提高人类健康的途径和方法。护理科研工作者在挑选选题时应以社会价值为出发点，以广大人民的健康为第一位。

2. 遵循医学科学发展规律的原则

护理学在发展的过程中有其自身的、内在的必然规律，医学科学研究的选题就是要在探索、认识、熟悉医学发展规律的普遍性和特殊性基础上，按照医学发展的规律进行立项和选题。因此，科研工作者要认识并遵循医学发展的规律，确立科研课题。

3. 坚持创新性原则

创新是科研的生命，创新性和创造性对医学科学发展具有重大的意义。医学科研是一种精细的、复杂的、创造性劳动。科研课题的确定，关键取决于科研工作者的思维方式。

4. 遵循可行性原则

医学科研的选题既要根据实际需要，又要顾及条件可能，不可盲目确立课题。医学科研总要受到主客观条件的限制，选题要以本人条件作为基础，要依据自己的知识结构、专业技术、思维能力、专业经历等主观条件量力而行；选题还应以单位条件作为支撑，以本单位的技术设备、资金物质等现实条件和能够创造的条件为客观依据，只有这样才能保证科研课题的顺利实施。

（二）护理科研实施的道德原则

1. 坚持实事求是的原则

护理科研实施过程中应遵循的最重要的原则是实事求是。护理科研人员对人民的健康担负着道义的责任，一个重要的前提是忠于事实，实事求是，严格的按科学规律办事。

护理科研工作者要做到实事求是应该：①必须具备严肃、严格、严密的三严作风。②实验设计要以科学的方法为指导，按照统计学的随机、对照和重复的三个原则进行设计，使之具有严格性、合理性和可行性。③实验过程中，要严格按照设计要求、实验步骤和操作规程进行，切实完成实验数量，保证实验质量，并认真观察和真实记录实验中的各种反应。④要保证实验数据的准确性、可靠性。⑤对实验结果进行分析评价时，要如实客观的进行，要善于分析比较，做到戒浮、戒欺、戒剽。

2. 团结协作的原则

任何一项护理科研成果的获得都需要多学科、多专业、多人员的通力合作。因此，科研活动中的凝聚力是科研取得成功的重要条件，护理科研需要团队精神。

团结协作应该做到：①平等，平等的对待每个人的意见，发扬学术民主，反对学霸，以理服人。②谦虚，谦虚是协作的纽带，科研协作必然有主有从。个人要以大局为重，摆正个人在团队中的位置，不可陷于名利和派别之争。③互助，科研团队成员之间，以及协作单位之间要相互支持，互通信息和情报，在图书资料、仪器设备等方面，互通有无，互相提供方便。④成果共享，科研团队成员以及协作单位不能背着他方利用共同协作的研究成果，或者科研进行中另进行有关内容的单项研究，确实工作需要也要及时通报并征得同意。成果获得的奖项或转让获得的利益，应按贡献大小排列名次，分配利益。

3. 公正严谨的原则

护理科研的特殊性在于它直接关系人的生命健康，发展护理学是在探索生命的奥秘，而生命对于每一个人只有一次。不允许科研人员有任何的疏忽或者失误。因此，科研人员必须具有严谨的工作作风，一丝不苟，谨慎小心。

4. 刻苦奉献的原则

科研活动是为了发现真理，发现真理不易，坚持真理更难。许多科研成果都要经过反复的实践证明，才能被社会所承认，这是科研成果作为理论形态完成以后的历史命运和全部价值。它不仅有人与自然的关系，还有人与人的关系，这就给科学活动带来复杂性和艰巨性。护理科研人员用科学思想否定传统观念不可能一帆风顺，困难、挫折、失败都是不可避免的，成就任何一项事业都不能一蹴而就，它需要人们花费巨大的心血，甚至耗尽毕生的精力。脚踏实地、埋头苦干是成就事业的基础，也是获取知识、增长才干的根本途径。

（三）护理科研成果应用中的道德原则

1. 尊重科研成果的原则

科研成果的应用是护理科研活动的最终目的，它的推广和应用可以带来客观的经济效益。作为护理科研工作者，不能在推广和应用时因为经济效益而随意夸大科研成果的价值，更不能更改研究结果的数据，必须公开科研成果的正价值和负价值。

2. 慎用科研成果的原则

虽然护理科研成果的应用是护理科研的最终目的，但科研成果在应用时，要对全社会和全人类负责。如试管婴儿、精子银行、重组 DNA 等生物工程技术的应用，对目前不孕不育的夫妇、治疗遗传疾病、治疗恶性肿瘤无疑是福音；但对未来家庭、社会却留下了一大堆伦理、社会和法律难题。凡此种种都警示人们，护理科研成果要慎用。

3. 利益合理分配的原则

合情合理的分配科研成果是对科研人员劳动的尊重。要尊重每个人的劳动价值，按每个科研工作者的贡献大小进行分配。

第二节　医学高科技应用中的伦理问题

一、人工生殖技术伦理

生殖技术是指用现代科学和医学的知识、技术及方法代替自然的人类生殖过程中某一步骤或全部步骤的手段。最基本的生殖技术有三种：人工授精、体外授精和无性繁殖。

（一）人工授精、体外授精的道德问题

人工授精是指用人工技术将精子注入母体，使卵子在输卵管受精而怀孕的一种方

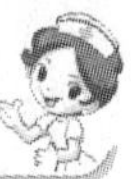

法。人工授精分为两类：一类是夫精人工授精，简称 AIH，适用于精子稀少、反向射精、由于心理或生理的困难不能通过性交受精者；另一类是供体人工授精，简称 AID，适用于丈夫精液中无精子、男子不育症、男方患有染色体显性遗传病或男女双方均为同一常染色体隐性杂合体以及男女双方 Rh 血型不合者。体外授精又叫试管婴儿技术，也称胚胎移植。是用人工方法取出卵子和精子，使其在试管等器皿中授精，形成胚胎，然后将胚胎植入子宫发育的一种生殖技术。这一技术主要是为了解决妇女不孕问题。1890 年美国的杜莱姆逊首先将人工授精技术试用于临床，这种生殖技术也给人类带来了很多伦理和法律问题。

1. 新生殖技术婴儿的法律地位

对于一个采用新生殖技术产生的婴儿来说，有可能存在 5 个父母：精子赠与人、卵子赠与人、怀育胎儿的代理母亲以及抚育该婴儿的夫妇。究竟谁是孩子的父母？按现行的法律规定，请人代生婴儿的夫妇，根据与代理母亲签订的协定，他们收养该婴儿，与该婴儿是养父母养子女关系。

2. 如何防止同一供精者的精子人工授精出生的后代结婚

这种情况就是同父异母的近亲婚配，法律上是不允许其结婚的。尽管产生这种情况的概率较小，但随着新生殖技术的广泛应用，产生这种情况是可能的。应该作出相应规定，即一个供精者只提供一至二个妇女，这样将降低上述问题发生的概率。

3. 无性繁殖的道德问题

无性繁殖即克隆生殖，是遗传工程中的一个项目。其实质是细胞核移植的生殖技术，即细胞融接技术，把一个供体的细胞核移植到去核的新受精卵中，从而创造出特定遗传组合的胚胎。因此，无性繁殖就是由单一的供者把细胞核移植到多个去核卵子中，从而创造出具有相同遗传性后代的生殖方式。

1997 年春天，英国科学家宣布他们用“克隆”方式生产出了绵羊——多莉。这在世界上引起了很大轰动，因此“克隆羊”的成功在技术上为“克隆人”做好了准备。我国卫生部对“克隆人”的态度是明确的：不赞成、不支持、不允许、不接受。

（二）新生殖技术的伦理原则

据报道，我国育龄妇女中约有 255 万人患不育症，其中有 1% 的人无法通过手术方法复通输卵管，恢复生育能力。这些人承受着来自社会、家庭、个人等方面的压力，往往造成夫妻关系不和睦及家庭的不稳定。1982 年湖南医学院首先报道人工授精的研究用于临床获得成功。1983 年已经有 3 个人工授精婴儿降生人世，生长发育良好。1984 年上海第二医学院用洗涤过的丈夫的精子施行人工授精获得成功。1986 年，青岛医学院建立了我国第一座人类精子库，为我国新生殖技术工程的研究提供了良好的条件。1988 年 3 月 11 日，北京医科大学第三医院成功地诞生了我国大陆第一例试管婴儿。新生殖技术给不育夫妇带来了福音，也产生了一些伦理和法律上的问题。人工授精只有严格遵循伦理原则，才能真正给人们带来福音。因此，新生殖技术应遵循的原则有以下几项。

1. 保护受精者的原则

AID 技术涉及三个人：受精者、医生、供精者。为了保护受精者的利益，三者应该保持以下关系：①供精者与受精者保持互盲；②医生与供精者保持互盲；③医生为受精者保守秘密。

2. 保护后代原则

AID 技术涉及的三个人，应该与 AID 技术产生的后代保持如下关系：①供精者与后代保持互盲；②医生与后代保持互盲；③受精者对后代守密。

尽管有人提出应该让后代了解供体人工授精的真实情况，但绝大多数人还是主张对后代守密。因为后代知道后，不仅有可能影响家庭幸福，而且有可能严重地伤害后代的身心健康。

3. 血型相配原则

血型相配的原则尽管不是供体人工授精的医学原则，却是供体人工授精的重要伦理原则，一定要将供体人工授精后代的血型严格控制在可能的范围之内。

4. 外貌相配的原则

像血型一样，人类的外貌也同样有遗传性。在进行供体人工授精时，尽量选择与不育父亲外貌相似的供者的精液，避免家庭悲剧的发生。

5. 婚姻稳固原则

人工授精产生的后代，应该跟自然生育的后代一样，享有同样的权利；然而由于供体人工授精产生的后代与其父亲是一种特殊的父子关系，使后代的权利容易受到父母婚姻状况的影响。医生在进行供体人工授精之前，应详细了解受精者的婚姻状况，婚姻稳固成为供体人工授精重要的伦理原则。

二、人体实验的伦理

（一）人体实验的道德要求

1. 人体实验的类型

人体实验是以人作为受实对象，用人为手段，有控制地对受实者进行观察和研究的医学行为过程。依据不同标准可以把人体实验划分为不同类型：

（1）天然实验　以观察自然事物与个体健康之间的关系来研究某种结果的实验。如饥荒、瘟疫等都是对人的一种天然实验，它的过程、手段和后果都不受实验者的控制和干预的，所以实验的目的没有道德责任。但后果对受实者来说往往是比较严重的。

（2）自体实验　实验者以自己的身体做实验对象。如中国古代的“神农尝百草”等，自体实验反映出医务人员的高尚品德。

（3）志愿实验　在受试者知情同意情况下进行的实验，由于受实者知道实验的后果并且志愿参加，所以不存在道德争议。

（4）强迫实验　在一定压力下，违背受实者志愿的情况下进行，是不道德的。

2. 人体实验的道德要求

人体实验自古已有，但从道德的角度对其进行规范还是现代的事情。1964 年，第十八届世界医学大会通过了《赫尔辛基宣言》；东京第二十届世界医学人会进一步修订了《宣言》，对人体实验的道德问题作了基本规定。

（1）医学目的原则　人体实验的目的必须是为了改进疾病的诊断、治疗和预防方

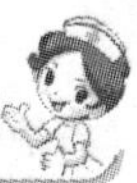

法，为了深入了解疾病病因和发病机制，以更好地维护人们的健康，提高医疗技术水平。

（2）保护受实者利益的原则 保护受实者的利益是人体实验人员必须遵守的最基本的道德原则。①人体实验必须取得受实者同意。实验的目的、方法、预期好处、潜在危险等必须事先如实告诉受实者。受实者随时都可撤销自己的承诺，医务人员不能因此影响对他们的正常治疗。②在人体实验中，应特别注意使受实者的外界环境和生活福利不受影响。③实验必须在有较高学术水平和经验丰富的研究人员或受过严格训练的医生的监督指导下进行。④必须提供充分的安全措施，杜绝残废和死亡，保证对受实者不产生或将不良影响减少到最低限度。

（3）科学对照原则 由于人体实验不仅受实验条件和机体内在状态的制约，而且受社会、心理等因素影响。为了排除偏差，使结果更准确，必须设置对照组。对照组和实验组要有齐同性和可比性，分组要随机化。

（二）尸体解剖的道德要求

1. 尸体解剖的历史考察

尸体解剖是搞清人体结构的直接可靠的方法，它是医学发展进步的重要条件和基础。在很长的历史时期内，人们多是反对尸体解剖，只是到近代实验医学产生后，尸体解剖这项工作才有了长足的发展，但仍有许多问题尚待研究解决，需要以正确的道德原则加以协调、规范和定向。

在我国，受封建社会的道德束缚，尸解一直被认为是大逆不道的事情。如“身体发肤，受之父母，不敢毁伤，孝之始也”，因而多是反对尸体解剖，这就使人们对身体的诸多器官的位置和功能都认识不清甚至是错误的，一定程度上阻碍了中国医学的发展。为此，必须加强对尸体解剖道德的宣传教育，使人们认可这一医学实践行为，推动我国尸体解剖和整个医学科学事业的发展。

2. 尸体解剖的道德要求

（1）尸体解剖必须用于医学目的或法律目的 即尸体解剖应该是为了人体解剖学的发展和教学需要；为了弄清药物的作用机制和治疗方法的疗效；为了弄清死因的病理解剖学和法医学需要；为了器官移植和医疗目的的需要。如果不是为了上述目的而进行尸解，是不道德行为。

（2）在一般情况下，尸解应征得死者生前自愿或亲属同意，并要办理相应的手续后才能进行。如果未经生前自愿或死者亲属同意，擅自进行尸解是不道德的。

（3）尸体解剖过程中，要严肃认真，爱护并尊重尸体。尊重和爱护尸体不仅是一种道德要求，而且是对自愿尸解、同意尸解、捐献遗体、贡献医学这一高尚行为的肯定和支持。

三、器官移植的伦理

（一）器官移植的种类

器官移植是指将健康的器官以手术方法移植到受体的过程。根据器官移植的供受体不同，可分为以下几种类别。

（1）自体移植　如烧伤患者的自体皮肤移植。

（2）同系移植　如同卵双生、孪生个体间的移植。

（3）同种异体移植　如不同个体间的器官移植。

（4）异种移植　如将动物的器官移植于人体。

（二）器官移植的伦理

器官移植是当代医学的重大成果。随着器官移植的发展，人们对这一医疗手段的认识正在突破传统伦理观念的禁锢，但仍有许多伦理方面的原因使其发展受到限制。例如2005年11月底，法国首例换脸手术遭到了伦理人士的强烈指责与反对。因巨额的治疗费用及心理障碍和被社会所接受的问题等，由此引发一系列伦理问题。因此，对于比较大的类似“换脸”等手术，国家相关部门制订一套行之有效的管理规定，是当务之急。

1. 供体选择的伦理问题

随着我国器官移植技术的普及和提高，要求器官移植的患者越来越多，但死后捐赠器官的人很少，便造成了用于移植器官严重短缺。据调查，我国每年大约有4万多各类患者等待器官移植，但只有1/10的人能够接受手术，许多危重患者因不能及时得到移植器官，延误治疗而死亡。另外，可供移植的器官供体一直沿用的传统死亡标准即心跳呼吸停止，使很多人死后脏器由于缺血不能使用。随着人们器官捐赠意识的增强，有血缘关系的亲属捐赠肾移植增加，同时医学专家正推动草拟法案，确立器官移植法和脑死亡法，我国严重缺乏移植器官的问题有望得到缓解。目前世界各国在器官收集上，主要有以下三种途径：

（1）自愿捐献　是通过自愿和知情同意来获取器官的途径。可通过“生前遗愿”或死后亲属捐赠等办法实施。由于自愿捐赠受传统伦理观念束缚较大，因而有一定难度，需要进行科学地宣传和教育。

（2）推定同意　由政府授权给医生，允许他们在尸体上收集所需要的组织和器官。其形式有两种：一是一个人活着时如果没有表示死后反对移植他的器官，医生有权摘取有用的器官，而不考虑其家属的意见。如日本、丹麦、波兰、法国、瑞士等国家采取这样推定同意方式。二是法律推定，即只有在死者亲属不反对的情况下，才可收集尸体器官。如瑞典、英国、芬兰、意大利等国家要求尊重亲属的意见。

（3）供体胎儿化　胎儿是理想的供体，这是由于胎儿供体有着成人、尸体及动物供体难以比拟的生物学优势。但在这方面遇到很大的伦理障碍，成为人们争论的焦点。其中包括：淘汰胎儿是否可以作为器官移植的供体？谁有权代表胎儿决定其作为供体？如何防止胎儿供体的滥用等等。关于这些问题，我国学者倾向于根据人道主义原则、尊重现实原则和移风易俗原则，以及医学和道德统一原则来认识，但没有形成明确规定。

2. 受体选择的伦理问题

器官作为一种稀有卫生资源，与需要移植的患者之间存在供不应求的矛盾。根据什么标准来选择接受器官移植受体呢？是医生面临受体选择的伦理学难题。

从医学伦理学角度来看，选择受体的原则主要有：①医学标准，根据医学发展水

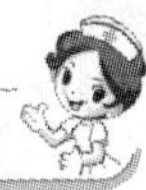

平和医务人员技术能达到的判断标准，以保证手术的成功为准则。②社会标准，根据社会因素加以选择。包括患者的行为方式和应付能力，患者没有妨碍移植顺利进行的不良嗜好，有配合治疗的能力；社会应付能力，即有可能得到家庭、社会和他人的支持和帮助；经济支付能力等等。

供受体选择的标准是多方面的，它因各个国家和社会通行的道德规范和价值观念不同而异。我们认为：器官移植的道德行为选择，首先对供者无害，其次对受者的得大于供者的失，再次受者应严格筛选。器官移植的伦理问题比较复杂，需在实践中不断探讨和研究。

目标检测

一、填空题

1．护理科研的特点包括（　　）、（　　）和（　　）。

2．我国卫生部对“克隆人”的态度我们是明确的：（　　）、（　　）、（　　）和（　　）。

3．人工授精涉及三个人：（　　）、（　　）和（　　）。

二、选择题

1．依据不同标准可以把人体实验划分类型为（　　）。

A．天然实验　B．自体实验　C．志愿实验　D．强迫实验

2．根据器官移植的供受体不同，可分为（　　）。

A．自体移植　B．同系移植　C．同种异体移植　D．异种移植

三、问答题

1．护理科研伦理规范有哪些？

2．新生殖技术、人体试验、尸体解剖和器官移植的伦理原则有哪些？

四、引导案例分析

试分析张姓夫妇欲采取新生殖技术的做法。你对代孕母亲持何态度，并给出理由。

（王冬杰）

第六章

护理伦理的评价、教育和修养

学习目标

1. 掌握护理伦理评价的标准和依据、护理伦理教育的过程和方法、护理伦理修养的方法。
2. 熟悉护理伦理评价的含义和方式、护理伦理教育的含义和特点、护理伦理修养的含义和必要性。
3. 了解护理伦理评价的作用、护理伦理教育的原则、护理伦理修养的改善途径。

【引导案例】

李某，女，25岁，在一次单位体检中被确认患有乙型肝炎。她要求医护人员不要将诊断结果告诉别人，因为她怕隔离治疗后被同事疏远和歧视，更担心相识不久的男朋友因此与她中断恋爱关系。医护人员答应患者暂不向他人透露，但要求患者抓紧治疗，注意休养。

问题：请用护理伦理学的有关知识分析评价医护人员的行为。

护理伦理评价、护理伦理教育、护理伦理修养都是护理伦理活动的重要组成部分。护理伦理评价可以提高护理人员明辨是非、分清善恶的能力；护理伦理教育为护理伦理修养提出伦理要求，指明方向和内容；护理伦理修养将护理伦理教育的内容转化为个人的自我意识和行为。三者都是把护理伦理理论、原则和规范转化为个人内在的护理道德品质的关键环节。

第一节　护理伦理评价

一、护理伦理评价的含义及其作用

（一）护理伦理评价的含义

护理伦理评价是指在护理实践活动中，人们依据一定的护理伦理原则、规范和范畴，对护理人员的言行所作的道德价值上的评判。

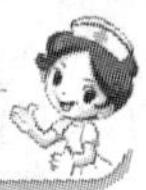

护理伦理评价是护理道德实践活动中的一个重要组成部分，包括两种类型：一是社会评价，指护理人员以外的组织或个人按照一定的护理伦理原则和规范对护理行为进行的善恶评判，包括患者评价、同行评价等。二是自我评价，是指护理人员对自己的护理行为在内心深层进行的善恶评判。

（二）护理伦理评价的作用

1. 对护理人员行为的善恶起着裁决作用

善恶是评价道德的标准。凡是有利于患者的身心健康、有利于社会、有利于医护科学发展的行为都是善的行为，反之就是恶的行为。用善恶标准对护理行为作出裁决，支持和赞扬符合伦理道德的行为，批评和谴责不符合伦理道德的行为，会促进护理人员从善避恶，不断提高自己的道德水平。

2. 对护理人员的行为起着调节作用

护理伦理评价是护理伦理原则和规范转化为护理道德行为的重要杠杆。对护理人员符合护理道德的行为及时给予肯定和鼓励，对不符合护理道德的行为给予否定和批评，可以促使护理人员在护理实践活动中按照道德的标准自觉调节自己的言行，使之符合社会主义护理道德的原则和规范。

3. 对护理人员的行为起着教育作用

护理伦理评价明确了是非、善恶的标准，使护理人员明确履行职责时的伦理道德要求，去效仿善的行为，避免不符合护理道德的行为，这也是对护理人员进行伦理教育的有效方法。实践证明，通过护理伦理评价，对护理人员道德品质的形成和完善，对医德医风的形成和发展，具有积极的道德教育作用。

4. 对护理科学和医药卫生事业的发展起着促进作用

随着医学技术和护理技术的发展，一些与传统伦理观念相矛盾的问题不断显现，如安乐死、器官移植、生殖技术等。对这些高新技术手段引起的伦理道德难题的正确评价和解决，将会促进护理技术和医学科技的进步与发展。

二、护理伦理评价的标准和依据

（一）护理伦理评价的标准

1. 疗效标准

指护理行为是否有利于患者疾病的缓解和根除。疗效标准是评价护理人员行为的主要标准，护理人员应该以维护患者的身心健康作为最基本的道德责任。在护理实践活动中，有利于促进患者健康、预防疾病、减轻痛苦、提高生命质量的行为就是道德的行为，护理人员应该以此作为自己行为的基本准则。

2. 社会标准

指护理行为是否有利于公众、社会和人类的利益。护理人员不仅仅是为患者的康复服务，还应该考虑到公众、社会和人类的整体利益。应该将患者的个人利益与他人、社会和人类发展的整体利益统一起来。比如医院废水、医疗垃圾、放射性物质的处理等等，既要考虑到患者和医院自身的卫生与安全，又要考虑其他人员的健康安全和生态保护，以利于全人类的生存和发展，这样的行为才是道德的。

3. 科学标准

指护理行为是否有利于护理和医学科学的发展。随着现代医学技术的发展，护理技术不断提高，护理功能不断扩大，护理科研也不断发展。在尊重患者身体健康利益、不危害他人和社会公共利益的前提下，为了促进医学和护理科学的发展所采用新的护理技术、方法、手段都应该是道德的行为；反之，则是不道德的。

以上三个标准是辩证统一的，既要看到三者之间的区别，又要看到它们之间的联系。三者是一个整体，护理伦理评价是一个综合性评价，忽略任何一个都会造成不良的后果。在进行护理伦理评价时，不要机械地套用某一标准，要把这三个方面结合起来，把局部利益和整体利益、眼前利益和长远利益有机的统一起来去考虑。只有这样，才能对护理行为作出全面的、科学的评价。

（二）护理伦理评价的依据

护理伦理评价的对象是护理人员的护理行为，护理行为是在一定的动机、目的支配下采取相应的手段，并由此产生一定的行为效果。因此在评价护理行为是否符合道德时，我们可以根据动机与效果、目的与手段来评判。

1. 动机和效果

动机是指行为主体去实施一定具体行为的主观愿望和意图。效果是指人们的行为所造成的客观后果。护理伦理行为动机是指护理人员进行道德行为选择时的动因。护理伦理行为效果是护理人员的护理伦理行为所产生的结果。

动机和效果之间是辩证统一的关系。二者既对立又统一，并且在一定条件下相互转化，我们应该在评价动机时注重客观性，在考核效果时注重全面性，考察动机与效果的联系时注意它的过程性。我们反对只看动机不看效果的唯动机论，也反对只看效果不看动机的唯效果论。动机和效果的辩证关系表现在：第一，动机和效果的对立性。在护理实践活动中，护理人员的行为受某种因素影响，经常表现为动机与效果的不一致，如“好心办坏事”，良好的护理愿望可能会带来不良的护理效果，尤其是刚参加工作的新护士，热情可嘉，但经常“事与愿违”；而不良的护理动机有时却会带来良好的护理效果，即“歪打正着”。第二，动机与效果的统一性。美好的护理动机带来良好的护理效果，而不良的护理动机带来坏的护理效果。护理动机为护理行为作预测，护理效果为护理行为作证实。第三，动机与效果在一定条件下可以相互转化。良好的护理动机，经过护理行为后转变为良好的护理效果；良好的护理效果得到社会的认可和称赞，强化为护理人员的内心信念，进而形成更高尚的护理行为动机，再带来更理想的护理效果，由此促进动机和效果的良性循环。总之，我们应该从效果上检验动机，从动机上看待效果，并将动机和效果有机结合起来应用于护理实践中，将会对护理道德评价起到积极的作用。

2. 目的和手段

目的是指护理人员在经过自己的努力之后期望达到的目标；而手段则是指护理人员为达到目的所采取的各种方法和措施。目的和手段是辩证统一的，它们相互联系、相互制约、相互渗透，目的决定手段，手段必须为目的服务，一定的目的总是要通过一定的手段来实现。进行护理伦理评价，不仅要看是否有正确的目的，而且还要看是

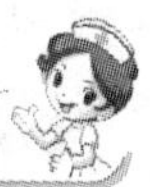

否选择了合适的手段。为患者解除病痛，维护患者的利益是广大护理工作者的目的。能否达到这一目的，取得良好的护理效果，还必须看是否选择了恰当而完善的手段。

护理人员在选择护理手段时应该遵循以下原则：

（1）一致原则　即选用的护理手段必须与治疗的目的相一致。

（2）最佳原则　对于同一种疾病，存在多种护理手段的情况下，护理人员应该选择环境、设备和技术条件允许的最佳手段，即预后最佳、痛苦最小、毒副作用最少、安全系数最高的护理手段，从而有效保障患者的利益。

（3）实事求是原则　护理人员应该根据患者病情发展变化的实际情况和当时当地护理设备和护理技术的现实，选择合适的护理手段。

（4）社会效益原则　护理手段的选择，在有利于患者身心健康的同时，还要顾及到可能造成的社会后果。如果可能给社会带来不良后果，即使有利于患者的利益，也不能采用；但应该对患者做耐心的解释工作。坚持社会效益首位，又兼顾患者利益的护理手段，才是道德的。

三、护理伦理评价的方式

护理伦理评价方式包括三种：社会舆论、传统习俗和内心信念。前两种属于社会评价，是客观的评价方式；而内心信念属于自我评价，是主观的评价方式。我们应该将社会评价和自我评价综合起来，才能更全面的发挥道德评价的作用。

（一）社会舆论

社会舆论是指一定的社会群体或一定数量的群众，依据一定道德观念对人的行为和组织的活动施加精神影响的道德评价手段。一般分为两类：一是有组织、有目的、自觉形成的正式舆论，如国家或各级政府利用报纸、电视、广播、网络等各种传媒所做的社会舆论，具有正式性、集中性和权威性；二是非正式的社会舆论，是社会人群自觉或不自觉地对周围的人或事发表的言论，具有自发性、分散性和随意性。作为伦理评价方式的社会舆论，是人们根据一定的护理道德原则、规范和范畴对护理人员言行作出肯定或否定，赞扬或谴责的判断和议论，表现为一种倾向性的态度，可促使护理人员规范自已的思想和行为。社会舆论通过宣扬先进模范为护理人员树立学习的榜样，通过谴责不正之风促使护理人员引以为戒，这是社会舆论积极的一面。同时，我们应该看到社会舆论也有消极的一面，可能会形成错误的舆论导向，影响对道德行为的评价。

（二）传统习俗

传统习俗是社会风俗和传统习惯的简称，是人们以一定的社会历史条件为背景，在社会生活中长期形成的对某一问题的传统认识。由于传统习俗源远流长、约定俗成、潜移默化，而且往往与社会心理、民族情结交织在一起，它对人们的影响深远而持久。

在医学领域有许多约定俗成的医护传统习俗，至今仍在影响着医疗护理实践活动。由于传统习俗形成于一定的历史条件、社会环境，其内容良莠不齐，既包含有优秀的传统美德，也存在一些陈规陋习。如中国传统是产妇在月子里不能洗澡和刷牙，但现在已经不适用了。因此，我们要采用一分为二的观点来分析传统习俗在护理实践活动中的作用。我们要继承和发扬优秀的护理传统，又要坚决舍弃不适合现代医学发展的糟粕，既要尊重传统，又要勇于尝试先进的护理技术，为患者提供优质的护理服务，并推动护理事业的不断发展。

（三）内心信念

内心信念俗称“良心”，是一个人对自己的行为进行善恶评价的内在道德信念。护理人员的内心信念是护理人员发自内心地对外在的道德义务的认同和责任感；是将外在的护理伦理道德规范转化为内在的道德意识和道德品质；是对自己行为进行善恶评价的精神力量，具有稳定性和深刻性。一旦形成就不易改变。

内心信念在护理人员的行为选择和自我道德评价中起着极其重要的作用。如果护理伦理道德原则和规范内化为护理人员的内心信念，不管有无外界的监督，他们都会严格按照道德原则和规范去实践。如果护理人员的行为符合护理伦理原则和规范，内心就会有满足感；如果违背了，就会受到良心的谴责，感到内疚和耻辱，从而吸取教训，避免重犯。可见内心信念是护理人员提高道德品质的内在动力。

总之，在护理伦理评价中，社会舆论、传统习俗和内心信念三者相互联系、相互补充、相互促进，构成护理伦理道德评价的有机整体。社会舆论的形成是以人们的内心信念和传统习俗为基础，社会舆论、传统习俗又促进内心信念的形成，并且通过内心信念起作用。社会舆论、传统习俗是外在的监督和约束人们行为的方法，但最终还得通过内心信念发挥作用。

第二节　护理伦理教育

护理伦理教育是培养护理人员道德品质的外在因素，其目的在于通过道德教育，提高其道德认识，把护理伦理理论、原则、规范转化为护理人员的道德品质和道德行为。

一、护理伦理教育的含义和特点

（一）护理伦理教育的含义

护理伦理教育是根据护理伦理理论、原则和规范的要求，有组织、有目的、有计划、有步骤地对护理人员进行系统的道德灌输，施加道德影响的活动。其主要内容包括世界观、人生观、价值观教育，伦理道德准则、道德规范教育，敬业精神和服务意识教育；护理作风和护理纪律教育。

（二）护理伦理教育的特点

护理伦理教育除了具备一般职业伦理教育的共同特点外，还有其自身的特点：

1. 专业性

护理伦理作为调整护患之间、护护之间、医护之间以及护士与社会人员之间关系的行为规范，有其特殊的内涵和要求，体现着护理职业的专业特点。护理伦理教育从内容和方式上都与护理专业紧密相关，体现护理专业的特性。只有把护理伦理教育融入到具体的护理实践中，解决具体的护理伦理问题，才能取得良好的教育效果。

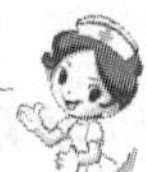

2. 综合性

护理伦理教育深受社会各种因素的影响和制约，它必须与护理人员日常的思想政治教育、民主法治教育、职业道德教育相结合，与深化医疗制度改革、医院管理、医院制度建设等活动相结合，纳入到一个完整的系统中综合进行，才可能取得良好的社会效果。

3. 长期性

良好的护理道德品质、护理道德行为和习惯的培养是一个长期的过程，必须长期、反复地引导、熏陶和教育，不可能一蹴而就。对护理人员的伦理教育要终其一生。

4. 实践性

护理伦理的原则和规范只有通过护理实践活动才有意义。因此，护理伦理教育必须与护理实践活动相联系，引导护理人员践行护理伦理义务，正确处理护理实践中各种伦理关系，在复杂的伦理实践情境中做出正确的是非、善恶的判断和抉择，从而采取正确的道德行为。

二、护理伦理教育的过程

构成道德品质的基本要素有认知、情感、意志、信念和行为习惯五个方面，护理伦理道德也包括这五个方面的要素。护理伦理教育过程就是护理伦理道德基本要素的培养和提高过程。

1. 提高护理道德认知

护理道德认知是指护理人员对护理伦理理论、原则和规范的认识、理解和接受过程。护理道德的形成是建立在一定的护理道德认知基础之上的，而护理人员道德观念的形成、道德判断能力的提高又是护理认识能力提高的标志。因此应该通过各种方式，帮助护理人员学习护理伦理道德理论，掌握护理伦理的基本原则和规范，增强其明辨是非、判断善恶的能力，并以此作为护理伦理教育的首要环节。

2. 培养护理道德情感

护理道德情感是护理人员依据一定的伦理道德观念，处理护理伦理道德关系、评价护理伦理行为时所产生的诸如同情或冷漠、爱慕或憎恨、喜好或厌恶等心理反应。情感是道德发展的核心，也是道德行为的内在动力，对道德行为选择有至关重要的影响。护理人员的职业情感如职业荣誉感、责任心、同情心、正义感等直接影响其对工作的态度与履职行为。因此，护理伦理教育要培养护理人员的护理道德情感，注重在实践中体验和强化，使其具备医学人道主义精神，关爱同情患者，热心服务患者，出色完成本职工作。

3. 锻炼护理道德意志

护理道德意志是护理人员选择伦理行为的决断能力和履行道德义务时克服困难的毅力。在护理实践中，护理人员经常会遇到各种困难、挫折和阻力，如舆论的非难、患者的责备、亲人的不理解等，都会不同程度的动摇其道德观念。护理伦理教育就是通过引导护理人员自觉磨炼道德意志，培养自制能力、抵制诱惑的能力和承受挫折、战胜困难的能力，自觉履行道德义务。

4. 树立护理道德信念

护理道德信念是指护理人员对护理伦理原则、规范正确性、正义性的信服，并坚定不移地奉为自己的行为准则的观念。它是护理道德认知、情感和意志的有机统一，是护理道德品质构成的核心要素。护理人员一旦确立了道德信念，就能自觉地按照道德规范行事，还能在复杂的伦理道德冲突中辨明是非、善恶，做出合理的行为抉择并执行。护理道德信念是护理道德认识转化护理道德行为的强大动力，它促使护理人员追求理想人格，并使其道德行为表现出坚定性、稳定性和持久性的特点。例如有的护理人员兢兢业业，任劳任怨，在平凡的工作个岗位做出不平凡的事业，就是在于他们有坚定的护理道德信念；所以，对护理人员进行道德信念教育是培养高素质护理人才、提高护理队伍整体水平的关键环节。

5. 养成护理道德行为和习惯

护理道德行为是指护理人员在护理道德认识的指导下，在情感、意志、信念的支配与调节下所采取的道德行动。培养护理道德行为和习惯是护理伦理教育的最终目标。衡量护理人员道德水平高低的标志在于能否在护理道德认知的基础上，在护理道德情感、意志、信念的支配下采取符合护理伦理道德的行动，能否做到言行一致，能否将这种行动转化为自然而然的行为习惯。因此，养成良好的护理道德习惯是护理道德行为在反复的护理实践中形成的一种模式，是护理伦理教育的落脚点和归宿。

以上五个环节是相互联系和相互作用的。在护理伦理教育过程中，提高护理道德认知是前提和依据，培养护理道德情感、锻炼护理道德意志是必备的内在条件，确立护理道德信念是主导和核心，养成良好的护理道德行为和习惯是目的和归宿。

三、护理伦理教育的原则和方法

（一）护理伦理教育的原则

护理伦理教育的原则是指护理伦理教育过程中应该遵守的准则，主要包括以下四个方面：

1. 以人为本原则

在护理伦理教育中以人为本有两重含义：一是指以受教育者为本，既要以理服人，又要以情服人，作到情理相融，针对护理人员的不同情况因材施教；二是指把患者看作是生理、心理、社会三方统一的整体的人，人是护理工作的目的，不能把人作为护理学科发展和护理研究的手段。应该以人为本，以患者为本。

2. 理论与实践相结合的原则

在伦理道德教育过程中，既要传授护理伦理学的知识，又要注意运用道德理论解决护理实践中的伦理问题，做到理论联系实际。同时，教育者本身应该以身作则、言行一致。只有这样受教育者才能心服口服，自觉接受护理伦理教育。

3. 综合一致原则

护理伦理教育内容是丰富的，方式是多样的，临床护理实践的环境和条件也是多样的。因此，护理伦理教育要与思想政治教育、专业教育、法律教育等有机的结合起来，要与医院的管理制度和改革方向相一致。护理伦理教育本身也要保持前后一贯、

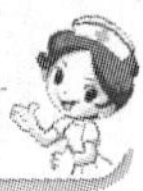

方向一致，避免相互冲突和彼此矛盾。只有各个环节、各个渠道保持综合一致性，才有利于护理伦理教育的有效性。

（二）护理伦理教育的方法

护理伦理教育的方法是组织实施对护理人员进行伦理道德教育的各种措施或方式。护理伦理教育的方法是多种多样的，常见的有以下几种：

1. 说服引导法

教育者在系统传授护理伦理学知识的基础上，通过积极的引导和循循善诱，对受教育者晓之以理、动之以情，使之在思想上产生共鸣，并从内心认同和接受对护理人员的道德品质要求，促使其自觉遵守和践行护理伦理道德要求。

2. 榜样示范法

榜样或先进典型集中体现着一定时代的道德要求，榜样是一面旗帜，其形象具有说服力、感染力和号召力，有很强的示范和激励作用。教育者要善于运用古今中外护理领域中道德高尚的人物事迹，特别是发生在当代的，发生在我们身边的模范人物的事迹，用以引导、教育护理人员，使之受到感染和熏陶并产生共鸣，从而激发其去积极的效仿榜样的行为。

3. 案例分析法

教育者对发生在护理人员身边的典型案例分析讨论，让护理人员体验情境，使道德教育更自然、更生动、更贴近工作的实际，也更容易为被教育者所接受。在运用案例分析时，可以选择正反两方面的案例，使受教育者明晰哪些做法才是最符合护理伦理道德的，是应该效仿的，哪些是不符合护理伦理道德的，是应该引以为戒的，从而达到教育的目的。

4. 实践体验法

教育者应该让受教育者走出去，走到社会的大课堂中参与道德实践活动，比如到医院去见习，去参加志愿者活动，通过为基层患者的服务过程，来提高自己的护理技术，提升自己的道德水平和服务意识。

5. 舆论扬抑法

教育者要善于营造并利用健康的社会舆论，对好人好事加以肯定和褒奖，对不正之风予以批评和贬抑，让护理人员明辨是非、分清对错，提高护理人员的道德意识和责任感，促使其形成良好的道德行为习惯。

6. 自我教育法

以教育者为主导，以受教育者为主体，充分调动受教育者的主动性、积极性和创造性，引导其自觉学习与提高修养，自我总结和评价，不断提高自身的伦理道德水平。

第三节 护理伦理修养

护理伦理教育和护理伦理修养是相互联系、相辅相成、相互影响、相互促进的，护理伦理教育是提高护理伦理修养的条件，护理伦理修养是护理伦理教育的基础。

一、护理伦理修养的含义及必要性

（一）护理伦理修养的含义

“修养”一词，源于曾子的“修身”，孟子的“养性”。修养是一个含义广泛的概念，包含了“言行、举止、仪表、技艺、情操”等多方面的陶冶，既有“修身养性”“反省体验”的意思，又包含有“涵养”的待人处世态度，以及政治思想、知识技能等方面的某种能力。护理伦理修养是指护理人员为培养护理道德品质所进行的自我教育、自我提高的行为过程，以及经过学习和实践的陶冶和磨砺所形成的道德情操和所达到的道德境界和道德理想。

护理伦理修养是护理伦理教育发生效果的内在因素，强调个体的自我锻炼、自我教育、自我塑造过程。

（二）护理伦理修养的必要性

1. 是培养护理人员的道德品质，提高护理质量，发展护理科学的需要

在护理实践活动中，护理质量的高低与护理人员素质的优劣有密切的关系。要提高护理质量，必须加强护理人员的素质修养，其中就包括了护理伦理修养。护理人员只有加强伦理修养，培养强烈的事业心、责任感和使命感，才能高质量、圆满地完成本职工作，促进护理事业的发展。

2. 是深化护理伦理教育，提高护理人员的伦理评价能力和行为选择能力的需要

护理伦理教育是促成护理人员道德品质形成的外在社会力量，它能否获得成效，取决于受教育者的内在因素。如果没有护理伦理修养，就难以将护理道德要求转化为护理人员的自觉行为，也不可能维持护理伦理教育的效果。护理伦理评价和伦理行为选择，都需要护理人员拥有较高的道德觉悟、系统的道德知识、较高的道德评价和选择能力，能运用一定的道德准则来指导自己的行为，而这些都需要通过护理伦理修养来获得。

3. 是形成优良护理道德作风，促进社会主义精神文明建设的需要

如果每个护理人员都自觉进行伦理修养，养成良好的道德品行，就会形成一个良好的风气，整个护理界优良的道德作风就能形成。同时，护理职业是一个社会窗口行业，护理人员的道德素养、事业心、责任感会感染和熏陶接受护理服务的患者。这种良好的道德就会辐射到社会，从而促进社会主义精神文明建设。

二、护理伦理修养的方法

护理伦理修养的提高不是自发产生的，必须遵循一定的途径和方法。

1. 理论和实践相结合

这是护理伦理修养最基本的方法，护理人员一方面要学习护理伦理的理论知识，同时又必须与护理的道德实践活动相结合，在实践中把护理伦理理论转化为个人的思想觉悟和品德，增强善恶、是非、荣辱的观念，从而全面提高自己的护理伦理修养水平。

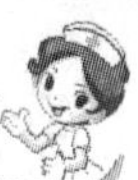

2. 刻意追求，不断内省

"见贤思齐"出自《论语·里仁》，子曰："见贤思齐焉，见不贤而内自省也。"意思是，见到有人在某一方面有超过自己的长处和优点，就虚心请教，认真学习，想办法赶上他，和他达到同一水平；见到有人存在某种缺点或不足，就要冷静反省，看自己是不是也有他那样的缺点和不足。"见贤思齐"也成为后世儒家修身养德的座右铭。

内省即通过内心省察，使自己的思想和言行符合道德标准的要求，是一个自我观察、自我评价的过程。内省是中国古代思想家提高自身道德修养的重要方法，也是中华民族优良道德传统的重要组成部分。"善自省者明，善自律者强。"护理伦理修养是进行道德人格的自我完善，必须依靠每个护理人员的自律。在护理实践中，护理人员要脚踏实地进行自我锻炼和修养，勇于剖析自己、敢于反省自己，保持自我的道德评判和选择能力，不断提高道德修养的自觉性。要时常检察自己的言行，对照护理伦理原则和规范，高标准地严要求自己，不断提高自身的道德修养水平。

3. 提高境界，达到慎独

"慎独"一词出于《礼记·中庸》"道也者，不可须臾离也；可离非道也。是故君子戒慎乎其所不睹，恐惧乎其所不闻。莫见乎隐，莫显乎微。故君子慎其独也。"意思是说，做人的道德原则是时时处处也不能离开的。"君子"在别人看不见的时候，总是非常谨慎；在别人听不见的时候，总是十分警惕。"慎"就是小心谨慎，随时戒备；"独"就是独处，独自行事。

"慎独"既是一种道德修养的方法，又是一种崇高的道德境界。是指在个人独处、无人监督时，仍然坚持道德信念，自觉遵守道德原则，按照道德规范行事。要做到"慎独"，首先要在"隐"处下功夫——"慎隐"。慎隐是指在无人监督，没有人在场、个人独处的时候，也不能为所欲为，不能做坏事。孟德斯鸠说过："衡量一个人的真正品德，是看他在知道没有人会发现的时候做些什么。"一般情况下，人们在单位、领导和同事面前，坚持按制度办事，不做违法乱纪的事，是相对比较容易的。但是在没有领导和同事的监督、失去外力约束的情况下，坚持按制度办事，就取决于自我慎独意识了。只有在别人看不见、听不到的地方始终如一地加强修养，才能成为品德高尚的人。其次，做到慎独，还需要注重细节、小事，微处自律——"慎微"。"慎独"的根本落脚点是慎微，一个人的品德高尚与否，往往是通过细节体现出来的。古人云："积小善而成大德"，"小恶不除，将致大错"，"勿以善小而不为，勿以恶小而为之"。一般来说，当一个人处于社会集体众目睽睽的监督下，社会舆论起作用，一个人就比较注意自己外在的行为和道德，当一个人独处时，一个人的道德行为就完全依靠个人的内心信念和自觉性。

护理职业的特点之一就是，在大多数情况下，护理人员的行为是独立进行的，而且许多护理措施是在无人监督的情况采取的，是发生在"至微至隐"、"幽隐细微"、"幽暗之中"的"细微之事"。这就要求护理人员要谨小慎微，注意"小节"，从一点一滴做起，从小事做起，防微杜渐，增强修养的主动性、自觉性、持久性，将伦理准则自觉转化为自己坚定的道德信念、行为和习惯。一切以患者身心健康和社会利益为出发点和归宿，保持正直无私的高尚人格，做让社会、患者都满意的白衣天使。

三、护理人员伦理修养的改善与升华

在护理实践中，护理人员应该不断的提高自己的道德修养水平，完善自己的道德品格，追求崇高的道德目标。因此，护理人员应该从以下几个方面努力。

（一）增强护理人员的职业荣誉感

护理工作是整个卫生保健事业的重要组成部分，护理职业是光荣而高尚的职业，从保护患者的身心健康和生命安全来说，护理人员的劳动具有特殊的意义。正因为护理工作的性质、特点，以及护理工作的平凡与伟大，人们把护理人员尊称为“白衣天使”。所以，护理人员要克服社会上对护理职业的偏见和误解，正确看待护理工作的职业价值，牢固树立专业思想，增强职业荣誉感，热爱自己的职业，提高自身的道德修养，树立献身护理事业的道德理想。

（二）培养为护理事业发展而奋斗的精神

近几十年来，随着社会的进步，医学技术的发展，医学模式的改变，以及人们保健意识的提升，护理工作已经进入全新的整体护理阶段。这给护理工作带来了新的课题和任务，也给护理人员带来了新的发展机遇和挑战。因此，护理人应该不断优化自己的专业知识结构，提升自己的护理道德品质、自觉承担重任，以发展护理事业为己任，以增进人类健康为目的，为护理事业的发展而不断奋斗。

（三）树立无私奉献，全心全意为患者健康服务的目标

护理人员在履行自己的护理职责和任务时，一定要树立“一切为了患者，为了患者的一切”的观念。依照护理伦理道德的基本原则和规范，不断提高自己的护理伦理修养水平，全心全意地为患者的健康服务，做好自己的本职工作，以维护人民的健康利益为最高道德标准。

目标检测

一、填空题

1. 护理伦理评价是指在（　　）中，人们依据一定的护理伦理（　　）、（　　）和（　　），对护理人员的（　　）所作的道德价值上的评判。

2. 护理伦理评价一般有两种形式：一是（　　）评价，二是（　　）评价。

3. 护理伦理评价主要通过（　　）、（　　）和（　　）方式来进行的。

4. 护理伦理评价的标准有（　　）、（　　）和（　　）。

5. 护理伦理教育的过程，包括提高（　　），培养（　　）锻炼（　　）树立（　　）养成（　　）。

6. 护理人员在选择护理手段时，应遵循（　　）原则、（　　）原则和（　　）原则。

7. 护理伦理教育的特点有（　　）、（　　）、（　　）和（　　）。

8. 护理伦理教育的原则有（　　）、（　　）和（　　）。

9. 护理伦理修养是护理伦理教育发生效果的内在因素，强调个体的（　　）、（　　）、

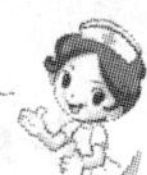

（ ）过程。

10. 护理伦理修养的方法有（ ）、（ ）、（ ）。

二、单项选择题

1. 下列属于护理伦理评价方式的是（ ）。

A. 调查研究 B. 评估考核 C. 内心信念 D. 组织鉴定

2. 护理伦理评价的依据是（ ）。

A. 动机和效果、目的和手段

B. 社会舆论和传统习俗

C. 服务态度和服务质量

D. 经济效益和社会效益

3. 护理伦理评价包括两种类型，一种是社会评价，另一种是（ ）。

A. 患者评价 B. 科学评价 C. 自我评价 D. 人文评价

4. 人们按照一定的护理伦理原则、规范和范畴，对护理人员的言行所作出的评判是指（ ）。

A. 护理伦理教育 B. 护理伦理评价

C. 护理伦理修养 D. 护理道德行为

5. 护理伦理教育除了具有一般伦理教育的共性外，还有自身的特点，是指（ ）。

A. 专业性 B. 全面性 C. 普遍性 D. 客观性

6. 护理人员在工作实践中表现出良好的工作作风，无人监督和有人监督一个样，这种精神是（ ）。

A. 平等精神 B. 刻苦精神 C. 慎独精神 D. 大公无私的精神

7. 下列不属于护理伦理修养方法的是（ ）。

A. 理论和实践相结合 B. 刻意追求，不断内省

C. 提高境界，达到慎独 D. 大公无私，服务患者

8. 下列不包括在护理伦理教育过程中的是（ ）。

A. 提高护理道德认知 B. 增强平等意识

C. 培养护理道德情感 D. 锻炼护理道德意志

9. 下列不属于护理伦理评价方式的是（ ）。

A. 社会舆论 B. 传统习俗 C. 内心信念 D. 社会效益

10. 护理伦理教育的目的和归宿是（ ）。

A. 提高护理道德认知 B. 养成护理道德行为和习惯

C. 培养护理道德情感 D. 锻炼护理道德意志

三、问答题

1. 护理伦理评价的作用有哪几个方面？

2. 护理道德评价的标准是什么？

3. 护理道德教育的过程怎样？

四、案例分析题

案例一：杜某，女，76岁，咳嗽、憋气及发热两个月入院治疗。初步诊断为慢性支气管炎并发感染，肺心病、肺气肿。入院后由护士甲为其静脉输液。甲在患者右臂肘上3cm处扎上止血带，当完成静脉穿刺固定针头后，由于患者的衣袖滑下来将止血带盖住，所以忘记解下止血带。随后甲要去给自己的孩子喂奶，交护士乙继续完成医嘱。乙先静推注药液，然后接上输液管进行补液。在输液过程中，患者多次提出"手臂疼及滴速太慢"等，乙认为疼痛是因为药液刺激静脉所致，并且解释说："因为病情的原因，静脉点滴的速度不宜过快。"经过6h，输完了500ml液体，由护士丙取下输液针头，发现局部肿胀，以为是少量液体外渗所致，未予处理。静脉穿刺9h，因患者局部疼痛而做热敷时，家属才发现止血带还扎着，于是立即解下来并报告护士乙，乙查看后嘱继续热敷，但并未报告医生。

问题：

1. 请用护理伦理学知识分析评价护士甲、乙、丙的行为。
2. 结合本案例，谈谈护理人员应该从哪几个方面加强护理伦理修养？

案例二：某医院儿科收治一名高热患儿，经医生初诊"发烧待查，不排除脑炎"。急诊值班护士凭多年经验，对患儿仔细观察，发现精神越来越差，末梢循环不好，伴有谵语，但患儿颈部不强直。于是，护士又详细询问家长，怀疑是中毒性菌痢。经肛门指诊大便化验，证实为菌痢，值班护士便及时报告给医生。经医护密切配合抢救，患儿得救。

问题：

1. 请对该护士的行为作伦理分析评价。
2. 该案例对你今后的护理实践有何启发？

（曹红霞）

下篇

卫生法规

第七章

卫生法律法规

学习目标

1. 掌握卫生法、卫生法规、护理法规的概念及基本原则。
2. 熟悉卫生法律关系和卫生法律责任的概念及类型。
3. 了解我国卫生法律法规制定和实施以及学习护理法规的意义及方法。

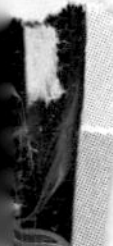

【引导案例】

张某，女，36岁，因发热，尿频、尿急、尿痛1天入院。诊断为“急性泌尿系感染”。主管医生李大夫查房，一边询问病史及查体，一边向实习医生讲解，讲到该病的病因往往与过度劳累、抵抗力下降、不注意个人卫生或有不洁性生活史等有关时，引起患者不满，认为医生冒犯了自己尊严并侵犯个人隐私，从而引发生争执。患者丈夫一怒之下打伤了李医生，经调解后，李医生向患者及其家属赔礼道歉，而张某及其丈夫则承担了李医生的疗伤费用。

讨论：请同学们用本章所学习的卫生法规及护理法规的理论知识，分析本案中医患双方各有什么过错?

本章主要讲述我国卫生法律法规的概况，系统阐述卫生法的立法、制定、实施等具体程序和原则，有助于学生进一步学习和掌握护理法规的概念和学习护理法规的方法及意义。

卫生法是国家法律的一个重要分支，它是由国家制定或认可并由国家强制机关保证实施的，旨在调整和保护人体健康活动中形成的各种社会关系的法律规范的总称。而护理法规是卫生法的重要组成部分，是护理科学与法学的交叉学科。学习和研究卫生法及护理法规有助于护理专业学生完善知识结构，明确自己将来工作中享有的合法权益和履行的义务，正确履行护理岗位职责，成为新时期医疗护理事业所需要的高素质专业人才，为促进我国卫生事业的发展、维护人类健康做出应有的贡献。

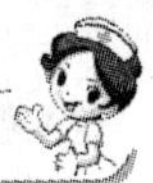

第一节　卫生法概述

一、卫生法概述

（一）卫生法概念

卫生法是调整在卫生活动过程中所发生的社会关系的法律规范的总称。简言之，卫生法是调整卫生社会关系的法律规范的总称。但是，目前我国没有专门的卫生法，只有以公共卫生与医政管理为主的单个法律法规构成的一个相对完整的卫生法体系。

1. 卫生法调整的对象是卫生社会关系

卫生社会关系是指国家卫生行政机关、医疗卫生机构及组织、企事业单位、个人、国际组织之间及其内部因预防和治疗疾病，改善人们生产、学习和生活环境及卫生状况，保护和增进人体健康而产生的社会关系。这些关系包括卫生组织关系、卫生管理关系、卫生服务关系、医疗卫生技术人员管理关系、生命健康权益保护关系、现代医学与生命科学技术关系和国际卫生关系等。

2. 卫生法是卫生社会关系的法律规范的总和

我国的卫生法是由一系列调整卫生社会关系的法律规范所构成。目前，我国主要的卫生法律有：食品安全法、药品管理法、国境卫生检疫法、传染病防治法、执业医师法、母婴保健法、献血法、红十字会法。主要的卫生法规有：护士条例、公共场所卫生管理条例、尘肺病防治条例、放射性同位素与射线装置放射防护条例、化妆品卫生监督条例、学校卫生工作条例、国境卫生检疫法实施细则、传染病防治法实施办法、艾滋病监测管理的若干规定、国内交通卫生检疫条例、医疗事故处理条例、医疗机构管理条例、流动人口计划生育工作管理办法、红十字标志使用办法、药品管理法实施办法、麻醉药品管理办法、医疗用毒性药品管理办法、精神药品管理办法、放射性药品管理办法、野生药材资源保护管理条例、中药品种保护条例、药品行政保护条例、血液制品管理条例、医疗器械监督管理条例、母婴保护法实施办法、计划生育技术服务管理条例等。此外，卫生、计划生育、药品监督、国境检疫和医药等国家行政机关也制定发布了大量的规章。

3. 医药卫生科学是卫生立法的科学依据

医学是卫生立法的科学依据，卫生法律法规是保证和促进医学科学发展的法律手段。医学的进步使医学技术不断更新和发展，如器官移植、人工生殖、基因技术在临床上的运用给卫生立法提出了新的要求，从而丰富了卫生法的内容，而卫生法规的完善又进一步推动了医学科学的持续发展。

（二）卫生法的特征

1. 卫生法立法宗旨是保护公民人体健康

我国卫生法的立法目的在于维护公民身体健康及其合法权益，维护社会公共卫生秩序和规范人们的卫生行为。

2. 卫生法是具有诸法合体、多种调节手段并用的特殊形态

卫生法在运用上具有普遍的约束力；在保障上具有国家的强制性；在实施上有明显的导向性。卫生法既表现为专门以医、药卫生为主要内容的卫生法律规范文件，也表现为在其他法律文件中有关医、药卫生的规范性条文。

3. 卫生法中技术规范和法律规范紧密结合

卫生法的具体内容与医学等自然科学相联系并成为立法的基础和依据，同时医药卫生工作本身作为技术性很强的工作，要适应现代科学技术发展，把科学技术的研究成果应用于医药卫生工作中，就必须用立法来强化医药卫生技术规范，形成操作规程、技术常规及医药卫生标准等法定性技术规范供人们遵照执行。

（三）卫生法的基本原则

卫生法的基本原则是指反映卫生立法精神，调整卫生法律关系的基本准则和规范。卫生法的基本原则主要包括以下几项。

1. 卫生保护原则

卫生保护原则是实现人的健康权利的保证，也是卫生保健制度的重要基础。概括起来有两方面的内容。第一，人人有获得卫生保护的权利。任何人不分民族、种族、性别、职业、家庭出身、宗教信仰、受教育程度、财产状况等都有权获得卫生保护，同时他们依法取得的卫生权益也要受到同等的法律保护。第二，人人有获得有质量的卫生保护的权利。这一权利要求卫生保护的质量应该达到一定的专业水平和标准，具体地说，包括药品、医疗器械、卫生人员的服务质量等。

2. 公平原则

公平原则是指以利益均衡作为价值判断标准来配置卫生资源，协调卫生保健活动，以得到卫生保健。具体地说，是指任何人在法律上都享有平等使用卫生资源的权利，它是伦理道德在卫生法上的反映，是社会进步和文明的体现。需要指出的是，这里的公平不是指人人获得相同的卫生服务，而是指人人达到最高可能的健康水平。要达到这样一种健康水平，政府就对人民负有一种责任，即通过采取适当的经济、行政和法律等措施来保证广大人民能获得基本的卫生服务。从这个意义上说，公平是一个逐步改善的过程。

3. 预防为主原则

卫生法实行预防为主原则。这首先是由卫生工作的性质所决定的。预防的目的是建立和改善合乎生理要求的生产和生活环境，保护人体健康，防止疾病的发生和流行。其次是由经济发展水平所决定的。目前，虽然我国医疗保障的水平在逐年提高，但医疗费用的支付能力与发达国家相比仍然较低，故卫生工作的重点仍需放在预防上。无病防病，有病治病，防治结合，是预防为主的总要求。

4. 保障社会健康原则

保证社会健康原则，本质上就是协调个人利益与社会健康利益的关系。社会健康利益是一种既涉及个人利益但又不专属于任何个人的社会整体利益。人具有社会性，要参与社会活动，就要对社会承担一定的责任和义务。这个责任和义务就是指个人在行使自己的权利时，不得损害社会健康利益。如对某些传染病患者，规定不得出境或

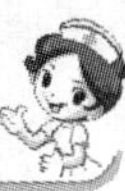

入境。对患有某些疾病的人，法律规定不得参加生产直接入口食品的工作。为保障社会健康，法律所采取的措施往往既针对生产者，也针对消费者；如为控制吸烟，国家干预烟草的生产、广告和销售，并且禁止在某些公共场所吸烟；为保证交通安全，国家对驾驶员采取了严格的健康管理、强制系安全带、严禁酒后驾驶等。

5. 患者自主原则

所谓患者自主原则是指患者自己决定和处理卫生法赋予的患者权利。在卫生服务中，对患者做出各种限制是不可避免的，但这些限制原则上需经患者同意，并尽可能减少到最低程度，而且这些限制应当具有法律基础。目前我国还没有专门的患者权利保护法，但我国现行的卫生法律法规都从不同角度对患者的知情权、医治权、同意权、选择权、隐私权、参与权、申诉权、赔偿请求权等做了明确的规定。

二、卫生法的制定和实施

（一）卫生法的制定

卫生法的制定是指国家机关依照法定的权限和程序制定、认可、修改、补充或废止规范性卫生法律文件的活动。卫生法的制定有广义和狭义之分。狭义的卫生法的制定，专指全国人大及其常委会制定卫生法律的活动。广义的卫生法的制定，不仅包括狭义的卫生法的制定，还包括国务院制定卫生行政法规，国务院有关部门制定部门规章、地方人大及其常委会制定地方性卫生法规，地方人民政府制定地方政府卫生规章，民族自治地方的自治机关制定卫生自治条例和单行条例，特别行政区的立法机关制定卫生法律文件等活动。

1. 卫生法制定的基本原则

卫生法制定的基本原则是指卫生立法主体进行卫生立法活动所必须遵循的基本行为准则，是立法指导思想在立法实践中的重要体现。根据卫生法立法的规定，卫生立法活动必须遵循以下基本原则。

（1）遵循宪法的基本原则　宪法是国家的根本大法，具有最高法律效力，是其他法律、法规的立法依据，也是卫生立法所必须遵循的基本原则。宪法是人民意志和利益的集中体现，只有坚持和维护宪法原则，才能使卫生立法坚持正确的政治方向，反映人民群众医药卫生方面的愿望和要求，以保障和实现宪法所规定的公民的卫生权益。

（2）依照法定的权限和程序的原则　宪法和有关法律对立法权限的划分，已经做了原则规定。立法法以宪法为依据，对立法权限的划分进一步作了规定。因此，制定卫生法律、行政法规、地方性法规的活动，以及国务院部门和地方政府制定相关的卫生规章的活动，都必须依照宪法、立法法和有关法律关于立法权限划分的规定。各级机关都必须在宪法、法律规定的范围内行使职权，不能超越法定的权限范围。国家机关超越法定权限的越权行为，是违法的，无效的。

（3）坚持民主立法的原则　中华人民共和国的一切权力属于人民。人民当家作主的一个重要方面，就是通过各种途径参与国家立法活动，使法律真正体现人民的意志，反映广大人民群众的根本利益和长远利益。因此，卫生法的制定要坚持群众路线，采取有效措施，广泛听取人民群众的意见，在高度民主的基础上高度集中。这样有利于加强卫生立法的民主性、科学性，使卫生法在现实生活中得到切实的推行。

（4）从国家整体利益出发，维护社会主义法制统一和尊严的原则　卫生立法活动应该站在国家和全局利益的高度，从国家的整体利益出发，从人民的长远和根本利益出发，维护国家的整体利益，维护社会主义法制的统一和尊严。这是依法治国、建设社会主义法治国家的必然要求。

（5）从实际出发的原则　从实际出发就是从我国的卫生国情出发，深入实际调查研究，充分考虑我国社会经济基础、生产力水平、各地卫生条件、人员素质情况等，科学合理的规定公民、法人和其他组织的权利和义务、国家机关的权利与责任。坚持从实际出发原则，在充分考虑我国国情、体现中国特色前提下，适当借鉴、吸收外国及本国历史上卫生立法的有益经验，与国际接轨。

2. 卫生法制定的程序

卫生法的制定程序是指有立法权的国家机关制定卫生法所必须遵循的方式、步骤、顺序等的总和。程序是立法质量的重要保证，是民主立法的保障。卫生法的制定必须依照法定程序进行。全国人大常委会制定卫生法律的程序如下：

（1）提出法律草案　法律议案的提出是指被授予专门权限的有关机关和人员向立法机关提出议案。根据《立法法》规定，国务院具有卫生法律草案的提案权。从卫生法律草案的形成过程来说，在卫生法律草案提出之前，都要由卫生部等有关部委组织法律草案起草小组，通过开展调查研究和起草工作，经国务院讨论通过后，由国务院作为法律议案提出。

（2）审议法律草案　法律草案的审议是指法律制定机关对于列入议事日程的法律草案进行正式审议和讨论。我国《立法法》规定，向全国人民大会大提出的法律草案，要经过全国人大常委会审议提出，在大会审议时，还要由法律委员会根据代表审议提出的意见进行审议并提出报告，再由主席团决定提交大会审议通过。向全国人大常委会提出的卫生法律草案，在列入议事日程后，首先在人大常委会会议上就卫生法律草案起草情况进行说明，经初步审议后，交全国人大有关委员会综合各方面意见进行审议，向下一次人大常委会会议提出审议报告，再由人大常委会审议通过。向地方各级人民代表大会提出的卫生法规草案，由同级人民代表大会主席团提请大会讨论，或交付议案审查委员会审查后再提请人民代表大会讨论。

（3）法律通过　法律的通过是指法律制定机关对法律表示正式同意，从而使法律草案成为法律。根据法律规定，全国人大通过法律或议案时，由主席团采取无记名投票或举手表决或其他形式进行。法律和议案由全国人大以全体代表人数过半通过；全国人大常委会审议的法律草案和其他议案，由常委会全体成员的过半数通过。

（4）法律公布　法律的公布是指法律制定机关将通过的法律用一定形式予以正式公布。根据法律规定，中华人民共和国国家主席根据全国人大或人大常委会的决定公布法律。

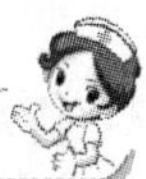

知识链接

我国立法过程

提出法律草案：提出法律草案要由有提案权的主体实施。具体情况如下：全国人民代表大会主席团、全国人民代表大会常务委员会、国务院、中央军事委员会、最高人民法院、最高人民检察院，可以向全国人民代表大会提出属于全国人民代表大会立法职权范围内的议案；全国人民代表大会各专门委员会、国务院、中央军事委员会、最高人民法院、最高人民检察院，可以向全国人民代表大会常务委员会提出属于全国人民代表大会常务委员会立法职权范围内的议案；一个代表团或者30名以上的人民代表联名，可以向全国人民代表大会提出属于全国人民代表大会立法职权范围内的议案。全国人民代表大会的立法议案提出后，由主席团决定是否列入立法议程，全国人民代表大会常务委员会的立法议案由委员长会议决定是否列入议程。列入议程的议案，提案人和有关的全国人民代表大会专门委员会、人大常委会的有关工作部门应提供有关资料，提案人应提出关于立法议案的说明。

审议立法议案：立法议案提出后，即进入审议或讨论立法议案的阶段。立法议案在提交审议前，可以将草案公布，广泛征求意见。各专门委员会审议立法议案涉及到专门性问题时，可以邀请有关代表和专家列席会议，听取他们的意见。中国审议向全国人民代表大会提交的立法议案的具体程序是：立法议案先经过人大常委会讨论，决定是否列入全国人民代表大会的立法议程。如果决定了，则提交人大会议主席团，由主席团决定是否正式列入议程。人民代表大会审议立法议案时，先由提案人作该法律草案的说明，然后由各代表团进行讨论，由法律委员会进行综合和修改，并向主席团作审议报告。主席团通过后，再提交大会表决。主席团如果有不同意见，可提交大会审议。中国审议向全国人大常委会提交的立法议案的程序是：先由委员长会议决定是否提交常委会全体会议审议，或决定先交由有关专门委员会审议，提出报告，再由常委会全体会议审议。常委会全体会议审议时，提案人要对立法议案进行说明，然后先分组审议，再由全体会议审议。人大常委会审议立法议案通常进行两次，第一次是初审，第二次进一步审议，两次审议后再进行表决。

立法议案的表决通过：中国的立法议案由人民代表或人大常委会委员采用无记名方式表决（按电钮）。一般立法议案应由全体人民代表或常委会委员的过半数通过。宪法的修改应由三分之二以上的人民代表通过。

公布法律：法律由全国人民代表大会或人大常委会通过后，由国家主席公布。

（二）卫生法的实施

卫生法的实施，是指通过一定的方式使卫生法律规范在社会生活中得到贯彻和实现的活动。卫生法的实施过程，是把卫生法的规定转化为主体行为的过程，是卫生法作用于社会关系的特殊形式。卫生法的实施主要有卫生法的适用和卫生法的遵守两种方式。

1. 卫生法的适用

卫生法的适用有广义和狭义之分。广义的卫生法的适用，是指国家机关和法律、法规授权的社会组织依照法定的职权和程序，行使国家权力，将卫生法律规范创造性的运用到具体人或组织，用来解决具体问题的一种专门活动。它包括医药卫生行政部门以及法律、法规授权的组织依法进行的卫生执法活动和司法机关依法处理有关卫生违法和犯罪案件的司法活动。狭义的卫生法适用仅指司法活动。这里指的是广义的卫生法的适用。卫生法适用的基本要求是正确、合法、及时。

卫生法的适用是一种国家活动，不同于一般公民、法人和其他组织遵守或实施卫生法律规范的活动。

（1）卫生法适用的特点　第一，权威性。卫生法的适用是享有法定职权的国家机关及法律、法规授权的组织，在其法定的或被授予的权限范围内，依法实施卫生法律规范的专门活动，其他任何国家机关、社会组织和公民个人都不得从事此项活动。第二，目的的特定性。卫生法使用的根本目的是保护公民的生命健康权，这是由卫生法保护人体健康的宗旨所决定的。第三，合法性。有关机关及授权组织对卫生管理事务或案件的处理，应当有相应的法律依据，否则无效，甚至必须承担相应的法律责任。第四，程序性。卫生法的适用是有关机关及授权组织依照法定程序所进行的活动。第五，国家强制性。卫生法的适用是以国家强制力为后盾实施卫生法的活动，对有关机关及授权组织依法作出的决定，任何当事人都必须执行，不得违抗。第六，要式性。卫生法的适用必须有表明使用结果的法律文书，如卫生许可证、罚款决定书、判决书等。

（2）卫生法的适用规则　卫生法的适用规则，是指卫生法律法规之间发生冲突是如何选择使用卫生法律规范的问题。卫生法的适用规则主要有：第一，上位法优于下位法。法的位阶是指法的效力等级。效力等级高的是上位法，效力等级低的是下位法。不同位阶的卫生法律规范发生冲突时，应当选择适用位阶高的卫生法律规范。第二，同位阶的卫生法律规范具有同等法律效力，在各自权限范围内适用。第三，特别规定优于一般规定。即同一机关制定的卫生法律、卫生行政法规、地方性卫生法规、卫生自治条例和单行条例、卫生规章，特别规定与一般规定不一致的，适用特别规定。第四，新的规定优于旧的规定。同一机关制定的卫生法律、卫生行政法规、地方性卫生法规、卫生自治条例和单行条例、卫生规章，新的规定与旧的规定不一致的，采取从新原则。第五，不溯及既往原则。任何卫生法律规范都没有溯及既往的效力，但为了更好的保护公民、法人和其他组织的权利和利益而作的特别规定除外。

知识链接

法律的溯及力

法律的溯及力，也称法律溯及既往的效力，是指法律对其生效以前的事件和行为是否适用。如果适用就具有溯及力；如果不适用，该法就不具有溯及力。就现代法而言，法律一般只能适用于生效后发生的事件和行为，不适用于生效前的事件和行为，即采取法律不溯及既往的原则。我国法律均无溯及力。

2. 卫生法的遵守

卫生法的遵守，又称卫生守法。是指一切国家机关和武装力量、各政党和各社会团体、各企业事业组织和全体公民都必须恪守卫生法的规定，严格依法办事。

卫生守法的主体，既包括一切国家机关、社会组织和全体中国公民，也包括在中国境内活动的国际组织、外国组织、外国公民和无国籍人。

卫生守法的范围主要包括宪法、卫生法律、卫生行政法规、地方性卫生法规、卫

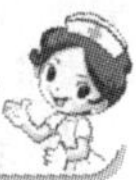

生自治条例和单行条例、卫生规章、特别行政区的卫生法、我国参加的世界卫生组织的章程、我国参与缔结或加入的国际卫生条约、协议等。在卫生法使用过程中有关国家机关依法作出的、具有法律效力的决定书，如人民法院判决书、调解书，卫生行政部门的卫生许可证等非规范性文件，也是卫生法的遵守范围。此外，公共卫生秩序、居民卫生公约、卫生公德等也属于卫生守法的范围。

卫生法的遵守不是消极、被动的，它既要求国家机关、社会组织和公民依法承担和履行卫生义务，更包含国家机关、社会组织和公民依法享有权利、行使权利，其内容包括依法行使权力和履行义务两个方面。

三、卫生法律关系

（一）卫生法律关系的概念

法律关系，是法律规范在调整人们行为的过程中所形成的权利和义务的关系。卫生法律关系，是指卫生法律规范在调整人们在卫生活动中所形成的权利和义务关系。

卫生法律关系与卫生关系不同，卫生关系是一种未经卫生法调整的社会关系；而卫生法律关系则是已经纳入卫生法调整的社会关系，当事人的相应权利受到卫生法的保护，当事人如违反规定不履行义务也要承担相应的法律责任。在实践中，卫生法律关系与卫生关系往往是一体的。

（二）卫生法律关系的特征

卫生法律关系除了具备一般法律关系的共同特性外，还具有其自身的特征。

1. 卫生法律关系是既存在于平等主体间也存在于不平等主体间的一种法律关系

卫生法律关系的这一特点，是由卫生法调整的卫生行政部门与卫生机构、卫生人员关系的不平等性和卫生机构、卫生人员与患者关系的平等性所决定的。卫生法律关系主体的平等通常表现为它们在卫生法律关系中享有的权利和承担的义务的对等一致。例如，每个公民都享有平等的健康权，都是自己健康权的权利主体，同时又都是他人健康权的义务主体。同样，卫生机构享有的诊疗权利是用向患者承担的相应诊疗义务来换取的。即使在一方只享有权利，另一方只承担义务的法律关系中，如遗体捐献、器官捐献、献血等，当事人的地位依然是平等的，因为这类义务的承担是自愿的，并非对方强加的。

2. 卫生行政部门和卫生机构是卫生法律关系的最主要的主体

卫生行政部门与卫生机构之间的关系，是最主要的卫生法律关系。卫生行政部门既可以与其他国家机关、企事业单位、社会团体发生卫生法律关系，也可以与自然人发生卫生法律关系。卫生机构既可以与国家机关、企事业单位、社会团体发生卫生法律关系，也可以与自然人发生卫生法律关系。还有卫生行政部门之间、卫生机构之间也可以发生卫生法律关系。总之，卫生法律关系是一种普遍存在的法律关系。

3. 卫生法律关系是卫生法确认的具有特定范围的法律关系

任何一种法律关系，都是根据法律规定而形成的。卫生法律关系是卫生法旨在保障个人和社会健康，调整不平等主体间和平等主体间权利义务关系的结果，也是卫生法律规范在实际生活中的体现。个人和社会的健康利益为卫生法所确认和保护时，也就有了卫生法律的形式，上升为卫生法律关系。所以，卫生法律关系是卫生法调整的健康利益的实质内容和卫生法律形式的统一，卫生法律关系的范围取决于卫生法调整对象的范围。

4. 卫生法律关系所体现的利益是个人和社会的健康利益

卫生法律关系的主体不同，卫生法律关系的内容所体现的利益也就有所不同。但无论是在卫生行政管理中形成的卫生法律关系，还是在卫生服务中形成的卫生法律关系，或者是在生产经营过程中形成的卫生法律关系，其内容都是卫生法所确认和保护的卫生权利义务。其表现形式为一定的物质利益和人身利益，但都是以健康问题为法律前提的。没有健康问题，也就没有卫生法律关系。因此，卫生法律关系所体现的是个人和社会的健康利益。

四、卫生法律责任

（一）卫生法律责任的概念

卫生法律责任是指卫生法主体由于违法行为、违约行为或者由于法律规定而应承担的某种不利后果。卫生法律责任具有以下特点：

1. 卫生法律责任是违反卫生法律规范的后果

一般来讲只有在构成卫生违法的前提下，行为人才有可能承担相应的卫生法律责任；不构成卫生违法，也就无需承担卫生法律责任。

2. 卫生法律责任具有国家强制性

卫生法律责任的履行由国家强制力保证，违法者拒绝承担由其违法而必须承担的法律责任时，国家强制力将强制执行其应承担的法律责任。

3. 卫生法律责任必须由卫生法律规范明确规定

卫生法律责任必须由卫生法律、法规和规章明确、具体的规定。卫生违法行为很多，但不是所有卫生违法行为都承担法律责任。只有卫生法律、法规、规章在设定权限范围内作了明确规定，行为人才承担相应的法律责任。

4. 卫生法律责任必须由法定机关予以追究

卫生法律责任必须由国家授权的专门机构在法定职权范围内依法予以追究，其他任何组织和个人都不能行使这种权利。

（二）卫生法律责任的种类

根据行为人违反卫生法律规范的性质和社会危害程度，卫生法律责任分为下列三种。

1. 行政责任

卫生行政责任，是指卫生行政法律关系主体违反卫生行政法律规范，尚未构成犯罪所承担的责任后果。根据我国现行卫生行政管理法规定，主要包括行政处罚和行政处分两种。

（1）行政处罚　是指卫生行政机关或者法律法规授权组织，在职权范围内对违反卫生行政管理秩序而尚未构成犯罪的公民、法人和其他组织实施的一种卫生行政制裁。

根据《行政处罚条例》和我国现行的卫生法律、法规和规章的规定，卫生行政处

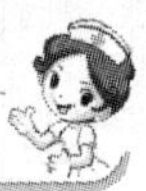

罚的种类主要有：警告、罚款、没收财务、没收非法所得、责令停产停业、暂扣或吊销有关许可证等。

(2) 行政处分 是指有管辖权的国家机关或企事业单位的行政领导对所属一般违法人员给予的一种行政制裁。行政处分的主要有：警告、记过、记大过、降级、降职、撤职、开除留用察看、开除共8种。

2. 民事责任

卫生民事责任是指医疗机构和卫生工作人员或从事与卫生事业有关的机构违反法律规定侵害公民的健康权时，应向受害人承担损害赔偿的责任如侵权责任和违约责任。

卫生民事责任的构成必须具备损害的事实存在，行为的违法性，行为人有过错，损害事实与行为人的过错有直接的因果关系等要件。民事责任的特点是：①主要是财产责任；②是一方当事人对另一方的责任；③是补偿当事人的损失；④在法律允许的条件下民事责任可以由当事人协商解决。

《民法通则》规定的承担民事责任的方式有：停止损害，排除障碍，消除危险，返还财产，恢复原状，修理、重作、更换，赔偿损失，支付违约金，消除影响，恢复名誉，赔礼道歉等10余种。卫生法所涉及的民事责任以赔偿损失为主要形式。

3. 刑事责任

卫生刑事责任，是指违反卫生法的行为侵害了刑法所保护的社会关系构成犯罪所应承担的法律后果。卫生法律、法规对于刑事责任的规定，是直接引用刑法中有关条款的规定。

我国《刑法》规定，实现刑事责任的方式是刑罚。刑罚是国家审判机构依照《刑法》的规定，剥夺犯罪分子某种权益直至生命的一种强制处分。刑罚包括主刑和附加刑。主刑有：管制、拘役、有期徒刑、无期徒刑和死刑，它只能单独适用。附加刑有：罚金、剥夺政治权利、没收财产，它可以附加适用，也可以独立适用。对于犯罪的外国人，还可以独立使用适用或附加适用驱逐出境。

第二节 护理法规概述

卫生法规是根据《中华人民共和国宪法》的规定，为保障人民身体健康，发展卫生事业而制定的调整卫生社会关系的法律、法令、条例、规程等一系列具有强制性效力的规范性文件的总称。护理法规是卫生法规的重要组成部分。

一、护理法规的含义

护理法规是指为保障人们身心健康，调节护理社会关系而制定的有关护理教育和护理服务的法律、法令、条例及法规等一系列具有强制性效力的规范性文件的总称。护理法规是运用法学理论和原则，研究解决护理实践中的法律问题，使护理事故和护理纠纷按照相应的法律得到解决，其规范具有权威性和不可抗拒性。

(一) 护理法规的分类

我国现行的护理法规大体上可以分为以下几类：第一类是国家主管部门通过立法

机构制定的法律、法令，可以是国家卫生法的一部分，也可以是根据国家卫生基本法制定的护理专业法；第二类是根据卫生法由政府或地方主管部门制定的法规；第三类是政府授权各专业团体自行制定的有关会员资格的认可标准和护理实践的规定、章程、条例等。除此之外，还包括劳动法、职业安全法、教育法，以及各级各类医疗卫生机构自身制定的规章制度中涉及护理的内容。

（二）护理法规立法的基本原则

1. 护理立法应遵循合宪性和法制统一性原则

合宪性是指护理法规立法必须以宪法为依据的原则；法制统一性是指护理法规立法要从国家整体利益出发，维护社会主义法制的统一和尊严。同时，护理法规与其他法律一样，具有权威性、强制性的特征。

2. 护理立法要反映科学的现代护理理念

随着护理专业已经形成完整的理论体系，护理法规要反映护理专业的特点，只有经过正规培训且经执业资格考核合格的护理人员才有资格从事实际护理服务工作。护理立法应能反映护理专业的这种专业性、技术性和义务性特点，以增强护理人员的责任感，提高护理服务的水平和质量。

3. 护理立法要符合本国护理专业的实际情况

一方面，要注意借鉴国外先进护理立法经验；另一方面，也要注意从本国的文化背景经济发展水平、文化水平和政治制度出发，兼顾全国不同地区护理教育和护理服务水平来确立切实可行的条款。

4. 护理立法要注意国际化趋势

护理立法必须立足于世界法制的共性基础上，符合国际化趋势，使得各条款与国际普遍要求相适应。

（三）护理立法的意义

1. 有利于护理管理的科学化

护理立法能够促进护理管理的科学化，护理法规能够保证护理工作的稳定性和连续性，保证护理工作的安全及护理质量的提高。因此护理立法使护理管理纳入规范化、标准化、现代化的轨道，对于增强护理队伍的法律意识，提高护理质量有着重要的意义。

2. 可促进护理教育的发展

护理法规集中体现当今最先进的法律思想及护理理念，为护理人才的培养和护理工作的开展制定了一系列基本标准。护理立法从法律上、制度上保证了护理人员必须不断地接受继续教育的权利和义务，使其不断更新和提高护理理论知识和技能，这对于保证护理质量和护理专业的发展具有深远的意义。

3. 有利于维护护理对象的正当权益

通过护理立法，规范护理人员的护理行为，对于违反护理法并损害护理对象的正当权益的护理人员，要依法追究其法律责任，最大限度的保护患者及所有护理服务对象的合法权益。

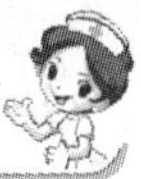

4. 有利于维护护理人员的合法权益

通过护理立法，使护理人员的地位、作用和职责范围有法律依据，护理人员在工作中行使权力、履行义务和职责将受到法律的保护、国家的支持、人民的尊重，任何人都不可随意侵犯和剥夺。

二、学习护理法规的意义和方法

（一）学习护理法规的意义

1. 提高护理人员的法律意识，培养高素质的护理人才

现代社会需要高素质的护理人才，要求护理工作者既要掌握系统的护理专业知识，熟练掌握各种护理技能，还要具备高尚的道德情操和必要的法律意识。护理工作的服务对象是有思想、有感情的人，护理工作直接涉及患者身心的健康和生命的安危。这种工作的特殊性要求护理工作者必须把患者的利益放在首位，视患者如亲人，全心全意为患者服务。对护理专业学生加强护理法规教育，能够使学生系统地、全面地了解卫生法律法规及护理法规的基本理论知识，从思想上重视法律修养，这对推动我国护理卫生事业的发展具有深远的意义。

2. 提高护理质量，建立和谐的护患关系

对护理人员和护理专业学生进行护理法规教育，有助于他们养成严谨的工作作风及良好的职业素养。医德高尚的医护人员能够自觉提高专业技能水平和自身服务水平，能够与患者及其家属进行有效沟通，从而有利于建立和谐的护患关系，大大降低护患纠纷的出现概率。反之，则不利于和谐护患关系的建立，同时也会引发一些不必要的护患纠纷。

3. 提高医院的护理管理水平，推动医疗护理事业的发展

对护理人员和护理专业学生进行护理法规的教育，可以规范护理人员的护理行为，提高护理人员的行为决策能力，有利于护理人员更好地遵循护理法规，从而提高医院的医护人员和管理人员对医护工作的高度责任感和专业水准，提高护理服务质量，减少护患纠纷，提高医院的医疗服务水平。

（二）学习护理法规的方法

1. 坚持从实际出发，理论联系实际的方法

与其他学科一样，理论联系实际是学好本门课的基本学习方法。首先要认真学习和研究护理法规的基本理论，并作为护理行动的指南，在护理实践中自觉加强法律修养，增强法律意识，做到知行统一，全心全意为患者的身心健康服务，使自己成为医德高尚、技术精湛的护理工作者。其次，要坚持一切从实际出发，注意观察和调查在临床护理实践中出现的各种法律问题，把理论与实践有机的结合起来，深入研究，科学分析，从而揭示护理法律关系发生、发展的规律，以适应护患关系模式的转变带来的新的要求，推动护理科学的进步与发展。

2. 比较分析法

比较分析法是指通过比较不同事物的同和异，分析其原因及条件，揭示该事物的特性及发展规律的方法。比较古今中外护理立法的情况，使我们了解护理立法的发展演变，借鉴国外护理立法的有益经验，同时，也了解国外相关的护理立法现状，有助于更好地掌握我国护理法规常识，也为参与国际交流与合作打下基础。

目标检测

一、填空

1．卫生法是国家法律的一个重要分支，它是由（　　）制定或认可并由（　　）保证实施的，旨在调整和保护（　　）活动中形成的各种社会关系的（　　）的总称。

2．护理法规是运用法学理论和原则，研究解决（　　）的法律问题，使（　　）和（　　）按照相应的法律得到解决，其规范具有（　　）和（　　）。

3．由国务院颁布的《护理条例》于（　　）年（　　）月（　　）日正式施行。

4．卫生法的基本原则包括（　　）、（　　）、（　　）、（　　）、（　　）。

5．护理法规是指根据《中华人民共和国宪法》的规定，为保障人们身心健康，调节（　　）而制定的有关（　　）和（　　）的（　　）、（　　）、（　　）、（　　）等一系列具有强制性效力的规范性文件的总称。

6．卫生法规责任包括（　　）、（　　）、（　　）。

7．护理法规是卫生法的重要组成部分，是以（　　）和（　　）为研究对象，是（　　）与（　　）的交叉学科。

二、选择题

1．护理法规起源于（　　）。

A.19 世纪初期　B.19 世纪末期　C.20 世纪初期　D.20 世纪中期

2．与卫生法原则不符的是（　　）。

A．卫生保护原则　B．公平原则

C．预防为主原则　D．保护医疗机构原则

3．卫生法律责任的特点不包括（　　）。

A．卫生法律责任是违反卫生法律规范的后果

B．卫生法律责任具有国家强制性

C．卫生法律责任必须由卫生法律规范明确规定

D．卫生法律责任可以由任何一级国家机关予以追究

4．护理法规立法的基本原则包括（　　）。

A．护理法规立法合宪性是指护理法规立法必须以宪法为依据

B．护理法规立法要从国家整体利益出发

C．护理法规立法要维护社会主义法制的统一和尊严

D．以上均包括

5．护理立法的意义除外（　　），以下都包括。

A．有利于护理管理的科学化

B．可促进护理教育的发展

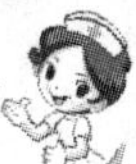

C. 不利于维护护理对象的正当权益
D. 有利于维护护理人员的合法权益

三、问答题

1. 简述卫生法、护理法规的含义。
2. 叙述护理法规的形成和发展。
3. 学习护理法规有何现实意义?

四、案例

患儿，男，1岁3个月，因“发热、咳嗽3天”于2011年12月3日住某医院小儿内科治疗。经抗感染治疗1周后，病情好转，体温恢复正常，咳嗽减轻。经家长同意后将静脉点滴抗生素改为口服用药。同年12月15日晚8点，患儿发热体温38.5℃，当班护士没有向医生反映，即给口服对乙酰氨基酚半片后体温恢复正常。至次日凌晨4点患儿体温升至40℃，并伴有呼吸困难，口周紫绀，经化验及X线胸片检查诊断为“金黄色葡萄球菌肺炎、脓气胸”，经积极抢救患儿最终转危为安，共住院27天。花费2万余元，家属要求减免住院及治疗费用，理由是医院耽误病情导致患儿病情恶化，院方解释无效，在争执过程中引发肢体冲突，患儿父母将当班医生和护士打伤。

请讨论分析该案例中院方护士和患儿家属各应担负哪些卫生法律责任?

（胡　睿）

第八章

护士管理法律制度

学习目标

1. 掌握护士的法定概念，护士执业的权利与义务。
2. 熟悉护士执业的法律责任及护士执业的医疗机构的法律责任。
3. 了解与护士执业活动的有关法律法规，执业资格考试的条件，护士执业注册的相关规定。

【引导案例】

某医院，一位护士把止血带扎在一个小女孩右手腕上准备静脉点滴，突然有人叫她，她急匆匆跑出去，再也没回来。小女孩的妈妈顺手放下了小女孩的袖子。过了一会儿，另外一位护士发现小女孩的静点没扎上，很负责任地为小女孩扎上，但是静点却是扎在小女孩左手上的。输液结束，小女孩就和妈妈回家了。小女孩回家后和小朋友出去玩，有一个小孩跑来找小女孩的妈妈，说：为什么女孩的手是黑紫的呀？妈妈急忙一看，止血带还在女孩的右手腕上扎着呢。女孩被迅速送到医院，但是，由于时间太长，小女孩的右手已经坏死，不得不做截肢手术。

思考：上述案例中的第一位护士在执业中违反了哪些法律规定？

护士执业法律制度是调整医疗过程中护理关系的法律规范的总和。主要涉及到护士立法目的、护士执业资格考试制度、护士执业注册许可制度、护士执业的权利和义务以及相关法律责任。随着我国社会经济的迅速发展，我国的护理立法也将不断完善，逐步与国际接轨。

第一节　概　　述

一、护士的概念和立法的目的

（一）护士的概念

护士一词来自 1914 年，钟茂芳在第一次中华护士会议中提出将英文 nurse 译为“护士”，大会通过，沿用至今。根据《中华人民共和国护士管理条例》（自 2008 年 5

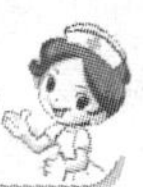

月 12 日起实施，以下简称《护士条例》）的规定，护士是指经执业注册取得护士执业证书，依照本条例规定从事护理活动，履行保护生命、减轻痛苦、增进健康职责的卫生技术人员。

护士的执业条件是：

1. 必须经过执业注册

护士执业必须经过执业注册是护士管理的一项重要制度，也是世界各国通行的做法。未经执业注册的一律不得从事护理活动；未经执业注册从事护理活动的，视为违法行为，要追究相应的法律责任。

2. 必须依照《护士条例》从事护理活动

世界各国都有相应的护士管理法律、法规和规范性法律文件。在我国，所有注册护士必须按照包含《护士条例》在内的卫生法律法规的规定开展执业活动。

3. 护士的职责是保护生命、减轻痛苦、增进健康

护士在医疗护理活动中，与医师配合共同履行诊治疾病，促进健康的职责；但是，护士的执业活动又具有相对独立性，与其他医疗卫生人员一起，为保护患者生命、增进人类健康共同工作。

（二）护士管理立法目的

护理工作是一项维护和促进人类健康的医疗活动，具有专业性、服务性的特点。随着我国医疗护理事业的迅速发展，护理工作在维护和促进人民群众的身心健康中发挥越来越重要的作用。但是，护理工作一些不容忽视的问题也日趋显现，主要表现在三个方面：

1. 护士的合法权益有待加强法律保障

目前，随着各级各类医疗机构的不断增加，护理队伍不能满足实际需要。但是，由于目前存在新老人事体制并行，部分医疗机构存在着正式编制人员和聘用合同制人员的双轨管理机制。一些医疗机构中聘用合同制的护士不享有参加继续教育、职称晋升的权利，也不享有国家规定的节假日待遇等等。这些问题不仅侵犯了护士的劳动权益，而且影响到护士队伍的稳定性，不利于护理事业的发展。

2. 部分护士责任心不强

一些护士不能认真严格地履行护士职责，护理工作简单化，护士仅注重执行医嘱，忽视了主动观察患者病情变化、巡视病房和基础护理等工作，忽视了对患者的生活照顾、心理护理和康复指导，忽视了与患者的沟通、交流等。导致护患关系紧张，影响了医疗质量，甚至引发医疗事故。

3. 护士配备比例严重失调

由于部分医疗卫生机构重医疗、轻护理，随意减少在职护士人数，对护士队伍建设和护理工作发展重视不足。同时，病房护士少，医院盲目加床，无形之中又给护士增加了压力和不安全因素。但护士的工资和福利待遇并没有显著提高，临床护士流失量也随之增加。

为了维护护士的合法权益，规范护理行为，促进护患关系和谐发展，保障医疗安全和人体健康，有必要制定一系列有关护士及护理工作的法律法规。

二、国内外护士执业立法现状

（一）国外护士立法

护士、护理立法源于20世纪初。1903年美国北卡罗莱纳、新泽西等州首先颁布了《护士执业法》，作为护士执业的法律规范。英国于1919年率先颁布了英国护理法。荷兰于1921年颁布了护理法，随后，芬兰、意大利、美国、加拿大、波兰等国也相继颁布了护理法。在亚洲，日本于1948年正式公布了护士法。我国香港特别行政区制定有《香港护士注册条例》。我国台湾地区在1991年5月之前护士执业的法律依据是《护理人员管理规则》，1991年5月台湾颁布了《护理人员法》，1992年4月公布了《护理人员法实施细则》。

为了促进护理事业的发展，提高医疗护理质量，保证护理向专业化的方向发展，许多国家纷纷颁布了适合本国政治、经济、文化及护理特点的护理法规。世界卫生组织1984年的调查报告显示，欧美18国、西太区12国、中东20国、东南亚10国及非洲16国，都已制定了相应的护理法规，并在近几年来都对本国的护理法进行了不断的完善，已形成了一整套与本国卫生管理体制相适应的专门法规。护理法成为指导护理实践及教育合法的纲领，对本国的护理管理走向法制化起到了重要的作用。值得借鉴的是，美国护士学会1950年通过了《护士守则》，并经过1976年及1985年两次修订。《护士守则》全面地对护士提出了以下11项要求：

（1）护士在提供服务时应尊重其个人的尊严及独特性，不受服务对象社会、经济地位，个人特征或健康问题的限制。

（2）护士要捍卫患者的隐私权，并谨慎地保证那些具有保密性质的信息不被泄露。

（3）由于任何人的不称职、不道德或非法行为危及健康服务及安全时，护士应挺身而出，捍卫服务对象及公众的利益。

（4）护士对个人的护理判断及行为有义不容辞的责任。

（5）护士必须胜任护理工作。

（6）护士必须采用知情判断，并在邀请咨询、接受任务或委托护理活动时，应根据个人的能力及资格，量力而行。

（7）护士应为积累及发展护理专业的知识体系作出贡献。

（8）护士要为实现实施及提高护理质量而奋斗。

（9）护士要为护理专业创造一个有利于提高护理质量的就业环境而奋斗。

（10）护士要为保持护理专业的完美而奋斗，不使公众受错误信息及宣传的蒙蔽。

（11）护士应与其他卫生专业工作人员及公众一起为满足本地区及整个国家的公众健康需要而奋斗。

不仅各个主权国家重视有关护士、护理立法，有关护士的国际组织也十分重视护士道德规范建设和护士管理立法，以法律的形式对护理人员的资格、职责、范围、教育培训、实践服务等问题予以规定。在有关国际组织的推动下，世界范围内的护理工作得到了很快的发展。1947年国际护士委员会发表了一系列有关护理立法的专著。1953年世界卫生组织发表了第一份有关护理立法的研究报告。1953年国际护士会制定

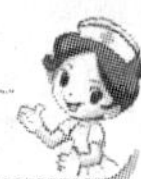

了《护士伦理学国际法》，并分别于1956年和1973年再修订，并一直沿用至今。《护士伦理学国际法》明确护士的基本任务包括“增进健康，预防疾病，恢复健康和减轻痛苦”四个方面，指出“护理的需要是全人类性的。护理从本质上说就是尊重人的生命、尊严和权利。护理工作不受国籍、种族、信仰、肤色、年龄、政治或社会地位的影响。”并规定：

（1）护士向个人、家庭及社会提供健康服务，并在服务过程中与有关的组织或团体合作。

（2）护士和人民　护士的主要职责是向那些需要护理的人负责。护士在向患者提供护理时，要尊重个人的信仰、价值观及风俗习惯。护士要保守服务对象的个人秘密。在传播这些秘密时必须作出伦理学的判断。

（3）护士与实践　护士必须为个人的护理行为负责，必须不断学习，做一个称职的护士。在任何具体情况下，护士都应尽可能保持高标准的护理。护士在接受或委派一项任务时，必须对自己的资格和能力做出判断。护士在从事专业活动时，必须时刻牢记自己的行为将影响职业的荣誉。

（4）护士与社会　在发起并支持满足公众的卫生和社会需要的行动中，护士要和其他公民一起分担任务。

（5）护士与合作者　护士在护理及其他方面，与合作者保持合作共事的关系。当护理工作受到合作者或某些人的威胁时，护士要采取适当的措施以保护个人。

（6）护士与专业　在决定或执行某些理想的护理实践和护理教育的标准时，护士发挥重要的作用。在积累专业的核心知识方面，护士起着积极的作用。护士通过专业团体，参与建立及保持护理工作中公平的社会及经济方面的工作条件。

1986年，国际护士会成立了护理立法委员会，并专门制定了世界护理法上划时代性的纲领性文件——《制定护理法规的指导大纲》，为各国的护理立法提供了系统而又权威性的指导。

（二）中国护士立法现状

新中国成立后，政府和有关部门十分重视护理队伍的稳定、护理人才的培养和护理质量的提高，卫生部先后发布了《医士、药剂士、助产士、护士、牙科技士暂行条例》、《卫生技术人员职称及晋升条例》、《关于加强护理工作的意见》，1982年卫生部发布了《医院工作制度》和《医院工作人员职责》，其中规定了护理工作制度和各级各类护士的职责。1988年卫生部制定了包括护士在内的《医务人员医德规范及其实施办法》等规章和文件。但是，多年来由于没有建立起严格的考试、注册及执业管理制度，大量未经正规专业培训的人员涌入护士队伍；护理教育萎缩，严重地损害了护理事业的基础；也使护理事故难以控制，护理队伍整体素质难以提高，医疗护理质量难以保证。有鉴于此，为加强护士管理，提高护理质量，保障医疗和护理安全，保护护士的合法权益；卫生部于1985年开始起草《中华人民共和国护士法》，并以多种形式广泛征求意见及建议，对草案进行了多次的修改和完善。为了配合《医疗机构管理条例》的实施，尽快建立护理资格考核制度及护士执业许可制度，卫生部经反复论证，在原《中华人民共和国护士法（草案）》的基础上，于1993年3月26日颁布了《中华人民共和国护士管理办法》，自1994年1月1日起施行。《中华人民共和国护士管理办法》是关于护理人员的资格、权利、责任和行为规范的法律与法规。明确了护理的概念、护士的资格、考试及注册制度、护士的执业及行政处分原则等，对护理工作起到约束、监督和指导的作用。

进入21世纪，为了进一步维护护士的合法权益，更好地规范护理行为，促进护理事业发展，保障医疗安全和人体健康，2008年1月31日，国务院总理温家宝签署第517号国务院令，公布《护士条例》，并于同年5月12日起正式施行。该《条例》首次以行政法规的形式规范护理活动，标志着我国护理管理工作正逐步走上规范化、法制化轨道。

第二节　护士执业考试与注册

一、护士执业资格考试制度

（一）护士执业资格考试的条件

《护士条例》第七条规定，护士执业，应当经执业注册取得护士执业证书，通过国务院卫生主管部门组织的护士执业资格考试，这是进行护士执业注册的前提条件之一。因此，护士执业首先要通过国家组织的护士执业资格考试。自2003年起护士执业资格考试并入全国卫生专业技术资格考试。

根据2010年7月1日实行的《护士执业资格考试办法》（以下简称《办法》），护士执业资格考试报名条件如下：

《办法》第十二条规定，在中等职业学校、高等学校完成国务院教育主管部门和国务院卫生主管部门规定的普通全日制3年以上的护理、助产专业课程学习，包括在教学、综合医院完成8个月以上护理临床实习，并取得相应学历证书的，可以申请参加护士执业资格考试。

《办法》第十三条规定，申请参加护士执业资格考试的人员，应当在公告规定的期限内报名，并提交以下材料：

（1）护士执业资格考试报名申请表。

（2）本人身份证明。

（3）近6个月二寸免冠正面半身照片3张。

（4）本人毕业证书。

（5）报考所需的其他材料。

申请人为在校应届毕业生的，应当持有所在学校出具的应届毕业生毕业证明，到学校所在地的考点报名。学校可以为本校应届毕业生办理集体报名手续。

申请人为非应届毕业生的，可以选择到人事档案所在地报名。

申请参加护士执业资格考试者，应当按国家价格主管部门确定的收费标准缴纳考试费。

此外，军队有关部门负责军队人员参加全国护士执业资格考试的报名、成绩发布

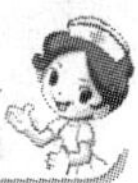

等工作。香港特别行政区、澳门特别行政区和台湾地区居民符合本办法规定和《内地与香港关于建立更紧密经贸关系的安排》、《内地与澳门关于建立更紧密经贸关系的安排》或者内地有关主管部门规定的，可以申请参加护士执业资格考试。

（二）护士执业资格考试的内容

护士执业资格考试实行国家统一考试制度。统一考试大纲，统一命题，统一合格标准。护士执业资格考试原则上每年举行一次，具体考试日期在举行考试3个月前向社会公布。护士执业考试报考专业分为西医护理专业和中医护理专业两类，考试包括专业实务和实践能力两个科目。考试方式采用笔试方式，一次考试通过两个科目为考试成绩合格。

（三）护士执业资格考试证书的取得

护士执业资格考试成绩于考试结束后45个工作日内公布，考生成绩单由报名考点发给考生。考试成绩合格者，取得考试成绩合格证明，作为申请护士执业注册的有效证明。

二、护士执业注册制度

（一）护士执业注册原则

2008年5月4日卫生部部委会议通过了《护士执业注册管理办法》（以下简称《办法》），规定护士执业注册必须遵循以下原则：

1. 注册原则

《办法》第二条规定："未经执业注册取得护士执业证书者，不得从事诊疗技术规范规定的护理活动。"明确了执业注册是从事护理工作的法定条件，未经注册，视为非法执业。

2. 属地原则

《办法》第三条规定："卫生部负责全国护士执业注册监督管理工作。省、自治区、直辖市人民政府卫生行政部门是护士执业注册的主管部门，负责本行政区域的护士执业注册管理工作。"明确了卫生部负责监督管理，管理的重头在省、自治区、直辖市一级。这一规定充分发挥地方政府的积极性，更有利于就地注册就地管理。

3. 申请原则

护士执业注册是指由公民个人向卫生行政机关提出护士执业注册申请并得到受理后，卫生行政机关才能依法审核申请人的相关材料，并必须在规定的时间内给予许可或不许可的答复。未经本人申请，卫生主管部门不得予以注册。

（二）护士执业注册条件

1. 申请护士执业注册，应当具备下列条件

（1）具有完全民事行为能力。完全民事行为能力是指可完全独立地进行民事活动，通过自己的行为取得民事权利和承担民事义务的资格。我国《民法通则》规定：18周岁以上的公民是成年人，具有完全民事行为能力，可以独立进行民事活动，是完全民事行为能力人。按照最高人民法院的解释，16周岁以上不满18周岁的自然人，能够以自己的劳动收入，并能维持当地群众一般生活水平的，可以认定为以自己的劳动收入为主要生活来源的完全民事行为能力人。

（2）在中等职业学校、高等学校完成教育部和卫生部规定的普通全日制3年以上的护理、助产专业课程学习，包括在教学、综合医院完成8个月以上护理临床实习，并取得相应学历证书。

（3）通过卫生部组织的护士执业资格考试。

（4）符合健康标准。

2. 申请护士健康标准

（1）无精神病史。

（2）无色盲、色弱、双耳听力障碍。

（3）无影响履行护理职责的疾病、残疾或者功能障碍。

3. 申请护士执业注册，应当提交下列材料

（1）护士执业注册申请审核表。

（2）申请人身份证明。

（3）申请人学历证书及专业学习中的临床实习证明。

（4）护士执业资格考试成绩合格证明。

（5）省、自治区、直辖市人民政府卫生行政部门指定的医疗机构出具的申请人6个月内健康体检证明。

（6）医疗卫生机构拟聘用的相关材料。

（三）护士执业注册事项

1. 护士首次执业注册程序与期限

卫生行政部门应当自受理申请之日起20个工作日内，对申请人提交的材料进行审核。审核合格的，准予注册，发给《护士执业证书》；对不符合规定条件的，不予注册，并书面说明理由。《护士执业证书》上应当注明护士的姓名、性别、出生日期等个人信息及证书编号、注册日期和执业地点。

护士执业注册申请，应当自通过护士执业资格考试之日起3年内提出；逾期提出申请的，除本办法第七条规定的材料外，还应当提交在省、自治区、直辖市人民政府卫生行政部门规定的教学、综合医院接受3个月临床护理培训并考核合格的证明。

2. 护士执业注册有效期

护士执业注册有效期为5年。护士执业注册有效期届满需要继续执业的，应当在有效期届满前30日，向原注册部门申请延续注册。

3. 护士执业延续注册

护士申请延续注册，应当提交下列材料：①护士延续注册申请审核表；②申请人的《护士执业证书》；③省、自治区、直辖市人民政府卫生行政部门指定的医疗机构出具的申请人6个月内健康体检证明。注册部门自受理延续注册申请之日起20个工作日内进行审核。审核合格的，予以延续注册。

有下列情形之一的，不予延续注册：①不符合本办法第六条规定的健康标准的；②被处暂停执业活动处罚期限未满的。

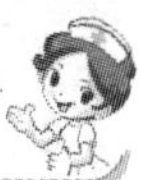

医疗卫生机构可以为本机构聘用的护士集体申请办理护士执业注册和延续注册。

4. 护士执业重新注册

有下列情形之一的，拟在医疗卫生机构执业时，应当重新申请注册：①注册有效期届满未延续注册的；②受吊销《护士执业证书》处罚，自吊销之日起满2年的。

重新申请注册的，按照本办法第七条的规定提交材料，中断护理执业活动超过3年的，还应当提交在省、自治区、直辖市人民政府卫生行政部门规定的教学、综合医院接受3个月临床护理培训并考核合格的证明。

5. 护士执业变更注册

护士在其执业注册有效期内变更执业地点等注册项目时，应当办理变更注册。但是护士承担卫生行政部门交办或者批准的任务以及履行医疗卫生机构职责的护理活动，包括经医疗卫生机构批准的进修、学术交流等情况除外。

护士在其执业注册有效期内变更执业地点的，应当向拟执业地注册主管部门报告，并提交下列材料：①护士变更注册申请审核表；②申请人的《护士执业证书》。

注册部门应当自受理之日起7个工作日内为其办理变更手续。护士跨省、自治区、直辖市变更执业地点的，收到报告的注册部门还应当向其原执业地注册部门通报。省、自治区、直辖市人民政府卫生行政部门应当通过护士执业注册信息系统，为护士变更注册提供便利。

6. 护士执业注销注册

护士执业注册后有下列情形之一的，原注册部门办理注销执业注册：①注册有效期届满未延续注册的；②受吊销《护士执业证书》处罚的；③护士死亡或者丧失民事行为能力的。

第三节　护士执业

一、护士执业权利与义务

（一）护士的权利

为了保证护士安心工作，鼓励人们从事护理工作，满足人民群众对护理服务的需求，条例强调了政府的职责并规定：国务院有关部门、县级以上地方人民政府及其有关部门以及乡（镇）人民政府应当采取措施，改善护士的工作条件，保障护士待遇，加强护士队伍建设，促进护理事业健康发展。此外，条例还着重规定了护士执业应当享有的合法权利和表彰、奖励。

1. 依法获得报酬，享受福利待遇权

按照《护士条例》规定："护士执业，有按照国家有关规定获取工资报酬、享受福利待遇、参加社会保险的权利。任何单位或者个人不得克扣护士工资，降低或者取消护士福利等待遇。"

2. 医疗卫生保障权

《条例》规定："护士执业，有获得与其所从事的护理工作相适应的卫生防护、医疗保健服务的权利。从事直接接触有毒有害物质、有感染传染病危险工作的护士，有依照有关法律、行政法规的规定接受职业健康监护的权利；患职业病的，有依照有关法律、行政法规的规定获得赔偿的权利。”

3. 护士职业发展权

《条例》规定，护理人员要不断接受新知识新技术的学习和培训。同时，《条例》第十四条还规定：“护士有按照国家有关规定获得与本人业务能力和学术水平相应的专业技术职务、职称的权利；有参加专业培训、从事学术研究和交流、参加行业协会和专业学术团体的权利。”

4. 护士执业知情权

《条例》规定：“护士有获得疾病诊疗、护理相关信息的权利和其他与履行护理职责相关的权利，可以对医疗卫生机构和卫生主管部门的工作提出意见和建议。”

5. 护士的表彰、奖励权

《条例》规定：“国务院有关部门对在护理工作中做出杰出贡献的护士，应当授予全国卫生系统先进工作者荣誉称号或者颁发白求恩奖章，受到表彰、奖励的护士享受省部级劳动模范、先进工作者待遇；对长期从事护理工作的护士应当颁发荣誉证书。县级以上地方人民政府及其有关部门对本行政区域内做出突出贡献的护士，按照省、自治区、直辖市人民政府的有关规定给予表彰、奖励。”

（二）护士的义务

规范护士执业行为、提高护理质量，是保障医疗安全、防范医疗事故、改善护患关系的重要方面。据此，条例明确规定护士应当承担以下五方面的义务：

（1）遵守法律、法规、规章和诊疗技术规范的规定。

（2）在执业活动中，发现患者病情危急，应当立即通知医师；在紧急情况下为抢救垂危患者生命，应当先行实施必要的紧急救护。

（3）发现医嘱违反法律、法规、规章或者诊疗技术规范规定的，应当及时向开具医嘱的医师提出；必要时，应当向该医师所在科室的负责人或者医疗卫生机构负责医疗服务管理的人员报告。

（4）应当尊重、关心、爱护患者，保护患者的隐私。隐私权是患者依法享有的对自己的病情资料、身体部位、活动空间等信息不予公开的重要人格权利，护士应当充分理解、尊重和维护患者的隐私权。这实质上是对患者人格和权利的尊重，有利于与患者建立相互信任，以诚相待的护患关系。

（5）有义务参与公共卫生和疾病预防控制工作。发生自然灾害、公共卫生事件等严重威胁公众生命健康的突发事件，护士应当服从县级以上人民政府卫生主管部门或者所在医疗卫生机构的安排，参加医疗救护。

此外，为了加强对护士执业行为的监督管理，促进护理行为的规范，条例要求县级以上地方人民政府卫生主管部门建立本行政区域的护士执业良好记录和不良记录，并将该记录记入护士执业信息系统；护士执业良好记录包括护士受到的表彰、奖励以及完成政府指令性任务的情况等内容；护士执业不良记录包括护士因违反条例以及其他法律、法规、规章或者诊疗技术规范的规定受到行政处罚、处分的情况等内容。

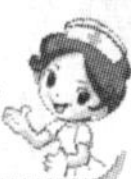

二、护士执业法律责任

（一）护士执业履行的法律职责

（1）处理和执行医嘱是护士对患者实施护理的法律依据　在执行医嘱时，护士应熟悉各项医疗护理常规、各种药物的作用、副作用及使用方法。护士拿到医嘱后，经过仔细查对，确保无误后，应准确及时地加以执行。随意篡改或无故不执行医嘱均属违法行为。如护士对医嘱有疑问，应进行核查。护士如果发现医嘱有明显的错误时，应报告护士长或上级主管部门。如果护士明知医嘱有错误，但不提出质疑，或护士由于疏忽大意而忽视医嘱中的错误，由此造成的严重后果，护士与医生共同承担法律责任。

（2）独立完成护理活动时，应明确自己的职责范围、工作单位的政策及工作要求，超出自己职能范围或没有遵照规范要求，而对患者产生伤害，护士负有不可推卸的法律责任。

（3）委派别人实施护理时，必须明确被委托人有无担负此项工作的资格、能力及知识，否则由此产生的后果，委派者负有不可推卸的责任。

（4）书写临床护理记录时，应及时准确无误、完整，其中包括体温单、执行医嘱的记录、患者的监护记录、护理病例、护理计划等。护理记录具有重要的法律意义，如发生医疗纠纷时，完整、可靠的护理记录可提供当时诊治的真实经过，是重要的法律证据或线索，如果被丢失、涂改、隐匿、伪造或销毁，都是违法行为。

（5）患者死亡及有关问题的处理　患者在死亡前常留下遗嘱，有时护士会被作为遗嘱的见证人。护士在作见证人时注意以下几点：患者死亡后，护士应填写有关卡片，做好详细准确的记录，特别是患者的死亡时间。如患者同意尸检，捐献自己的遗体或组织器官时，应有患者或家属签字的书面文件。如患者在紧急情况下住院，死亡时身旁无亲友时，其遗物至少有两人在场的情况下清点、记录，并交病房负责人妥善保管。

（6）麻醉药品及其他物品的管理　麻醉药品主要指鸦片、哌替啶及吗啡等药物，临床上用于术后、晚期癌症及一些危重患者的对症治疗。这类药物应锁于专柜中，各班交接。护士只能凭医嘱领取及应用这些药物。如护士随意窃取、盗卖或自己使用这些药物，则会构成贩毒、吸毒罪。

（二）护士非法执业的法律责任

依照《条例》中的有关规定，护士非法执业包括三种情况：

（1）未取得护士执业证书的人员从事护理活动的。

（2）未及时办理执业地点变更手续的护士在注册地点以外的地方从事护理活动的。

（3）注册期限届满未延续注册而从事护理活动的。

对于以上三种情况的非法执业，卫生行政主管部门应依法予以取缔，因非法执业活动给患者造成损害的，按照相关法规，承担损害赔偿等责任，造成严重后果，构成犯罪的，依法承担刑事责任。

（三）医疗卫生机构违反护士管理法规的法律责任

目前，护士都是在一定的医疗卫生机构中执业，护士义务的履行需要医疗卫生机构直接进行监督，护士权利的实现有赖于医疗卫生机构提供物质保障。据此，条例设专章规定了医疗卫生机构以下三方面的职责。

1. 医疗机构的职责

（1）按照卫生部的要求配备护士　护士配备是否合理，直接关系到医院的工作质量，更直接影响到护理质量、患者安全。根据《条例》规定，医疗卫生机构配备护士的数量不得低于卫生部规定的护士配备标准。条例施行前，尚未达到护士配备标准的医疗卫生机构，应当按照卫生部规定的实施步骤，自条例施行之日起 3 年内达到护士配备标准。

（2）保障护士合法权益　①应当为护士提供卫生防护用品，并采取有效的卫生防护措施和医疗保健措施；②应当执行国家有关工资、福利待遇等规定，按照国家有关规定为在本机构从事护理工作的护士足额缴纳社会保险费用；③对在艰苦边远地区工作，或者从事直接接触有毒有害物质、有感染传染病危险工作的护士，所在医疗卫生机构应当按照国家有关规定给予津贴；④应当制定、实施本机构护士在职培训计划，并保证护士接受培训，并根据临床专科护理发展和专科护理岗位的需要，开展对护士的专科护理培训。

（3）加强护士管理　①应当按照卫生部的规定，设置专门机构或者配备专（兼）职人员负责护理管理工作；不得允许未取得护士执业证书的人员、未依照条例规定办理执业地点变更手续的护士以及护士执业注册有效期届满未延续执业注册的护士在本机构从事诊疗技术规范规定的护理活动；在教学、综合医院进行护理临床实习的人员应当在护士指导下开展有关工作。②应当建立护士岗位责任制并进行监督检查。护士因不履行职责或者违反职业道德受到投诉的，其所在医疗卫生机构应当进行调查；经查证属实的，医疗卫生机构应当对护士作出处理，并将调查处理情况告知投诉人。

2. 医疗机构的法律责任

卫生主管部门的工作人员未依照《条例》规定履行职责，在护士监督管理工作中滥用职权、徇私舞弊，或者有其他失职、渎职行为的，依法给予处分；构成犯罪的，依法追究刑事责任。

医疗卫生机构有下列情形之一的，由县级以上地方人民政府卫生主管部门依据职责分工责令限期改正，给予警告；逾期不改正的，暂停其 6 个月以上 1 年以下执业活动；国家举办的医疗卫生机构有下列情形之一、情节严重的，还应当对负有责任的主管人员和其他直接责任人员依法给予处分：①违反本条例规定，护士的配备数量低于国务院卫生主管部门规定的护士配备标准的；②允许未取得护士执业证书的人员或者允许未依照本条例规定办理执业地点变更手续、未延续执业注册的护士在本机构从事诊疗技术规范规定的护理活动的。

医疗卫生机构有下列情形之一的，依照有关法律、行政法规的规定给予处罚；国家举办的医疗卫生机构有下列情形之一、情节严重的，还应当对负有责任的主管人员和其他直接责任人员依法给予处分：①未执行国家有关工资、福利待遇等规定的；②对在本机构从事护理工作的护士，未按照国家有关规定足额缴纳社会保险费用的；③未为护士提供卫生防护用品，或者未采取有效的卫生防护措施、医疗保健措施的；④

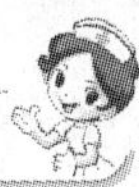

对在艰苦边远地区工作，或者从事直接接触有毒有害物质、有感染传染病危险工作的护士，未按照国家有关规定给予津贴的。

医疗卫生机构有下列情形之一的，由县级以上地方人民政府卫生主管部门依据职责分工责令限期改正，给予警告：①未制定、实施本机构护士在职培训计划或者未保证护士接受培训的；②未依照本条例规定履行护士管理职责的。

（四）护士执业活动中违反执业规范的法律责任

（1）护士在执业活动中有下列情形之一的，由县级以上地方人民政府卫生主管部门依据职责分工责令改正，给予警告；情节严重的，暂停其6个月以上1年以下执业活动，直至由原发证部门吊销其护士执业证书：①发现患者病情危急未立即通知医师的；②发现医嘱违反法律、法规、规章或者诊疗技术规范的规定，未依照本条例第十七条的规定提出或者报告的；③泄露患者隐私的；④发生自然灾害、公共卫生事件等严重威胁公众生命健康的突发事件，不服从安排参加医疗救护的。

（2）护士在执业活动中造成医疗事故的，依照医疗事故处理的有关规定承担法律责任。

（3）护士被吊销执业证书的，自执业证书被吊销之日起2年内不得申请执业注册。

此外，《条例》还规定：扰乱医疗秩序，阻碍护士依法开展执业活动，侮辱、威胁、殴打护士，或者有其他侵犯护士合法权益行为的，由公安机关依照治安管理处罚的规定给予处罚；构成犯罪的，依法追究刑事责任。

目标检测

一、填空题

1．申请护士执业注册的，应当向（　　）提出申请。收到申请的卫生主管部门应当自收到申请之日起（　　）工作日内做出决定，对具备本条例规定条件的，准予注册，并发给护士执业证书；对不具备本条例规定条件的，不予（　　）并（　　）说明理由。

2．护士执业注册有效期为（　　）年。

3．护士执业注册有效期届满需要继续执业的，应当在护士执业注册有效期届满前向（　　）申请延续注册。

4．应当建立本行政区域的护士执业（　）和不良记录，并将该记录记入（　）。

5．护士执业，有按照国家有关规定（　　）的权利。任何（　　）或者（　　）不得克扣护士工资，（　　）或者（　　）护士福利等待遇。

6．护士执业，有获得与其所从事的护理工作相适应的（　　）的权利。从事直接接触有毒有害物质、有感染传染病危险工作的护士，有依照有关法律、行政法规的规定接受（　　）的权利；患职业病的，有依照有关法律、行政法规的规定（　　）的权利。

7．护士有义务参与公共卫生和疾病预防控制工作。发生（　　）等严重威胁公众生命健康的突发事件，护士应当服从（　　）或者（　　）的安排，参加医疗救护。

8．医疗卫生机构配备护士的数量不得低于（　　）护士配备标准。

9. 对在（　　）工作，或者从事直接接触有毒有害物质、有感染传染病危险工作的护士，（　　）应当按照国家有关规定给予津贴。

10. 本条例施行前，尚未达到护士配备标准的医疗卫生机构，应当按照国务院卫生主管部门规定的实施步骤，自本条例施行之日起（　　）年内达到护士配备标准。

二、选择题

1. 护士执业，应当经执业注册取得（　　）。

A. 护士执业证书　B. 医生执业证书　C. 护理执业证书　D. 工作证

2.《护士条例》实施的宗旨是（　　）。

A. 为了维护护士的合法权益，规范护理行为，促进护理事业发展，保障医疗安全和人体健康

B. 为了维护医生的合法权益

C. 为了维护医院的合法权益

D. 为维护患者的合法权益

3.《护士条例》所称的护士是指（　　）。

A. 护理人员

B. 医技人员

C. 经执业注册取得护士执业证书，依照本条例规定从事护理活动，履行保护生命、减轻痛苦、增进健康职责的卫生技术人员

D. 护工

4. 应当采取措施，改善护士的工作条件，保障护士待遇，加强护士队伍建设，促进护理事业健康发展的国家机关是（　　）。

A. 人民政府

B. 医院

C. 国务院有关部门、县级以上地方人民政府及其有关部门以及乡（镇）人民政府

D. 卫生部

5. 负责全国的护士监督管理工作的是（　　）。

A. 人民政府　B. 医院

C. 国务院卫生主管部门　D. 卫生部

6. 国务院有关部门对在护理工作中做出杰出贡献的护士，应当授予的称号是（　　）。

A. 优秀护士

B. 优秀护理人员

C. 全国卫生系统先进工作者荣誉称号或者颁发白求恩奖章

D. 先进工作者

7. 我国第一部《护士条例》开始实施于（　　）。

A.2008 年 5 月 5 日　B.2008 年 5 月 10 日

C.2008 年 5 月 12 日　D.2008 年 3 月 13 日

8. 申请护士执业注册，应当具备下列条件的有（　　）。

A. 具有完全民事行为能力

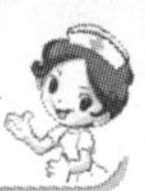

B. 在中等职业学校、高等学校完成国务院教育主管部门和国务院卫生主管部门规定的普通全日制3年以上的护理、助产专业课程学习，包括在教学、综合医院完成8个月以上护理临床实习，并取得相应学历证书

C. 通过国务院卫生主管部门组织的护士执业资格考试

D. 以上都正确

9. 护士执业注册申请，应当自通过护士执业资格考试之日起的提出时间为（　　）。

A. 五年　　B. 三年　　C. 一年　　D. 两年

10. 护士执业注册有效期为（　　）。

A. 一年　　B. 两年　　C. 五年　　D. 三年

三、问答题

1. 简述护士的概念。

2. 护士职业中享有的权利有哪些?

四、案例分析题

案例1：因护士查对不严，将结晶的甘露醇给患者输入。

案例2：因护士错发药物而造成差错。

案例3：因护士巡视病房不仔细，输血过程中血液渗漏到地上。

案例4：一患儿在换床过程中玻璃接头与鼻导管衔接不紧，导致患儿口唇轻微发绀。

案例5：一位有机磷农药中毒患者在急诊科抢救治疗，阿托品化后精神恍惚，瞳孔散大，在家属不在、护士给其他患者做治疗的情况下，患者自己外出，不慎被车撞伤，被车主送回急诊科。

案例6：由于产妇及新生儿体弱，其家属认为病房紧闭门窗后生煤炭火炉比较暖和，于是将门窗紧闭。护士夜间巡视病房时告诉产妇这样容易导致一氧化碳中毒，并将门窗稍稍打开。待护士离开后，产妇向家属反应没有门窗紧闭时暖和，结果家属以护士开窗导致产妇感觉气温低为由，提出索赔。

阅读上述护理案例，试对护理纠纷与事故产生原因及相关法律关系进行分析讨论。

（李艳霞）

第九章

医疗事故处理法律制度

学习目标

1. 掌握医疗损害责任的归责原则、护理侵权的涵义及内容。
2. 理解医疗事故的内涵、构成及评定标准。
3. 理解护理工作与医患纠纷诉讼证据的关系。
4. 了解医疗事故赔偿及相关的法律规定。

【引导案例】

原告：死者家属。

被告：宁夏固原市某县医院。委托代理人安丽，宁夏维誉律师事务所律师。

原告妻子即死者（系宁夏固原市某县人）生前怀孕5月有余。2012年4月23日10时因其感到不适，遂于14时左右到达被告处检查，15：10分经门诊B超报告“原告妻子宫内单死胎（孕23周）”后，被告医师方某提出需立即实施引产手术。在原告着急办理手续时，被告工作人员却称“医保卡和患者本人身份证不符，须到县政府刷卡后才能办理”，原告当即提出患者急需实施手术能否先把手续办了，但对方以“这是医院的规定，我们也没办法”拒绝了，待住院手续办好后，原告妻子终于被送入手术室。手术刚过10分钟左右，原告及家属被告知患者需切除子宫，又过了10分钟，又被告知患者出血较多需要配血，由家属即刻前往某县中心血站取血，后又称某中心血站正在送血。又过了一会儿，被告让原告进手术室看患者，称患者病情严重了。原告看到躺在手术台上的妻子一脸蜡黄，不省人事。主治医师指着刀口处称，患者仍然在出血需要马上输血，原告当即提出让家属配血，但被告“必须使用某县中心血站的血”，可等了快2个小时也未见该血站把血送来。18：00左右，被告给原告下达“病危通知单”后，被告宣告患者死亡。

为查明原因和事实真相，原告要求被告提供及封存病历，复印了部分病历，发现有明显的修改痕迹。原告认为其妻子的死亡是医院造成的，遂向法院提起了诉讼，要求被告承担赔偿责任。

思考：法院会支持原告的诉讼请求吗？院方是否侵害了患者的权利？

医疗事故处理法律制度是我国法制建设的重要内容，是医疗机构从事医疗卫生服

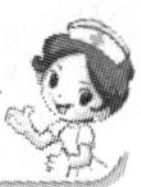

务的法律准绳。它明确了医疗事故的过错原则，突出了预防医疗事故发生及降低医疗事故可能造成的危害。这对于医疗机构依法从医具有重要的意义。医疗事故法律制度包括：医疗事故的构成、医疗事故的赔偿、医疗损害责任及护理侵权等内容。

第一节 医疗事故概述

正确理解医疗事故的含义是正确处理医疗纠纷、解决医疗侵权责任承担的基础。

一、医疗事故的含义

（一）医疗事故的概念

1. 国外关于医疗事故的几种认识

目前世界上许多国家对医疗事故概念的认识很不一致，如美国把所有赔偿可能的医疗事件都称为医疗事故。在日本，医疗过失的概念相当于我国的医疗事故的概念，按照日本著名法学家松仓丰治的观点："除去医疗设施上出现的事故以外，凡是在医生诊断、治疗、判定预后，护士处置、对患者的身边护理及间接措施等广义的医疗过程中，发生意外的恶化或者未能预测的不良后果，可统称为医疗事故。"这一概念比我国医疗事故的概念的外延还要广泛。

2. 医疗事故的含义

医疗事故有广义和狭义之分。广义的医疗事故指医疗单位在从事诊断、治疗、护理等活动过程中，因诊疗护理过失，造成患者的死亡、残废、组织器官导致的功能障碍或其他不良后果。广义的医疗事故不仅包括责任事故和技术事故，还包括医疗差错。

狭义的医疗事故是《医疗事故处理条例》第二条规定的，指医疗机构及其医务人员在医疗活动中，违反医疗卫生管理法律、行政法规、部门规章和诊疗护理规范、常规，过失造成患者人身损害的事故。从法律角度分析，医疗事故的行为人必须是取得相应资格的各级各类卫生技术人员，无行医许可而导致人身伤害的人员，按非法行医论处；医疗事故必须发生在诊疗护理工作中，不是就诊护理而导致的损害，按医患其他纠纷解决；医疗事故的行为人必须在诊疗护理工作中有过失，一方面是违反规章制度或是诊疗护理常规等失职过失，另一方面可能是业务能力低下而导致的技术过失，且实际发生了达到一定程度的严重后果，即死亡、伤残、组织器官损伤功能障碍，若没有达到这种程度则不构成医疗事故。这是鉴别医疗事故与医疗差错的关键；同时，医疗机构与医务人员的过失与损害结果之间必须是直接因果关系。

（二）医疗事故与医疗纠纷、医疗差错、医疗意外

1. 医疗纠纷

医疗纠纷分为有过失的医疗纠纷和无过失的医疗纠纷；将有过失的医疗纠纷划分为医疗事故和医疗差错。医疗纠纷是指由于患者及其家属与医疗单位双方对诊疗护理过程中的不良后果及其产生的原因认识不一致而向司法机关或卫生行政部门提出控告所引起的纠纷。所以，医疗事故属于医疗纠纷的范畴。

2. 医疗差错

医疗差错是指在诊疗护理过程中，医务人员确有过失，但经及时纠正未给患者造成严重后果或未造成任何后果的医疗纠纷。依《医疗事故处理条例》的规定，医疗事故的后果必须达到一定的严重程度，如残废、伤残、组织器官损伤导致功能障碍，对于没有达到事故程度的医疗过失，均应认定为医疗差错。换言之，医疗差错与医疗事故的特征基本相同，两者之者的唯一不同是损害后果程度上的差异。

3. 医疗意外

医疗意外是指在医疗活动中由于患者病情异常或者患者体质特殊而现有的医学科学技术条件，又无法预料或者不能防范而发生的不良后果。医疗意外具有以下两个基本特征：其一，患者死亡、残废或功能障碍的不良后果发生在诊疗护理过程中。其二，不良后果的发生，是医务人员难以预料和防范的；或者说是他们不能抗拒或者不能预见的原因引起的。这说明医务人员主观上没有过错，而是由于不能抗拒或者不能预见的原因引起的。因此，医疗单位也没有过错，从而也就不应承担法律责任。

二、医疗事故的分类及评定标准

（一）医疗事故的分类

根据医疗事故形成的原因，我们将医疗事故分成以下两类：

1. 责任型医疗事故

是指医务人员因违反规章制度、诊疗护理常规等失职行为所导致的事故。

（1）责任型事故有三种原因　其一，医务人员的法律意识欠缺，不按医疗法律、法规、规章所规定的法定程序进行医疗活动。其二，不按诊疗护理操作常规、规范所规定的方式、步骤、要求开展或实施各种技术操作。其三，医德不高，责任心不强，不能忠实地履行应尽的各种职责义务。比如某女孩 3 岁因被开水烫伤到卫生院就诊，经医生李某用紫草油治疗有效，隔日再来就诊时遇医生高某值班，高某顺手从药柜上拿下一瓶药，违反用药前应核对的操作规定，看都没看就往患儿烫伤处涂抹，患儿凄厉地哭也没有能使医生高某停止涂药，最终导致其休克。后来值班护士发现是误用了“来苏”，导致患儿因抢救无效死亡。由此可见责任事故是医务人员在医疗工作中的主观性失职行为。

（2）责任型医疗事故的具体表现　其一，医务人员对急、危、重患者，片面强调制度、手续而拒收的，或者不负责任的转院、转科或不采取应当采取的急救措施，导致贻误抢救时机的。其二，诊治工作中，知道或应当知道病情疑难而不请示或不执行上级医师指导，擅自处理的；上级医师接到下级医师报告后，不及时认真处理的；手术治疗中，错开部位，摘错器官，遗留器械、纱布等异物在患者体内，或不按操作规程而错伤重要器官的。其三，护理工作中，不严格执行查对制度，不按规定交接班，不遵守医嘱，护理不当，或其他违反制度、操作规程的；助产中，违反接产原则和操作规程的。其四，在医疗工作中不掌握医疗原则，违反药物禁忌、药物过敏试验等使用规定的，滥用毒、麻、剧药品，开错或用错药物的；或生物制品的接种途径、剂量、部位错误或操作中消毒不严格等都属于医疗责任事故。

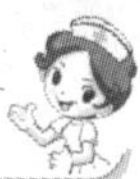

2. 技术型医疗事故

技术型事故主要是指医务人员因技术上的过失，造成对患者的严重不良后果。技术过失不是指违反技术操作规程，不是医务人员主观不负责任，而是医务人员在诊疗、护理中因限于个人技术能力，限于医疗发展水平和医疗单位的技术设备条件而造成的医疗事故行为。

技术型医疗事故有三种情形：其一，是医务人员的诊疗处置不当引发的医疗事故；其二，是指因医疗技术水平所限，发生在诊断上、治疗上或护理上的过失行为所导致的医疗事故；其三，是医疗单位的技术设备造成的医疗事故。如刚从医学院校毕业的医生张某，在农村巡回医疗服务过程中，在条件不具备的情况下，盲目为一患宫颈癌的患者做盆腔清扫手术，手术中尽力尽责，担心影响治疗效果，清扫手术很彻底，结果术后患者无尿，抢救无效死亡，经解剖发现死者的双侧输尿管被切除，是造成患者死亡的原因。医师张某刚毕业又没有上级医师的指导第一次做这样的手术，由于其没有把握局部组织的解剖构造，技术水平不高，以致造成患者死亡的严重不良后果，属于典型的技术型医疗事故。

（二）医疗事故的评定标准

1. 医疗事故的构成

医疗事故构成要件，指构成医疗事故必须具备的法律要件。根据《医疗事故处理条例》的相关规定，医疗事故构成的要件包括：

（1）医疗事故的责任主体　按照《医疗事故处理条例》第二条的规定，医疗事故的责任主体应是医疗机构及其医务人员。“医疗机构”是指《医疗机构管理条例》中取得《医疗机构执业许可证》的机构。“医务人员”是指依法取得执业资格的医疗卫生专业技术人员，如医师、护士，他们必须在医疗机构执业。且医疗事故必须发生在医疗机构和医务人员的医疗活动中。指明了医疗事故发生的场所和活动范围。

（2）医疗事故的主观方面　是指医疗事故的行为人造成医疗事故危害的主观心理态度。根据《医疗事故处理条例》的规定，医疗事故是医疗机构与医务人员的过失造成患者的人身损害的事故。所以医疗事故的行为人的主观心理态度是过失，而不是故意行为。过失的主观心态可分为两种：一种是疏忽大意的过失，是指在医疗事故发生中，根据医务人员的职称和岗位责任的要求，应当预见自己的行为可能会对患者造成危害结果，由于疏忽大意而没有预见到，以至于发生了危害患者的严重不良后果。另一种是过于自信的过失，是指医务人员虽然预见到自己的行为可能会造成对患者的危害结果，但由于自信凭借自己的技术与经验或有利的客观条件能够避免，因而导致了诊断上和医疗处置上的失误，造成了对患者的危害结果。

（3）医疗事故的客体　根据《医疗事故处理条例》的规定，医疗事故损害的是“人身”，具体指的是人的身体健康权、人的生命权；而不是物。如果因医疗费用、医疗态度、侵犯患者隐私权等发生医患纠纷，其侵犯的客体不是患者的身体健康和生命权，所以不属于医疗事故的范畴。但若是医务人员违反药物使用的规定或是输血违反操作规程使患者感染艾滋病、手术中将纱布遗留腹中等行为，均侵犯了患者的人身健康和生命权，构成了医疗事故。

（4）医疗事故的客观方面　医疗事故确实造成了对患者的人身损害结果。而这种损害结果必须是医疗机构与医务人员的过失行为引起的，过失行为是违反义务的行为。医疗机构有两类义务：其一，约定义务，医患双方的合同，从患者挂号后，医疗合同即成立生效，医方最主要的义务是问诊的义务、作出初步诊断结论的义务、说明的义务、实施治疗的义务、转医的义务。其二，法定义务，医务人员要遵守法律、法规、规章，还要遵守医疗机构管理的规章制度、诊疗护理规范、常规及提供医疗服务过程中应遵行的技术规范等。过失行为和损害事实间必须有因果关系，否则不构成医疗事故。

2. 医疗事故的评定标准

根据《医疗事故处理条例》第四条的规定，医疗事故的评定标准是对患者人身造成的损害程度，并以此为标准将医疗事故分为四级。

一级医疗事故：造成患者死亡、重度残疾的。

二级医疗事故：造成患者中度残疾、器官组织损伤导致严重功能障碍的。

三级医疗事故：造成患者轻度残疾、器官组织损伤导致一般功能障碍的。

四级医疗事故：造成患者明显人身损害的其他后果的。

3. 不属于医疗事故的情形

（1）在紧急情况下为抢救垂危患者生命而采取紧急医学措施造成不良后果的。

（2）在医疗活动中由于患者病情异常或者患者体质特殊而发生医疗意外的。

（3）在现有医学科学技术条件下，发生无法预料或者不能防范的不良后果的。

（4）无过错输血感染造成不良后果的。

（5）因患方原因延误诊疗导致不良后果的。

（6）因不可抗力造成不良后果的。

第二节　医疗事故的预防与处置

一、医疗事故的预防

医疗事故的预防是指采取各种可行的方式及方法预防医疗事故的发生。从医疗事故发生的原因分析思考医疗事故的预防，与医疗机构的管理水平、医务人员的素质修养、自身医疗水平、服务质量、良好的医患关系是紧密联系的。

为了有效地预防医疗事故，2002 年国务院颁布实施的《医疗事故处理条例》规定，医疗机构及其医务人员，必须积极从以下三方面预防医疗事故。

（一）加强和完善医疗机构的建设，提高医院的科学管理水平

随着社会的发展和不断进步，人民群众对社会医疗服务水平的要求日益提高，而医疗机构的建设和管理水平是提高医疗服务质量、减少医疗事故发生的基础。

1. 加强医院的制度建设，建立健全各种规章制度和操作规程并严格执行

如首诊负责制、急诊抢救制度、值班交接班制度、查对制度、死亡和疑难病例讨论制度、会诊制度、三级查房制度等。重视病历书写质量，病历保管规定，规范填写

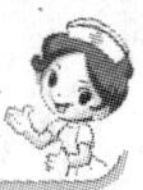

患者知情同意书。要加强对一次性医疗用品、医疗植入物准入的管理等。《医疗事故处理条例》第十六条规定，发生医疗事故争议时，死亡病例讨论记录、疑难病例讨论记录、上级医师查房记录、会诊意见、病程记录应当在医患双方在场的情况下封存和启封。封存的病历资料可以是复印件，由医疗机构保管。

制度是保证医疗质量有章可循的关键，是医院管理的重要措施。加强医务人员掌握专业领域内的各种规章制度的教育，提高其制度意识，做到管理到位，措施落实到位。

2. 加强医务人员医疗安全意识的教育

医疗安全是预防医疗事故的重要措施，是衡量医疗质量的重要指标之一。医院要加强医务人员遵纪守法的教育，遵守国家的法律、法规，遵守国家的卫生法律法规，特别是要认真学习《执业医师法》、《护士条例》、《传染病防治法》、《医疗事故处理条例》及其配套文件，以及《医疗机构管理条例》、《全国医院工作条例》、《医院工作制度》等。强化医疗人员的医院安全意识与责任感，提高医务人员的服务意识，保障人民群众身体健康和生命安全，这是“一切为患者”服务宗旨的具体体现。

3. 构建平等、融洽而和谐的医患关系

著名的医学史学家西格里斯认为每一个医学行为始终涉及两类当事人，即医生与患者，或者可以更广义地说，医学团体和社会。医学无非是这两个群体之间多方面关系，医患关系也应该是医学的本质所在。医患关系，是一种配合与合作的关系，它建立在患者对医生的信赖和对生命健康的渴望基础上，只有彼此沟通理解、相互信任，医患双方才能共同参与诊疗活动，共同完成对疾病的诊疗过程，也便于患者对自己医疗活动过程和目的的了解。只有这样优质有效的医患沟通，才能真正体现医学的整体意义和完整价值，提高医疗质量和护理效果，促进患者身心健康的恢复。实现医学价值、医学知识和人性目的的和谐统一。

（二）加强医务工作者的职业道德修养

职业道德是一般社会道德在职业生活中的具体体现，是指从事一定职业的人们在职业活动中的应该遵循的道德规范的总和。医务人员的职业道德，即医德，是指导医务人员进行医疗活动的思想和行为准则。“修养”是整治、锻炼、提高、教育、涵养的意思。医务人员的职业道德修养，就是坚持全心全意为人民服务这个宗旨和救死扶伤这个原则，恪守医务人员的职业道德规范，加强自我教育、自我实践。

1. 树立“以人为本”的职业道德理念，提高医务工作者对职业道德的认识

医疗卫生行业是与广大人民群众生命健康息息相关的窗口行业，正因为其与群众的切身利益密切相关。所以医务人员要以人为本，以“患者为中心”，坚守“一切为了患者，为了患者的一切”信念，自觉进行职业地位、职业职责、职业道德重要性、必要性的教育，自觉学习和研究职业道德的基本知识、基本规范，提高认识，自觉在医疗实践中规范自己的行为，特别是要努力做到国家卫生部门提出的对患者的“四心”，即对患者要有爱心、耐心、细心、责任心。医务人员要树立讲人本、讲人性、讲人道、讲人文的道德理念，树立正确的职业观、价值观、人生观，全心全意为人民服务，为患者服务。

2. 医务人员要不断陶冶自己的职业道德情操，努力做到“慎独”

医务工作者要恪守“医之道，必先正己，然后正物”的传统美德。要力求做到“慎独”，即慎独、慎微、慎始、慎终，发扬“救死扶伤”的优良传统。像白求恩同志那样，对工作认真负责，对技术精益求精，对患者满腔热情，精心服务，有一种永不满足的进取精神和任劳任怨的献身精神。树立敬业意识，古人云：“敬业者，专心致志，以事其业也”。在抗击“SARS”的斗争中，像钟南山等科学家为了搞清“SARS”病毒的来源和传播途径及治疗办法，舍生忘死，夜以继日，废寝忘食，积极探索，从而在短期内找出了一套基本可行的治疗方案和防范传染的方法，为全面抗击“SARS”提供了宝贵的经验，表现出崇高的敬业精神。医务工作者要以模范人物为榜样，热爱本职，忠于职守，扎实工作，干一行爱一行，做到乐业、勤业、精业。工作中要诚实待人，公正处事，堂堂正正做人，固守人格的尊严，献身于事业。从而形成自己对事业的荣誉感，对患者的责任感。把自己锻炼成意志坚定、道德高尚、人民放心的医务工作者，全心全意地去为患者服务。在工作岗位上去追求自身理想和价值，从中找到人生的意义。

（三）加强医务人员的业务学习和技术培训，提高其业务素质

医务人员要不断地加强专业知识的学习，特别是医学前沿领域的新知识、新理念，提高自己的专业理论水平；加强专业技术的训练，提高整体医疗水平；强化“三基”训练和继续教育，鼓励医务人员钻研业务，提高技术水平；组织人员外出进修学习深造，培养技术骨干；邀请知名专家来来院指导临床工作，提高医院的医疗技术水平，为预防医疗事故的发生奠定技术基础。

二、医疗事故的赔偿

（一）医疗事故赔偿的依据

（1）根据医疗事故的等级；

（2）根据医疗过失行为对患者造成损害结果的责任程度；

（3）根据医疗事故后果与原疾病的关系。

（二）医疗事故赔偿解决的途径

根据《医疗事故处理条例》的规定，医疗事故的处理途径有三种：协商、行政处理、诉讼。

1. 协商

医疗事故的争议的关键问题是对受害人的民事赔偿问题，双方协商处理必须要坚持自愿原则，坚持合法、合理原则。医疗事故争议由双方当事人自行协商解决的，医疗机构应当自协商解决之日起 7 日内向所在地卫生行政部门作出书面报告，并附具协议书。

2. 行政处理

受害人（当事人）申请行政处理的，应当自知道或者应当知道其身体健康受到损害之日起一年内向卫生行政部门提出医疗事故争议处理申请，超过期限的，卫生行政部门不再受理。当事人申请行政处理，应当提出书面申请，申请书应当载明申请人的

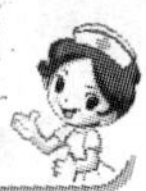

基本情况、有关事实、具体请求及理由等。卫生行政部门应当自收到医疗事故争议处理申请之日起10日内进行审查，作出是否受理的决定。对符合本条例规定，予以受理，需要进行医疗事故技术鉴定的，应当自作出受理决定之日起5日内将有关材料交由负责医疗事故技术鉴定工作的医学会组织鉴定并书面通知申请人；对不符合本条例规定，不予受理的，应当书面通知申请人并说明理由。

当事人如果已申请行政处理，同时又向法院起诉的，卫生行政部门不予受理；已经受理的，终止处理。当事人对行政处理的调解意见不服或反悔的，可以向人民法院提起诉讼。

3. 诉讼

指当事人因医疗事故侵权赔偿纠纷问题向法院起诉，请求解决争议的司法过程。诉讼时效为一年，但可以中止、中断、延长。

三、违反医疗事故制度的法律责任

（一）卫生行政部门违反医疗事故制度的法律责任

卫生行政部门接到医疗机构关于重大医疗过失行为的报告后，未及时组织调查的；接到医疗事故的争议处理申请后，未在规定的时间内容审查或者移送上一级人民政府卫生行政部门处理的；未将应当进行医疗事故技术鉴定的重大医疗过失行为或者医疗事故争议移交医学会组织鉴定的；未按照规定逐级将当地发生的医疗事故以及依法对发生医疗事故的医疗机构和医务人员的行政处理情况上报的；未依照《医疗事故处理条例》规定审核医疗事故技术鉴定书的。根据情节由上级卫生行政部门给予警告并责令限期改正；情节严重的，对负有责任的主管人员和其他直接责任人员依法给予行政处分。

（二）医疗机构违反医疗事故制度的法律责任

医疗机构没有如实告知患者病情、医疗措施和医疗风险的；没有正当理由，拒绝为患者提供复印或者复制病历资料服务的；未按照国务院卫生行政部门规定的要求书写和妥善保管病历资料的；未在规定时间内补记抢救工作病历内容的；未按照本条例的规定封存、保管和启封病历资料和实物的；未设置医疗服务质量监控部门或者配备专（兼）职人员的；未制定有关医疗事故防范和处理预案的；未在规定时间内向卫生行政部门报告重大医疗过失行为的；未按照本条例的规定向卫生行政部门报告医疗事故的；未按照规定进行尸检和保存、处理尸体的。根据情节由卫生行政部门责令改正；情节严重的，对负有责任的主管人员和其他直接责任人员依法给予行政处分或者纪律处分。

（三）医疗机构发生医疗事故的法律责任

医疗机构发生医疗事故，由卫生行政部门根据医疗事故等级和情节，给予警告；情节严重的，责令限期停业整顿直至由原发证部门吊销执业许可证，对负有责任的医务人员依照刑法关于医疗事故罪的规定，依法追究刑事责任；尚不够刑事处罚的，依法给予行政处分或者纪律处分。对发生医疗事故的有关医务人员，除依照前款处罚外，卫生行政部门可以责令暂停6个月以上1年以下执业活动；情节严重的，吊销其执业证书。

（四）其他违反医疗事故制度的法律责任

若以医疗事故为由，寻衅滋事、抢夺病历资料，扰乱医疗机构正常医疗秩序和医疗事故技术鉴定工作，依照刑法关于扰乱社会秩序罪的规定，依法追究刑事责任；尚不够刑事处罚的，依法给予治安管理处罚。

四、医疗损害责任

（一）医疗损害的内涵

《中华人民共和国侵权责任法》第五十七条规定："医务人员在诊疗活动中未尽到与当时的医疗水平相应的诊疗义务，造成患者损害的，医疗机构应当承担赔偿责任。"从法律上明确了医疗损害的定义。医疗损害责任是医疗伦理损害责任、医疗技术损害责任和医疗产品损害责任的总称。

知识链接

医疗损害与医疗事故的区别

内容 要件	医疗事故	医疗损害
行为的违法性	违反医疗卫生管理法规、行政法规，部门规章和护理规范、常规	未尽到当时的医疗水平相应的诊疗义务
主观过错	过失过错	过失或故意过错
客观损害结果	造成患者人身损害（生命权、健康权和身体权）	造成患者人身或财产损害（人身权、财产权）
因果关系	绝对因果关系	相对因果关系

（二）医疗损害责任的归责原则

归责原则是确定违法行为人承担损害赔偿责任的一般准则。我国民法通则规定了三个归责原则：其一，是过错责任原则；其二，是无过错责任原则；其三是公平责任原则。医疗损害责任是一种民事侵权责任。根据《中华人民共和国侵权责任法》第五十四条的规定，我国医疗事故的归责适用过错责任原则，以过错推定责任与无过错责任为例外。医疗事故不能适用公平责任原则。

过错责任原则是指以过错作为价值判断的标准，确定行为人对其造成的损害应否承担违法责任的归责原则。适用过错责任原则确定行为人的责任，必须具备四个要素：行为的违法性、损害事实、违法行为与损害事实间存在因果关系、行为人主观上有过错。

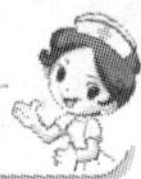

按照《医疗事故处理条例》的规定，医疗事故的构成具备同样的四要素，所以我国的医疗事故的归责适用过错责任原则。但同时《中华人民共和国侵权责任法》第五十八条规定，患者有损害，具备以下情形之一的，推定医疗机构有过错：其一，医疗机构违反法律、行政法规、规章以及其他有关诊疗规范的规定；其二，隐匿或者拒绝提供与纠纷有关的病历资料；其三，伪造、篡改或者销毁病历资料的。我国侵权责任法对这几种特殊情况规定适用过错推定责任原则。在实践中，过错责任原则大多适用于医患双方意见一致的医疗事故案件，而在医疗事故发生纠纷的案件中更多的是使用过错推定原则。

在医疗事故纠纷中，医患双方的地位在法理上是平等的，但实际中，医方处于强势的地位，而患者处于劣势的地位。过错推定原则在医疗事故中的适用，使受害人处于有利地位，加重了行为人的责任。过错推定原则是过错责任原则的特殊表现形式，司法实践中对于某些特殊的医疗事故纠纷案件，从损害事实本身推定加害人有过错，并以此确定过错行为人承担赔偿责任的归责原则。

（三）医疗损害责任的法律规定

根据《中华人民共和国侵权责任法》第七章的规定，医疗损害的法律责任如下：

1. 赔偿责任

（1）若患者在诊疗活动中受到损害，医疗机构及其医务人员有过错的，由医疗机构承担赔偿责任。

（2）医务人员在诊疗活动中未向患者说明病情和医疗措施，需要实施手术、特殊检查、特殊治疗的；医务人员未及时向患者说明医疗风险、替代医疗方案等情况，并取得其书面同意的，造成患者损害的，医疗机构应当承担赔偿责任。

（3）医务人员在诊疗活动中未尽到与当时的医疗水平相应的诊疗义务，造成患者损害的，医疗机构应当承担赔偿责任。

（4）因药品、消毒药剂、医疗器械的缺陷，或者输入不合格的血液造成患者损害的，患者可以向生产者或者血液提供机构请求赔偿，也可以向医疗机构请求赔偿。患者向医疗机构请求赔偿的，医疗机构赔偿后，有权向负有责任的生产者或者血液提供机构追偿。

2. 侵权责任

医疗机构及其医务人员应当对患者的隐私保密。泄露患者隐私或者未经患者同意公开其病历资料，造成患者损害的，应当承担侵权责任。

3. 医疗机构不承担赔偿责任的情形

（1）患者或者其近亲属不配合医疗机构进行符合诊疗规范的诊疗，导致患者不良结果的。医疗机构及其医务人员也有过错的，应当承担相应的赔偿责任。

（2）医务人员在抢救生命垂危的患者等紧急情况下已经尽到合理诊疗义务，有不良结果的。

（3）限于当时的医疗水平难以诊疗，而有不良结果的。

第三节　护理侵权中的举证责任倒置

一、护理侵权

（一）护理侵权内涵

护理侵权指护理人员在提供护理服务过程中因故意或过失而侵害被护理者的权利，依法应承担民事责任。

（二）护理侵权行为的特点

（1）护理侵权必须发生在护理活动中，如医生诊断错误，药房发错药，医生手术摘错器官，手术中发生的手术误伤等都不是护理侵权。但如果在手术中由于纱布或缝针未认真核对造成遗留在患者体内的后果则属于护理侵权。

（2）护理侵权的主体必须是符合《中华人民共和国护士管理条例》取得《护士执业证书》并经注册的护理专业技术人员。

（3）护理侵权的主体行为必须具有违法性，且在护理中存在故意或过失的过错。如护士在值夜班时没有按规定巡视婴儿病房，致使婴儿趴卧哭泣时间过长而导致窒息死亡，本值班护士行为具有违法性，且有过失的过错，是护理侵权，构成医疗事故。

（4）护理侵权侵犯的是被护理的对象即患者的权利，且护理侵权行为导致损害结果发生。如：护士由于疏忽将两个床位的同样的药物调换了一下，不属于侵权，但如果换上了不同的药物引起了药物反应，则构成了侵权；精神上的损害如侵犯患者的隐私权，造成了一定的影响，给患者带来了不良后果等。

（5）护理侵权的违法行为与其损害结果间必须具有直接因果关系。如因值班护士看错医嘱，给患者用错药，导致患者双目失明；两者之间有因果关系，构成护理侵权。

（三）护理侵权的内容与形式

1. 侵犯患者的身体权

身体权是指公民个人对器官、肢体和其他组织的支配权。护理过程中常见的侵害身体权的方式是护理人员违反正确的操作程序和错误使用医疗仪器给患者身体造成损害。如对重患者护理不当，生褥疮，造成局部组织坏死。

2. 侵犯患者的隐私权

患者隐私权是患者的一项基本人权，是患者作为人的基本尊严。在医疗阶段有权不愿意让他人知道患者自身的私人信息，私人空间的隐瞒权、维护权、支配权等。患者入院以后，由于治疗的需要，护理人员往往知道患者的许多隐私，护士要保守患者的隐私，这是护士应该履行的义务。比如性病患者的姓名和病情是否愿意说出来，这是他（她）的个人隐私权，如果护士对他（她）进行逼迫，“不然就不给你治疗和护理”，这就形成了护理侵权。

3. 侵犯患者的健康权

健康的内容即指器官及系统的安全动作和功能的正常发挥，包括生理健康和心理

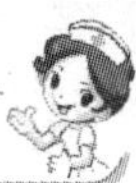

健康。一般来说，护理人员在侵犯被护理者身体权的同时也侵犯了其生理健康，同时也存在侵犯患者心理健康的非法行为，如以谩骂、诋毁和其他心理手段侵犯患者的心理健康。无论哪一方面的侵害都构成对公民健康的侵害。

4. 侵犯患者的财产权

财产权是指以财产利益为内容，直接体现财产利益的民事权利。例如：护士在抢救神志不清的患者时，将其身上佩戴的首饰和财物占为己有；对智力障碍患者使用诱骗手段骗得其财物；对患者财物借而不还等都构成侵犯财产权。

5. 其他侵权行为

我国法律规定，公民享有名誉权、肖像权、通信自由权等，任何单位和个人不得侵犯。如在护理活动中护士私拆患者的信件，散布损害患者名誉的言论，即侵犯患者的通信自由权和名誉权；如未经患者允许，对患者进行拍照、录像等侵犯患者的肖像权。

（四）护理侵权承担的法律责任

护理侵权的责任是指护理人员因实施侵权行为而承担的法律后果。侵权责任是以侵权行为的发生为根据，在法律伦理上，行为人必须就自己行为所导致的损害负责。护士因自己的过失（包括故意）给患者造成损害的，必须就其造成的损害结果负责任。

1. 民事责任

根据我国《民法通则的规定》，护理人员侵犯被护理者的民事权利的，要按侵犯的对象负不同的责任。侵犯自由权的要排除妨碍；侵犯身体权的则要停止侵害；侵犯名誉权的要消除影响，恢复患者的名誉，并且赔礼道歉；如果侵权给患者造成经济上损失的还要赔偿损失。

2. 行政责任

护理人员由于违反医疗规章制度及技术规范的，由卫生行政部门予以责令改正、给予警告；情节严重的，暂停其6个月以上1年以下执业活动，还可以给予中止注册、取消注册处分，直至由原发证单位吊销其护士执业证书。

3. 刑事责任

如果侵权行为严重，依照刑法的规定已经构成犯罪的，行为人要依法负刑事责任。如“医务人员由于严重不负责任，造成就诊人死亡或者严重损害就诊人身体健康者，处3年以下有期徒刑或拘役”。

二、护理侵权中的举证责任倒置

（一）举证责任倒置的内涵

举证责任倒置是指依据法律要件分类说应当由主张权利的一方当事人负担的举证责任，改由否认权利的另一方当事人就法律要件事实的不存在负举证责任。按照我国民事诉讼法的规定，民事侵权行为的举证责任原则是“谁主张，谁举证”，就是主张权利的一方负举证责任，即原告负举证责任。根据《最高人民法院关于民事诉讼证据的若干规定》，举证责任倒置原则是侵权诉讼中被要求权利的一方负举证责任，即被告负举证责任。

医疗侵权诉讼是一种特殊的诉讼，医疗机构及医务人员具备专业知识和技术手段，掌握相关的证据材料，具有较强的举证能力；而患者不拥有病历，患方在现有的条件下很难寻找医院的医疗过错而完成因果关系的举证。为了平衡当事人利益，更好地实现实体法保护受害人的立法宗旨，而对医疗侵权诉讼实行“举证责任倒置”原则。

最高人民法院《关于民事诉讼证据的若干规定》第四条第八款规定：“因医疗行为引起的侵权诉讼，由医疗机构就医疗行为与损害结果之间不存在因果关系及不存在医疗过错承担举证责任”。这是我国第一次以司法解释的形式把医疗侵权行为纳入“适用举证责任倒置”原则范畴。这种举证责任倒置的原则，对患者以医疗事故提起诉讼时，司法部门首先从患者的损害事实中，推定医疗机构及其医务人员的医疗行为有过错，先认定为医疗事故责任，使患方免除了举证责任而处于有利的地位，医方则因承担举证责任而处于不利的地位。如果医方证明不了自己的行为没有过错，很有可能被判定为医疗事故。实施“举证责任倒置”原则是对患者的保护，是缓冲医患矛盾的有效措施；举证责任倒置原则符合自然公正的要求。

（二）护理侵权中的举证责任倒置

护理侵权中的举证责任倒置是指：在护理侵权诉讼中，医疗机构及护理人员承担举证责任，即说明医疗机构和护理人员在护理侵权中不存在过错行为，且护理行为与损害结果之间不存在因果关系。护理侵权在法律上被视为特殊的侵权行为。一般的侵权诉讼的举证责任是“谁主张，谁举证”，即主张权利的一方负举证责任；而在护理侵权中实行的举证责任的倒置，即被主张权利的一方负举证责任，就是医疗机构及护理人员承担举证责任。

三、护理工作与“举证责任倒置”相关的证据

在医疗侵权诉讼中，实施举证责任倒置，把属于原告承担的部分举证责任，分担给了被告承担。不仅如此，也把举证的结果责任转给了被告。随着“举证责任倒置”原则在医疗侵权诉讼实践的运用，医疗文书则成了医患双方关注的焦点，成为判断医疗事故赔偿责任的重要法律依据。所以，保证医疗文书的客观、完整、真实非常重要，而护理病历是医疗文书的重要部分，是医疗纠纷中护理侵权诉讼中举证责任倒置的重要证据。护理病历是护士在护理活动中形成的文字、图表、符号等资料的总和。临床实践中护理记录是护理病历的重要组成部分，是护理病历的核心内容。若发生医疗纠纷，它将成为医疗机构诉讼成败的法律证据。

（一）护理记录的内容

临床护理记录包括体温单、医嘱单、护理记录单、手术护理记录单，还有治疗、服药、饮食记录单等，按照医疗护理操作规程，要求护理记录在时间上记录要及时，内容上要准确，客观真实，并要有连续性。护理记录是反映患者在患病期间的病情动态变化及医方所采取的治疗护理的全过程的医疗文书，是医院病历的重要组成部分，是医学科学研究和医学教学的重要临床资料，是医患双方的重要档案材料，更是医疗侵权纠纷诉讼中的重要资料。

（二）护理记录在医疗侵权诉讼举证责任倒置中的法律地位

护理记录在医疗侵权诉讼举证责任倒置中的地位是非常重要的，它是支持医患关

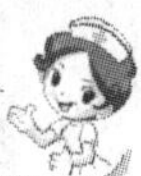

系的最关键证据；是医疗侵权诉讼中具有法律意义的原始文件。

因此，在临床护理工作中，护士要严格遵守护理操作规程，认真书写护理记录。我国卫生部制定的《病历书写基本规范》第三十一条、第三十二条中明确规定：护理记录是把患者发生的临床表现和病情变化加以说明，以及护士为此按照操作规程所执行的护理活动，患者接受护理后的反应和结果，用医学术语表达出来。要求护理记录要坚持真实性原则，即实事求是，使护理过程记录的资料可靠、可信、可用。体现护理工作的精确、精细。坚持科学性原则，即要客观反映患者病情的发生、发展和诊疗过程中患者健康问题的反映及患者对护理的需求、实施的护理措施及护理效果。坚持规范性原则，即护理记录的书写格式、护理语言符合《病历书写规范》的相关要求。

首先护士要提高对护理记录重要性的认识，特别是要从法律的高度重视护理记录，这是护士维权的一个重要途径。完善的护理记录一方面可以改变医疗侵权诉讼中举证不足的局面，保护自己，另一方面也是保护患者合法权益的依据。其次，护士要不断地加强学习，增强自身的法律意识、证据意识，提高自身的文化素养和专业水平，以高度负责的敬业精神、实事求是的科学态度，准确完整地做好临床护理记录，以提高自己的临床护理水平。

目标检测

一、填空题

1. 医疗事故分为（　　）、（　　）两类。

2. 根据对患者的损害程度，医疗事故分为（　　）级：第一级（　　）；第二级（　　）；第三级（　　）；第四级（　　）。

3. 医疗赔偿解决的途径有（　　）；（　　）；（　　）。

4. 医疗损害责任的归责原则适用（　　）原则。

5. 医疗纠纷诉讼的举证适用（　　）原则。

6. 护理侵权应承担的法律责任有（　　）；（　　）；（　　）。

二、选择题

1. 医疗事故的主体是医疗机构及其医务人员，这里所说的医务人员是指（　　）。

A. 本院的医师、护士

B. 依法注册的医师、护士

C. 本院的医师、护士及外聘人员

D. 本院从事医疗活动的所有有关人员

E. 本院从事医疗活动的所有有关医疗技术人员

2. 构成医疗事故的主观方面，应当是（　　）。

A. 技术水平欠缺的技术过失

B. 违反卫生法规和诊疗护理规范、常规的责任过失

C. 违反操作规程的故意

D. 疏忽大意的过失

E. 过于自信的过失

3. 医疗事故的行为主体在医疗活动中违反了（　　）。

A. 法律、行政法规

B. 行政法规和规章

C. 医疗卫生管理法律

D. 卫生国际条约

E. 部门规章

4.《医疗事故处理条例》规定，造成患者轻度残疾、器官组织损伤导致一般功能障碍的属于（　　）。

A. 一级医疗事故

B. 二级医疗事故

C. 三级医疗事故

D. 四级医疗事故

E. 严重医疗事故

5. 下列情形属于医疗事故的是（　　）。

A. 在紧急情况下为抢救垂危患者生命而采取紧急医学措施造成不良后果的

B. 在医疗活动中由于患者病情异常或者患者体质特殊而发生医疗意外的

C. 在现有医学科学技术条件下，发生无法预料或者不能防范的不良后果的

D. 过错输血感染造成不良后果的

E. 由于患者不配合治疗而延误诊疗导致不良后果的

6. 内科医生王某，在春节探家的火车上遇到一位产妇临产，因车上无其他医务人员，王某遂协助产妇分娩。在分娩过程中，因牵拉过度，导致新生儿左上肢臂丛神经损伤，王某行为的性质为（　　）。

A. 属于违规操作，构成医疗事故

B. 属于非法行医，不属于医疗事故

C. 属于超范围执业，构成医疗事故

D. 属于见义勇为，不构成医疗事故

E. 虽造成不良后果，但不属于医疗事故

7. 晚期肺癌患者郑某，经抢救无效死亡。郑某的亲属对其死因及医院的诊疗行为无异议，尸体随后火化。但两周后，郑某的家属以医院的抢救过程存在严重问题导致郑某死亡为由，向当地人民法院起诉。法院委托当地市医学会对本案进行医疗事故技术鉴定。鉴定专家应当（　　）。

A. 以未进行尸检，不能确定死因为由，将案件退回法院

B. 认定由郑某的亲属承担因未进行尸检而不能确定死因的责任

C. 认定由医方承担因未进行尸检而不能确定死因的举证不能

D. 根据病历资料，依法对医方的医疗行为是否构成医疗事故进行鉴定

E. 要医方拿出充分的证据证明自己医疗行为无过错

8. 青年要某，右下腹痛难忍，到医院就诊。经医师检查、检验，当即诊断为急性阑尾

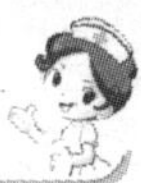

炎，遂对其施行阑尾切除术。手术情况正常，但拆线时发现伤口愈合欠佳，有淡黄色液体渗出。手术医师告知，此系缝合切口的羊肠线不为李某人体组织吸收所致，在临床中少见。经过近 1 个月的继续治疗，李某获得痊愈。根据《医疗事故处理条例》规定，本案应当属于（　　）。

A. 二级医疗事故
B. 三级医疗事故
C. 四级医疗事故
D. 因患者体质特殊而发生的医疗意外
E. 因不可抗力而造成的不良后果

三、问答题

1. 简述护理侵权的含义及内容。
2. 医疗机构怎样预防医疗事故的发生?
3. 谈谈护理记录在避免医疗纠纷中起到了什么作用?
4. 护士在执业过程中如何降低职业风险?

四、案例分析

患者李某于 2010 年到昆明 XX 医院就医。昆明 XX 医院对患者行阴道紧缩术、会阴修补术、阴道前壁膨出修补术。患者出院时，昆明 XX 医院向患者出具了出院证、出院诊断证明、住院医疗收费收据、用药治疗费用清单。出院证记载，患者于 2010 年 6 月 15 日入院至 2010 年 7 月 4 日出院，住院计 21 天，出院诊断证明记载日期为 2010 年 7 月 4 日，住院金额 30 万元，用药治疗费用清单详细记载了 2010 年 6 月 15 日至 2010 年 7 月 4 日的每日用药收费情况。

患者李某出院后，因尿失禁先后到昆明市第 X 人民医院、云南 XX 妇产医院、西山区人民医院院检查。经西山区人民医院 2011 年 10 月 20 日确诊为阴道前壁尿瘘后，患者多次找到昆明 XX 医院要求处理此事，但医患双方并未达成一致意见。随后，患者到法院起诉，要求医方承担医疗损害责任。

思考:

1. 本案是否属于医疗事故? 请用所学分析说明。
2. 通过分析，谈谈本案给了你哪些启示，从中吸取什么教训?

（胡海香）

第十章

传染病防治法律制度

学习目标

1. 掌握传染病的法定分类。
2. 熟悉传染病的预防与控制，传染病疫情的通报和公布。
3. 了解我国传染病的方针政策、传染病的预警监测制度以及法律责任。

【引导案例】

2003 年 3 月 15 日，香港至北京的某航班上一名 72 岁男性患者（B）发热。下飞机后，其妻女（共 3 人）陪同该老人到甲医院就诊。临床诊断为“右下肺炎，陈旧性结核”。在简单治疗后返回家中。3 月 16 日患者 B 上午 10 时因高热、咳嗽到乙医院就医，查体后，给予适当治疗处置，患者病情进展迅速，随即出现心肺功能衰竭，3 月 20 日，因医治无效死亡。

流行病学调查表明，病例 B 曾于 2002 年 12 月抵香港照看其生病的哥哥（病例 A），直到 3 月 15 日病例 A 因患有其他疾病住香港威尔士亲王医院 8A 病房。后据香港方面证实，当时 8A 病房收治的 SARS 患者中就有病例 A。

病例 B 在感染之后，乘坐国航 CA2 航班抵京。由于此病例是以“肺炎”初诊的 SARS 病例，北京医护人员对 SARS 没有准确的概念，未进行严格的防护，当防疫人员赶到时，已无法控制续发。3 月 20 日以后，医院的医护人员和一些陪护家属陆续出现发热和肺炎等症状、体征，共有 73 例确诊为 SARS。与病例 B 乘坐同一航班的 112 人中共发现 SARS 16 例（其中香港居民 8 例、台湾居民 4 例、北京居民 4 例），由于香港和台湾患者全部在香港或台湾就医，二代、三代病例中仅对北京病例分析：北京居民中与病例 B 同乘航班的 23 名北京居民中共有 3 人受到感染而发病。其中，1 例因发现较早，及时采取了控制措施，没有续发病例。病例 C 与病例 B 乘同一航班由香港返北京，3 月 17 日由北京到曼谷，并于 3 月 20 日由曼谷返回北京，使同机邻座感染，出现病例 J，形成第四代病例，病例 J 又下传 3 人形成第五代病例。

在整个传播链中，经调查得到详细资料的共有 59 例，病例 B 为二代，由其直接传播的病例为第三代，共有 27 例。在第三代病例中，发现具有下传能力的有 6 例，传播四代共 28 例，第五代共计 3 例。在有流行病学资料的 59 例中，共有医护人员 28 例，

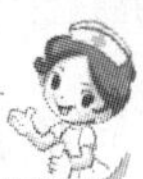

占总发患者数的47.46%，死亡4例，病死率为6.78%，其传播历时28天。

思考：作为医护人员，结合本章所学知识谈谈你从上述SARS传染事件中获得哪些启示和教训？

传染病发病率高，扩散速度很快，具有传染性、流行性和反复性等特点。近年来，国家通过疫苗接种和其他有效手段进行控制，一些传染病被消灭、基本被消灭或被控制；但是，又有一些新的传染病传入，还有一些旧的传染病有复燃的趋势，如艾滋病、甲型H1N1传入，肺结核的回升，各种性病的复燃等等。这些都说明了传染病预防控制工作的长期艰巨性和传染病立法不断完善的必要性。

第一节 传染病法律制度概述

一、传染病防治法的概念

传染病防治法是指由国家制定或其主管部门颁布的，由国家强制力保证实施的，调整预防、控制和消除传染病的发生与流行、保障人体健康活动中所产生的各种社会关系的法律规范的总称。

传染病防治法的概念有广义和狭义之分，广义的传染病防治法是指由国家制定或其主管部门颁布的，由国家强制力保证实施的，调整预防、控制和消除传染病的发生与流行、保障人体健康活动中所产生的各种社会关系的法律规范的总称。包括1989年2月21日全国人大常委会第六次会议通过并于1989年9月1日起施行的《中华人民共和国传染病防治法》（下称《传染病防治法》）、《中华人民共和国水污染防治法》（下称《水污染防治法》）、《食品卫生法》、《中华人民共和国传染病防治法实施办法》（下称《传染病防治法实施办法》）、《艾滋病监测管理的若干规定》、《预防接种工作实施办法》、《献血法》、《母婴保健法》、《血液制品管理条例》等，都有有关预防传染病的规定条文。狭义的传染病防治法仅指为传染病预防、控制和监督管理而制定的有关法律法规，如《传染病防治法》、《传染病防治法实施办法》、《艾滋病监测管理的若干规定》等。

我国传染病的特点：①具有传染性；②具有流行性；③具有反复性；④具有死灰复燃，如性病；⑤具有回升趋势；⑥出现新病种，如SARS、禽流感、手足口病等。

传染病是指由病源性细菌、病毒、立克次体和原虫等引起的，能在人间、动物间或人与动物间相互传播的一类疾病。传染病对人民的身体健康危害极大，世界上曾出现的3次鼠疫大流行，夺去了1亿多人的生命。我国解放前因传染病死亡的人数为各种死因人数的首位。

我国对传染病防治实行预防为主的方针，防治结合、分类管理、依靠科学、依靠群众。

二、染病防治法的调整对象

《传染病防治法》规定，在中华人民共和国领域内的一切单位和个人，必须接受医疗保健机构、卫生防疫机构有关传染病的查询、检验、采集样本、调查取证以及预防、控制措施，并有权检举、控告违反传染病防治法的行为。一切单位包括我国的一切机关、团体、企事业单位，也包括我国领域内的外资企业和中外合资、合作企业等。一切个人即我国领域内的一切自然人，包括中国人、具有外国国籍的人和无国籍人。根据我国有关法律规定和国际惯例，外交人员没有传染病防治方面的豁免权，所有驻中国的外国使、领馆人员也必须遵守传染病防治法的规定。

三、传染病的法定分类

根据传染病传染性的强弱、危害程度、传播速度的快慢等，参照国际上统一分类标准，结合我国的实际情况，将我国发病率较高、流行范围较大、危害严重的39种急性和慢性传染病列为法定管理的传染病，并根据其传播方式、速度及其对人类危害程度的不同，分为甲、乙、丙三类，实行分类管理。对传染病实行分类管理既有利于把有限的卫生资源合理配置、有效投入，也有利于突出重点，争取最大效益。

甲类传染病又称强制管理传染病，分为2种，包括：鼠疫、霍乱。此类传染病为强制管理类传染病，对此类传染患者、病原携带者的隔离、治疗方式，对可疑染疫人的留验、对疫点、疫区的处理均可强制执行。

乙类传染病也为严格管理传染病，分为26种，包括：传染性非典型肺炎、艾滋病、病毒性肝炎、脊髓灰质炎、人感染高致病性禽流感、甲型H1N1流感、麻疹、流行性出血热、狂犬病、流行性乙型脑炎、登革热、炭疽、细菌性和阿米巴性痢疾、肺结核、伤寒和副伤寒、流行性脑脊髓膜炎、百日咳、白喉、新生儿破伤风、猩红热、布鲁菌病、淋病、梅毒、钩端螺旋体病、血吸虫病、疟疾。此类传染病为严格管理类传染病，应严格按照有关规定和防治方案进行预防和控制，对其中的艾滋病、淋病、梅毒、狂犬病和肺炭疽患者，必要时采取强制性措施，控制传播。

丙类传染病又称监测管理传染病，分为11种，包括：流行性感冒、流行性腮腺炎、风疹、急性出血性结膜炎、麻风病、流行性和地方性斑疹伤寒、黑热病、包虫病、丝虫病，除霍乱、细菌性和阿米巴性痢疾、伤寒和副伤寒以外的感染性腹泻病、手足口病。此类传染病应按照国务院卫生行政部门规定的监测管理方法进行管理。

上述规定以外的其他传染病，根据其暴发、流行情况和危害程度，需要列入乙类、丙类传染病的，由国务院卫生行政部门决定并予以公布。

第二节　传染病的预防和控制

一、传染病的预防

国家对传染病防治实行预防为主的方针，防治结合，分类管理，依靠科学，依靠群众。

（一）组织开展全民性卫生活动，加强健康知识教育

各级人民政府组织开展群众性卫生活动，进行预防传染病的健康教育，倡导文明

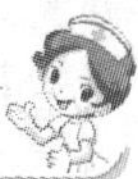

健康的生活方式，提高公众对传染病的防治意识和应对能力，加强环境卫生建设，消除鼠害和蚊、蝇等病媒生物的危害。

各级人民政府农业、水利、林业行政部门按照职责分工负责指导和组织消除农田、湖区、河流、牧场、林区的鼠害与血吸虫危害，以及其他传播传染病的动物和病媒生物的危害。

铁路、交通、民用航空行政部门负责组织消除交通工具以及相关场所的鼠害和蚊、蝇等病媒生物的危害。

（二）改建公共卫生设施，防止污染

地方各级人民政府应当有计划地建设和改造公共卫生设施，改善饮用水卫生条件，对污水、污物、粪便进行无害化处置。

（三）国家实行有计划的预防接种制度

国务院卫生行政部门和省、自治区、直辖市人民政府卫生行政部门，根据传染病预防、控制的需要，制定传染病预防接种规划并组织实施。用于预防接种的疫苗必须符合国家质量标准。国家对儿童实行预防接种证制度。国家免疫规划项目的预防接种实行免费。医疗机构、疾病预防控制机构与儿童的监护人应当相互配合，保证儿童及时接受预防接种。实施有计划的预防接种，是提高人群对传染病的免疫力，切断传染病流行防患于未然的有效措施。

（四）国家建立传染病监测制度

国务院卫生行政部门制定国家传染病监测规划和方案。省、自治区、直辖市人民政府卫生行政部门根据国家传染病监测规划和方案，制定本行政区域的传染病监测计划和工作方案。各级疾病预防控制机构对传染病的发生、流行以及影响其发生、流行的因素，进行监测；对国外发生、国内尚未发生的传染病或者国内新发生的传染病，进行监测。

（五）国家建立传染病预警制度

国务院卫生行政部门和省、自治区、直辖市人民政府根据传染病发生、流行趋势的预测，及时发出传染病预警，根据情况予以公布。

医疗机构必须严格执行国务院卫生行政部门规定的管理制度、操作规范，防止传染病的医源性感染和医院感染。医疗机构应当确定专门的部门或者人员，承担传染病疫情报告、本单位的传染病预防、控制以及责任区域内的传染病预防工作；承担医疗活动中与医院感染有关的危险因素监测、安全防护、消毒、隔离和医疗废物处置工作。

疾病预防控制机构、医疗机构的实验室和从事病原微生物实验的单位，应当符合国家规定的条件和技术标准，建立严格的监督管理制度，对传染病病原体样本按照规定的措施实行严格监督管理，严防传染病病原体的实验室感染和病原微生物的扩散。

采供血机构、生物制品生产单位必须严格执行国家有关规定，保证血液、血液制品的质量。禁止非法采集血液或者组织他人出卖血液。

疾病预防控制机构、医疗机构使用血液和血液制品，必须遵守国家有关规定，防止因输入血液、使用血液制品引起经血液传播疾病的发生。

（六）国家建立传染病菌种、毒种库

对传染病菌种、毒种和传染病检测样本的采集、保藏、携带、运输和使用实行分类管理，建立健全严格的管理制度。对可能导致甲类传染病传播的以及国务院卫生行政部门规定的菌种、毒种和传染病检测样本，确需采集、保藏、携带、运输和使用的，必须经省级以上人民政府卫生行政部门批准。

（七）严格的消毒管理制度

对被传染病病原体污染的污水、污物、场所和物品，有关单位和个人必须在疾病预防控制机构的指导下或者按照其提出的卫生要求，进行严格消毒处理；拒绝消毒处理的，由当地卫生行政部门或者疾病预防控制机构进行强制消毒处理。

用于传染病防治的消毒产品、饮用水供水单位供应的饮用水和涉及饮用水卫生安全的产品，应当符合国家卫生标准和卫生规范。

饮用水供水单位从事生产或者供应活动，应当依法取得卫生许可证。

生产用于传染病防治的消毒产品的单位和生产用于传染病防治的消毒产品，应当经省级以上人民政府卫生行政部门审批。

（八）国家和社会应当关心、帮助传染病患者

国家和社会对传染病患者、病原携带者和疑似传染病患者，应当到及时救治。任何单位和个人不得歧视传染病患者、病原携带者和疑似传染病患者。

传染病患者、病原携带者和疑似传染病患者，在治愈前或者在排除传染病嫌疑前，不得从事法律、行政法规和国务院卫生行政部门规定禁止从事的易使该传染病扩散的工作。

（九）加强对人畜共患传染病的预防管理和自然疫源地的建设项目审批

发现人畜共患传染病流行时，卫生行政部门和畜牧兽医部门应深入疫区，按职责开展防治工作，同人畜共患传染病有关的野生动物或传染病流行区的家畜家禽，未经畜牧兽医部门检疫，禁止出售、运输。在可疑或已是自然疫源地兴建建设项目，应当向卫生防疫机构申请卫生调查，并根据其意见采取必要的卫生防疫措施。

二、传染病疫情的报告、通报和公布

（一）传染病疫情的报告

1. 疫情报告人

疾病预防控制机构、医疗机构和采供血机构及其执行职务的人员发现本法规定的传染病疫情或者发现其他传染病暴发、流行以及突发原因不明的传染病时，应当遵循疫情报告属地管理原则，按照国务院规定的或者国务院卫生行政部门规定的内容、程序、方式和时限报告。

任何单位和个人发现传染病患者或者疑似传染病患者时，应当及时向附近的疾病预防控制机构或者医疗机构报告。

港口、机场、铁路疾病预防控制机构以及国境卫生检疫机关发现甲类传染病患者、病原携带者和疑似传染病患者时，应当按照国家有关规定立即向国境口岸所在地的疾病预防控制机构或者所在地县级以上地方人民政府卫生行政部门报告并互相通报。

疾病预防控制机构应当主动收集、分析、调查、核实传染病疫情信息。接到甲类、乙类传染病疫情报告或者发现传染病暴发、流行时，应当立即报告当地卫生行政部门，

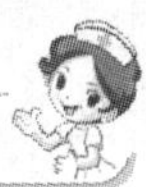

由当地卫生行政部门立即报告当地人民政府，同时报告上级卫生行政部门和国务院卫生行政部门。

疾病预防控制机构应当设立或者指定专门的部门、人员负责传染病疫情信息管理工作，及时对疫情报告进行核实、分析。

县级以上地方人民政府卫生行政部门应当及时向本行政区域内的疾病预防控制机构和医疗机构通报传染病疫情以及监测、预警的相关信息。接到通报的疾病预防控制机构和医疗机构应当及时告知本单位的有关人员。

2. 疫情报告时限及方式

疫情报告中需报告的传染病为《中华人民共和国传染病防治法》第三条规定的甲、乙、丙三类和其他需要报告的传染病以及不明原因性疾病。传染病报告实行属地化管理，传染病报告卡由首诊医生或其他执行职务的人员负责填写。现场调查时发现的传染病病例，由现场调查人员填写报告卡。

责任报告单位和责任疫情报告人发现甲类传染病和乙类传染病中的肺炭疽、传染性非典型肺炎、脊髓灰质炎、人感染高致病性禽流感的患者或疑似患者时，或发现其他传染病和不明原因疾病暴发时，应于2h内将传染病报告卡通过网络报告；未实行网络直报的责任报告单位应于2h内以最快的通讯方式（电话、传真）向当地县级疾病预防控制机构报告，并于2h内寄送出传染病报告卡。对其他乙、丙类传染病患者、疑似患者和规定报告的传染病病原携带者在诊断后，实行网络直报的责任报告单位应于24h内进行网络报告；未实行网络直报的责任报告单位应于24h内寄送出传染病报告卡。县级疾病预防控制中心收到无网络直报条件责任报告单位报送的传染病报告卡后，应于2小时内通过网络直报。

传染病疫情信息实行网络直报，没有条件实行网络直报的医疗机构，在规定的时限内将传染病报告卡报告县疾控制中心。县疾控制中心收到无网络直报条件责任报告单位报送的传染病报告卡后，应于2h内通过网络直报。

获得突发公共卫生事件相关信息后，应对信息进行审核，确定真实性后，2h内进行网络直报，同时以电话或传真等方式报告同级卫生行政部门和上级疾控中心。

疫情信息管理员每日上网对辖区内报告的传染病信息进行审核，对有疑问的报告信息及时反馈报告单位或向报告人核实，对需要调查的疫情信息及时向中心领导汇报并作好调查核实工作。建立疫情分析制度，及时将疫情分析结果向上级疾病预防控制机构和同级卫生行政部门报告，并反馈到各直报机构

（二）疫情的通报与公布

《传染病防治法》规定，国务院卫生行政部门定期公布全国传染病疫情信息。省、自治区、直辖市人民政府卫生行政部门定期公布本行政区域的传染病疫情信息。传染病暴发、流行时，国务院卫生行政部门负责向社会公布传染病疫情信息，并可以授权省、自治区、直辖市人民政府卫生行政部门向社会公布本行政区域的传染病疫情信息。公布传染病疫情信息应当及时、准确。

三、传染病疫情的控制

传染病的控制，是指在传染病暴发流行时，政府及有关部门为防止传染病扩散和

蔓延而采取的控制措施。

（一）一般性的控制措施

（1）对甲类传染患者、病原携带者，乙类传染病中的艾滋病患者、炭疽患者，予以隔离治疗，隔离期限根据医学检查结果确定；拒绝隔离治疗或者隔离期未满擅自脱离隔离治疗的，可以由公安机关协助医疗机构采取强制隔离治疗措施。在隔离期间，实施隔离措施的人民政府应当对被隔离人员提供生活保障；被隔离人员有工作单位的，所在单位不得停止支付其隔离期间的工作报酬。

（2）对甲类传染病、艾滋病、炭疽患者以外的传染病，应根据病情采取必要的治疗和控制措施。

（3）对疑似患者，确诊前在指定场所单独隔离治疗；对医疗机构内的患者、病原携带者、疑似患者的密切接触者，在指定场所进行医学观察和采取其他必要的预防措施，且应在两日内做出明确诊断。

（4）对传染患者、病原携带者、疑似传染病患者的污染场所、物品等应实施必要的卫生处置和预防措施，对甲类传染病或疑似传染病的污染场所应立即进行严格的卫生处置。

（5）对甲类传染病或部分乙类传染病的密切接触者必须按照有关规定接受检疫、医学检查和防治措施。对其他乙类传染病或可疑患者应接受医学检查和防治措施。

（二）切断传播途径的紧急措施

根据《传染病防治法》的规定，传染病暴发、流行时，县级以上地方人民政府应当立即组织力量，按照预防、控制预案进行防治，切断传染病的传播途径，必要时，报经上一级人民政府决定，可以采取下列紧急措施并予以公告：

（1）限制或者停止集市、影剧院演出或者其他人群聚集的活动；

（2）停工、停业、停课；

（3）封闭或者封存被传染病病原体污染的公共饮用水源、食品以及相关物品；

（4）控制或者扑杀染疫野生动物、家畜家禽；

（5）封闭可能造成传染病扩散的场所。

上级人民政府接到下级人民政府关于采取前款所列紧急措施的报告时，应当即时作出决定。紧急措施的解除，由原决定机关决定并宣布。

（三）疫区封锁

疫区是指传染病在人群中暴发或者流行，其病原体向周围传播时可能波及的地区。疫源地是指传染源向其周围传播病原体的所能波及的范围。疫点是指范围较小的疫源地或传染源。疫区封锁就是限制疫区与非疫区之间的各种形式的交往。

（1）《传染病防治法》规定，甲类、乙类传染病暴发、流行时，县级以上地方人民政府报经上一级人民政府决定，可以宣布本行政区域部分或者全部为疫区；国务院可以决定并宣布跨省、自治区、直辖市的疫区。

（2）县级以上地方人民政府可以在疫区内采取紧急措施，并可以对出入疫区的人员、物资和交通工具实施卫生检疫。

（3）省、自治区、直辖市人民政府可以决定对本行政区域内的甲类传染病疫区实

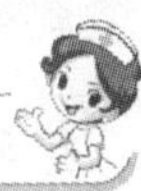

施封锁；但是，封锁大、中城市的疫区或者封锁跨省、自治区、直辖市的疫区，以及封锁疫区导致中断干线交通或者封锁国境的，由国务院决定。疫区封锁的解除，由原决定机关决定并宣布。

（四）尸体处理

对患甲类传染病、炭疽死亡的，应当将尸体立即进行卫生处理，就近火化。患其他传染病死亡的，必要时，应当将尸体进行卫生处理后火化或者按照规定深埋。

不具备火化条件的边远地区、农村，由治疗患者的医疗单位或者当地卫生防疫部门负责消毒后，可选择远离饮用水源（10m 以上），远离居民点 500m 以外，将尸体在距地面 2m 以下深埋。

（五）药品、生物制品的供应管理

医药部门、生物制品生产单位及其他有关部门应当及时供应预防和治疗传染病的药品、器械和生物制品，且应当有适量的储备。交通部门应优先运送卫生行政部门指定的处理疫情的人员、药品、生物制品器械。

（六）医疗救治

医疗机构应当对传染病患者或者疑似传染病患者提供医疗救护、现场救援和接诊治疗，书写病历记录以及其他有关资料，并妥善保管。

医疗机构应当实行传染病预检、分诊制度；对传染病患者、疑似传染病患者，应当引导至相对隔离的分诊点进行初诊。医疗机构不具备相应救治能力的，应当将患者及其病历记录复印件一并转至具备相应救治能力的医疗机构。

第三节 传染病防治监督与法律责任

一、传染病防治监督

（一）传染病防治监督机关

《传染病防治法》规定，各级人民政府领导传染病防治工作，县级以上人民政府制定传染病防治规划并组织实施，建立健全传染病防治的疾病预防控制、医疗救治和监督管理体系。国务院卫生行政部门主管全国传染病防治及其监督管理工作。县级以上地方人民政府卫生行政部门负责本行政区域内的传染病防治及其监督管理工作。军队的传染病防治工作，依照本法和国家有关规定办理，由中国人民解放军卫生主管部门实施监督管理。

（二）传染病防治监督机构的职权

县级以上人民政府卫生行政部门对传染病防治工作履行下列监督检查职责，主要包括：

（1）对下级人民政府卫生行政部门履行本法规定的传染病防治职责进行监督检查。

（2）对疾病预防控制机构、医疗机构的传染病防治工作进行监督检查。

（3）对采供血机构的采供血活动进行监督检查。

（4）对用于传染病防治的消毒产品及其生产单位进行监督检查，并对饮用水供水单位从事生产或者供应活动以及涉及饮用水卫生安全的产品进行监督检查。

（5）对传染病菌种、毒种和传染病检测样本的采集、保藏、携带、运输和使用进行监督检查。

（6）对公共场所和有关单位的卫生条件和传染病预防、控制措施进行监督检查。

（7）有权进入被检查单位和传染病疫情发生现场调查取证，查阅或者复制有关的资料和采集样本。被检查单位应当予以配合，不得拒绝、阻挠。

（8）在履行监督检查职责时，发现被传染病病原体污染的公共饮用水源、食品以及相关物品，如不及时采取控制措施可能导致传染病传播、流行的，可以采取封闭公共饮用水源、封存食品以及相关物品或者暂停销售的临时控制措施，并予以检验或者进行消毒。经检验，属于被污染的食品，应当予以销毁；对未被污染的食品或者经消毒后可以使用的物品，应当解除控制措施。

此外，省级以上人民政府卫生行政部门负责组织对传染病防治重大事项的处理。

（三）传染病管理监督员及其职责

各级政府卫生行政部门和受国务院卫生行政部门委托的其他有关部门卫生主管机构以及各级各类卫生防疫机构内设立传染病管理监督员，执行卫生行政部门或其他有关部门卫生主管机构交付的传染病监督管理任务。规定，必须由合格的卫生专业人员担任传染病管理监督员，并由省级以上政府卫生行政部门聘任、发给证书，报国务院卫生行政部门备案。

传染病管理监督员的职责是：①监督检查《传染病防治法》及《传染病防治法实施办法》的执行情况；②进行现场调查，包括采集必需的标本及查阅、索取、翻印复制必要的文字、图片、声像资料等，并根据调查情况写出书面报告；③对违法单位或者个人提出处罚建议；④执行卫生行政部门或者其他有关部门卫生主管机构交付的任务；⑤及时提出预防和控制传染病措施的建议。

（四）传染病管理检察员及其职责

各级各类医疗保健机构内设立的传染病管理检查员，由本单位推荐，经县级以上政府卫生行政部门或受国务院卫生行政部门委托的其他部门卫生主管机构批准并发给证件；其主要负责本单位和责任地段的传染病防治管理工作，并向有关卫生防疫机构报告检查结果。

传染病管理检查员主要职责：①宣传《传染病防治法》及其实施办法，检查本单位和责任地段的传染病防治措施的实施和疫情报告执行情况；②对本单位和责任地段的传染病防治工作进行技术指导；③执行卫生行政部门和卫生防疫机构对本单位及责任地段提出的改进传染病防治管理工作的意见；④定期向卫生行政部门指定的卫生防疫机构汇报工作情况，遇到紧急情况及时报告。

二、传染病防治的法律责任

（一）传染病的行政责任

1. 行政处罚

《传染病防治法》及其实施办法规定，各级各类单位有下列行为之一的，由县级

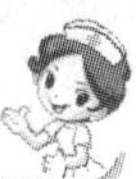

以上政府卫生行政部门责令限期改正；情节较严重的，有造成传染病流行危险的，由卫生行政部门报请同级政府采取强制措施：①集中式供水单位供应的饮用水不符合国家规定的《生活饮用水卫生标准》的；单位自备水源未经批准与城镇供水系统连接的。②未按城市环境卫生设施标准修建公共卫生设施致使垃圾、粪便、污水不能进行无害化处理的，对被传染病病原体污染的污水、污物、粪便不按规定进行消毒处理的。③对被甲类和乙类传染病患者、病原携带者、疑似传染病患者污染的场所、物品未按照卫生防疫机构的要求实施必要的卫生处理的。④造成传染病的医源性感染、医院内感染、实验室感染和致病性微生物扩散的；生产、经营、使用消毒药剂和消毒器械、卫生用品、卫生材料、一次性医疗器材、隐形眼镜、人造器官等不符合国家卫生标准，可能造成传染病的传播、扩散或者造成传染病的传播、扩散的。⑤准许或者纵容传染病患者、病原携带者和疑似传染病患者，从事国务院卫生行政部门规定禁止从事的易使该传染病扩散的工作的；传染病患者、病原携带者故意传播传染病，造成他人感染的；甲类传染病患者、病原携带者或者疑似传染病患者，乙类传染病中艾滋病、肺炭疽患者拒绝进行隔离治疗的。⑥招用流动人员的用工单位，未向卫生防疫机构报告并未采取卫生措施，造成传染病传播、流行的。⑦违章养犬或者拒绝、阻挠捕杀违章犬，造成咬伤他人或者导致人群中发生狂犬病的。⑧在自然疫源地和可能是自然疫源地的地区兴建大型建设项目未经卫生调查即进行施工的。⑨单位和个人出售、运输被传染病病原体污染和来自疫区可能被传染病病原体污染的皮毛、旧衣物及生活用品的。⑩单位和个人非法经营、出售用于预防传染病菌苗、疫苗等生物制品的。

2. 行政处分

《传染病防治法》及其实施办法规定，各级各类单位有下列行为之一的，对主管人员和直接责任者由所在单位或者上级机关给予行政处分：①造成甲类传染病、艾滋病、肺炭疽传播危险的；造成除艾滋病、肺炭疽之外的乙、丙类传染病暴发、流行的；造成传染病菌（毒）种扩散的；造成患者残疾、死亡的。②拒绝执行《传染病防治法》及其实施办法规定的，屡经教育仍继续违法的。③单位和个人非法经营、出售用于预防传染病菌苗、疫苗等生物制品的，造成传染病流行，危害严重的。④传染病暴发、流行时，妨碍或者拒绝执行政府采取紧急措施的；传染病暴发、流行时，医疗保健人员、卫生防疫人员拒绝执行各级政府卫生行政部门调集其参加控制疫情的决定的；对控制传染病暴发、流行负有责任的部门拒绝执行政府有关控制疫情决定的。⑤无故阻止和拦截依法执行处理疫情任务的车辆和人员的。⑥非法采集血液或者组织他人出卖血液的，由县级以上人民政府卫生行政部门予以取缔，没收违法所得，可以并处十万元以下的罚款；构成犯罪的，依法追究刑事责任。⑦未经检疫出售、运输与人畜共患传染病有关的野生动物、家畜家禽的，由县级以上地方人民政府畜牧兽医行政部门责令停止违法行为，并依法给予行政处罚。⑧单位和个人违反本法规定，导致传染病传播、流行，给他人人身、财产造成损害的，应当依法承担民事责任。⑨执行职务的医疗保健人员、卫生防疫人员和责任单位，不报、漏报、迟报传染病疫情的，对主管人员和直接责任人员由其所在单位或者上级机关根据情节，给予行政处分。

（二）传染病的刑事责任

《传染病防治法》规定，违反《传染病防治法》有关规定，情节严重，构成犯罪的，依法追究刑事责任。

《刑法》第三百三十条规定，违反传染病防治法的规定，有下列情形之一，引起甲类传染病传播或者有传播严重危险的，处三年以下有期徒刑或者拘役；后果特别严重的，处三年以上七年以下有期徒刑：①供水单位供应的饮用水不符合国家规定的卫生标准的；②拒绝按照卫生防疫机构提出的卫生要求，对传染病病原体污染的污水、污物、粪便进行消毒处理的；③准许或者纵容传染病患者、病原携带者和疑似传染病患者从事国务院卫生行政部门规定禁止从事的易使该传染病扩散的工作的；④拒绝执行卫生防疫机构依照传染病防治法提出的预防、控制措施的。

《刑法》第三百三十一条规定，从事实验、保藏、携带、运输传染病菌种、毒种的人员，违反国务院卫生行政部门的有关规定，造成传染病菌种、毒种扩散，后果严重的，处三年以下有期徒刑或者拘役；后果特别严重的，处三年以上七年以下有期徒刑。

《刑法》第三百六十条规定，明知自己患有梅毒、淋病等严重性病卖淫、嫖娼的，处五年以下有期徒刑、拘役或者管制，并处罚金。

目标检测

一、填空题

1.《中华人民共和国传染病防治法》于（　　）年（　　）月（　　）日修订通过，于（　　）年（　　）月（　　）日正式实施。

2.甲类传染病是包括（　　）和（　　）。

3.对乙类传染病中（　　）、（　　）、（　　）需要采取甲类传染病的预防、控制措施。

4.非法采集血液或者组织他人出卖血液的，可以由县级以上人民政府卫生行政部门处（　　）的罚款。

5.国家对患有特定传染病的困难人群实行（　　），（　　）政策。

6.《传染病防治法》规定，对因参与传染病防治工作而致病、致残、死亡的人员给予（　　），（　　）。

7.《传染病防治法》第十五条规定：国家对儿童实行（　　）制度。

8.用于预防接种的疫苗必须符合（　　）标准。

9.对被传染病病原体污染的污水、污物、场所和物品，有关单位和个人应该在（　　）的指导下进行严格消毒处理。

10.对被传染病病原体污染的污水、污物、场所和物品，有关单位和个人拒绝消毒处理的，当地卫生行政部门或者疾病预防控制机构应该（　　）处理。

二、选择题

1.新修订的《中华人民共和国传染病防治法》开始施行的日期是（　　）。

A.1989年2月21日　　B.2004年12月1日

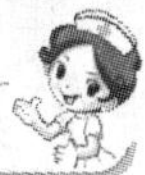

C.1989年3月21日　　D.2004年12月12日

2．我国对传染病防治实行的方针是（　　）。

A．治疗　　B．控制　　C．预防　　D．隔离

3．《中华人民共和国传染病防治法》规定管理的传染病可分为（　　）。

A．甲类、乙类　　B．甲类、乙类、丙类

C.A类、B类　　D．四类

4．传染性非典型肺炎、人感染高致病性禽流感属于（　　）。

A．甲类　　B．乙类　　C．丙类　　D．丁类

5．《中华人民共和国传染病防治法》规定的法定传染病种类有（　　）。

A.35　　B.39　　C.40　　D.41

6．流行性感冒属于（　　）传染病。

A．甲类　　B．乙类　　C．丙类　　D．未知

7．下列属于乙类传染病的是（　　）。

A．鼠疫、霍乱　　B．艾滋病、麻风病

C．肺结核、百日咳　　D．鼠疫、艾滋病

8．领导传染病防治工作，制定传染病防治规划并组织实施的国家机关是（　　）。

A．各级各类卫生防疫机构　　B．县级以上人民政府

C．各级各类医疗保健机构　　D．省级以上人民政府

9．必须接受疾病预防控制机构、医疗机构有关传染病的调查、检验、采集样本、隔离治疗等预防、控制措施，如实提供有关情况的责任主体是（　　）。

A．中华人民共和国公民

B．在中华人民共和国居住的人员

C．在中华人民共和国领域内的一切单位和个人

D．所有医疗机构工作人员

10．在治愈或者在排除传染病嫌疑前，不得从事法律、行政法规和国务院卫生行政部门规定禁止从事的易使该传染病扩散的工作是指（　　）。

A．传染病患者

B．传染病患者、病原携带者和疑似传染病患者

C．疑似传染病患者

D．患者

三、问答题

1．我国乙类法定传染病包括哪些疾病？（至少写出10种）

2．传染病预防、控制预案应当包括哪些主要内容？

四、案例分析

2009年1月1日至3月21日，菏泽市共报告手足口病病例502例，明显高于去年同期，发病以婴幼儿为主。

从3月12日到22日，菏泽市手足口病的日报告数波动不大，疫情平稳。

经专家分析，今年疫情较去年同期上升，主要有几个原因：一是去年同期未将手足口病纳入丙类传染病管理，疫情报告不完善。今年纳入疫情网络直报后，病例报告敏感性上升。二是群众手足口病防治意识增强，就诊率提高。三是出现新的疾病流行特点，今年发病时间提前，较去年约早 4 周。

疫情发生后，山东采取了积极应对措施，启用定点医院，调集儿科专家进行集中救治；成立了专家组和督导组指导和督查防控、救治工作；大力开展环境卫生综合整治；利用网络、广播、电视、报刊、宣传栏等形式，以农村、学校和托幼机构为重点，开展手足口病防控知识普及。同时，各地还在医疗卫生机构中，围绕手足口病防治基础知识、诊断标准、处理流程、流行病学调查、疫点疫区处理等开展全员培训，提高了基层医疗卫生机构的防治技术水平。

阅读上述案例，结合本章法律知识简单分析山东省对手足口病预防工作采取了哪些措施？

（李艳霞）

第十一章

与护理活动相关法律制度

学习目标

1. 熟悉《药品管理法》、《医疗器械监督管理条例》和《献血法》的相关规定。
2. 掌握《药品管理法》和《献血法》的立法宗旨。
3. 了解违反相关法律规定需要承担的法律责任。

【引导案例】

2006年4月24日起，广东省中山大学附属第三医院有患者使用齐齐哈尔第二制药厂生产的亮菌甲素注射液后出现急性肾衰竭临床症状。

广东省药品检验所紧急检验查明，该批号亮菌甲素注射液中含有毒有害物质二甘醇。经卫生部、国家食品药品监督管理局组织医学专家论证，二甘醇是导致事件中患者急性肾功能衰竭的元凶。

事件中共有65名患者使用了该批号亮菌甲素注射液，导致13名患者死亡，另有2名患者受到严重伤害。

经食品药品监管部门、公安部门联合查明，齐二药厂原辅料采购、质量检验工序管理不善，相关主管人员和相关工序责任人违反有关药品采购及质量检验的管理规定，购进了以二甘醇冒充的丙二醇并用于生产亮菌甲素注射液，最终导致严重后果。

试分析在面对患者生命健康与经济利益的选择中，医疗服务人员应该如何运用现行法律、法规来调整自己的行为？

《药品管理法》、《处方药和非处方药分类管理办法》、《医疗器械监督管理条例》、《献血法》等法律法规的立法宗旨都是为了维护人民的身体健康，保障人民的合法权益而制定的。通过本章的学习，可以增强学生的法律意识，培养良好的职业道德，更好地为人民身心健康服务。

第一节　药品管理法律制度

一、药品管理法的概述

（一）药品管理法的含义

《中华人民共和国药品管理法》是一部规范药品研制、生产、经营、使用和监督管理的法律。它是由国家制定或认可，并由国家强制力保证实施，具有普遍效力和严格程序的行为规范体系，是调整与药事活动相关的行为和社会关系的法律规范的总和。

（二）药品管理法的制定和修订

1984年9月20日中华人民共和国第六届全国人民代表大会常务委员会第七次会议通过了《中华人民共和国药品管理法》，自1985年7月1日开始实施。这是我国历史上第一部由国家立法机构按照立法程序，制定、颁布的药品管理法律。《药品管理法》的制定、颁布具有划时代的意义，标志我国药品监督管理工作进入法制化新阶段，使药品监督管理工作有法可依，依法办事。它的颁布实施有利于发挥人民群众对药品质量监督的作用；使药品经济活动在法律的保护和制约下，健康高速地发展。

《药品管理法》自实施以来，在保证药品质量，保障人民用药安全、有效，打击制售假、劣药品行为等方面发挥了重要作用。随着我国经济体制和社会生活各方面改革的深化，我国在药品研究、生产、经营、使用等方面出现了很多新情况和新问题，加上我国加入WTO后的形势变化，也给我们提出一些新课题。

为了更好地加强药品监督管理、保障人民用药安全，维护人民身体健康和用药的合法权益，2001年2月28日全国人民代表大会常务委员会第二十次会议通过了修订的《药品管理法》，自2001年12月1日起正式实施。

（三）《药品管理法》的立法宗旨

加强药品监督管理，保证药品质量，保障人体用药安全，维护人民身体健康和用药的合法权益。

（四）《药品管理法》的主要内容

新修订的《药品管理法》共十章一百零六条。

1. 第一章“总则”

《药品管理法》中第1条～第6条规定，主要包括：立法宗旨；适用范围；我国发展药品的方针；药品监督管理体制；我国药品监督管理体制和药品检验机构的设置和法定职责等内容。

2. 第二章“药品生产企业管理”

《药品管理法》中第7条～第13条规定，主要包括：开办药品生产企业的审批规定和程序；开办药品生产企业必须具备的条件；GMP制度；药品生产必须遵守等内容。

3. 第三章“药品经营企业的管理”

《药品管理法》中第14条～第21条规定，主要包括：开办药品经营企业的审批规定和程序；开办药品经营企业必须具备的条件；GSP制度；药品经营企业必须遵守的

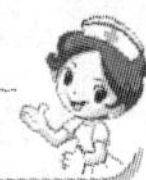

规定；城乡集贸市场可以出售中药材等规定。

4. 第四章“医疗机构的药剂管理”

《药品管理法》中第22条～第28条规定，主要包括：对医疗机构药剂技术工作人员的规定；医疗机构配制制剂的规定；对医疗机构购进药品、调配处方和药品保管的内容。

5. 第五章“药品管理”

《药品管理法》中第29条～第51条规定，主要包括：药品注册管理（含新药审批、已有国家标准药品的审批、进口药品审批、药品的批准文号等）；国家药品标准；药品审评和再评价；药品采购；特殊管理的药品；中药材管理；假药、劣药定义等内容。

（1）假药　有下列情形之一的为假药：①药品所含成分与国家药品标准规定的成分不符合的；②以非药品冒充药品或者以他种药品冒充此种药品的。

有下列情形之一的药品，按假药论处：①国务院药品监督管理部门规定禁止使用的；②依照本法必须批准而未经批准生产、进口，或者依照本法必须检验而未经检验即销售的；③变质的；④被污染的；⑤使用依照本法必须取得批准文号而未取得批准文号的原料药生产的；⑥所标明的适应证或者功能主治超出规定范围的。

（2）劣药　药品成分的含量不符合国家药品标准的为劣药。有下列情形之一的药品，按劣药论处：①未标明有效期或者更改有效期的；②不注明或者更改生产批号的；③超过有效期的；④直接接触药品的包装材料和容器未经批准的；⑤擅自添加着色剂、防腐剂、香料、矫味剂及辅料的；⑥其他不符合药品标准规定的。

6. 第六章“药品包装的管理”

《药品管理法》中第52条～第54条规定，主要包括：药品的包装材料和容器的管理；药品标签和说明书的管理。

（1）药品包装必须按照规定印有或者贴有标签并附有说明书。

（2）麻醉药品、精神药品、医疗用毒性药品、放射性药品、外用药品和非处方药的标签，必须印有规定的标志。

7. 第七章“药品价格和广告的管理”

《药品管理法》中第55条～第63条规定，主要包括：药品定价原则规定、禁止在药品购销中行贿受贿；药品广告审批管理、药品广告内容管理的规定。

8. 第八章“药品监督”

《药品管理法》中第64条～第72条规定药品监督的内容；明确了药品监督行政主体和行政管理对象的权利、义务及禁止，并规定了药品监督收费原则。

9. 第九章“法律责任”

《药品管理法》中第73条～第101条规定，主要包括：违反《许可证》及药品批准证明文件管理应当承担的法律责任；生产、销售假药、劣药及为假、劣药提供运输、保管、仓储等便利条件应当承担的法律责任；违反药品管理法其他有关规定应当承担的法律责任；药品监督管理部门及设置、确定的药品检验所（机构及个人）违反药品管理法规定应当承担的法律责任。

10. 第十章“附则”

《药品管理法》中第102条~第106条规定，主要包括：用语定义；有关管理办法的制定；施行时间规定。

二、药品分类管理的规定

药品分类管理是根据药品的安全性、有效性原则，依其品种、规格、适应证、剂量及给药途径等的不同，将药品划分为处方药和非处方药，并作出相应管理的规定。

建国以来，我国已先后实行了麻醉药品、精神药品、医疗用毒性药品、放射性药品和戒毒药品的分类管理。从2000年1月1日起，我国开始实行处方药与非处方药分类管理，其核心是加强处方药的管理，规范非处方药的管理，减少不合理用药的发生，确保人民用药的安全有效，使用方便。

（一）实施药品分类管理的目的

加强处方药的监管，规范非处方药的监管，改变现有的药品自由销售状况，保障人民用药安全有效。从药品监督管理出发，实施药品分类管理是符合我国现阶段社会和经济发展的实际需要，也是保障人民用药安全有效的监管措施之一，通过制定相应的法律法规，逐步遏制过去不合理的行为，引导广大消费者正确合理使用药品；从广大消费者对日益增长的医疗保健需求出发，通过药品分类管理，使人民群众正确认识药品分类管理的重要性和必要性。

（二）处方药和非处方药的分类管理

根据药品品种、规格、适应证、剂量及给药途径不同，对药品分别按处方药与非处方药进行管理。

1. 基本概念

（1）处方药必须凭执业医师或执业助理医师处方才可调配、购买和使用。

（2）非处方药不需要凭执业医师或执业助理医师处方即可自行判断、购买和使用。根据药品的安全性和有效性，非处方药分为甲、乙两类。非处方药的包装必须印有国家指定的非处方药专有标识，必须符合质量要求，方便储存、运输和使用。每个销售基本单元包装必须附有标签和说明书。此外，非处方药标签和说明书用语应当科学、易懂，便于消费者自行判断、选择和使用。非处方药的标签和说明书必须经国家药品监督管理局批准。

2. 处方药和非处方药的经营管理规定

（1）经营处方药、非处方药的批发企业和经营处方药、甲类非处方药的零售企业必须具有《药品经营企业许可证》。经省级药品监督管理部门或其授权的药品监督管理部门批准的其他商业企业可以零售乙类非处方药。

（2）零售乙类非处方药的商业企业必须配备专职的具有高中以上文化程度，经专业培训后，由省级药品监督管理部门或其授权的药品监督管理部门考核合格并取得上岗证的人员。

3. 处方药和非处方药的使用管理规定

（1）医疗机构根据医疗需要可以决定或推荐使用非处方药。

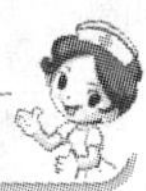

（2）消费者有权自主选购非处方药，并需按非处方药标签和说明书所示内容使用。

4. 广告的管理规定

处方药只准在专业性医药报刊进行广告宣传，非处方药经审批可以在大众传播媒介进行广告宣传。

5. 处方药和非处方药的监督管理

（1）原国家药品监督管理局负责处方药与非处方药分类管理办法的制定。各级药品监督管理部门负责辖区内处方药与非处方药分类管理的组织实施和监督管理。

（2）原国家药品监督管理局负责非处方药目录的遴选、审批、发布和调整工作。

（3）处方药、非处方药生产企业必须具有《药品生产企业许可证》，其生产品种必须取得药品批准文号。

（三）实行处方药与非处方药分类管理的意义

（1）有利于保障人民用药安全有效。药品是特殊的商品，必须合理使用，否则不仅浪费药品资源，还会给消费者带来许多不良反应，甚至危及生命，甚至产生机体耐药性或耐受性而导致以后治疗的困难。

（2）有利于医药卫生事业健康发展，推动医药卫生制度改革，增强人们自我保健、自我药疗意识，促进我国“人人享有初级卫生保健”目标的实现；为医药行业调整产品结构，促进医药工业发展提供良好机遇。

（3）有利于逐步与国际上通行的药品管理模式接轨，有利于国际间合理用药的学术交流，提高用药水平。

三、特殊药品管理的规定

（一）特殊管理的药品概述

特殊管理药品是指麻醉药品、精神药品、医疗用毒性药品和放射性药品。依照《药品管理法》及相应管理办法，对这些药品实行特殊管理。

（二）特殊药品的管理规定

1. 麻醉药品的购进

（1）购进麻醉药品、精神药品、放射性药品必须经卫生行政部门批准。除放射性药品可由核医学科按有关规定进行采购管理外，其他特殊管理药品的管理由药剂科负责。

（2）特殊药品的采购应做好年度计划，按规定逐级申报，经卫生局批准后，到指定医药公司采购。入库应按最小单位包装逐支逐瓶验收，并做好验收记录。

2. 特殊药品的保管

（1）特殊药品的采购和保管应由专人负责。麻醉药品和一类精神药品应做到专人负责、专柜加锁、专用账册、专用处方、专册登记，并做好记录。

（2）麻醉药品和一类精神药品应存放在安装有防盗门窗的专门仓库的保险柜内，严防丢失。药房和临床科室急救备用的少量基数药品，应存放在加锁或加密的铁柜内，并指派专人保管。医疗用毒性药品要划定仓库或仓位，专柜加锁并专人保管，严禁与其他药品混杂。

3. 特殊药品的使用

（1）特殊药品仅限本院医疗和科研使用，不得转让、借出或移作它用。严格按规定控制使用范围和用量。对不合理处方，药剂科有权拒绝调配。医生不得为自己开处方使用特殊管理药品。

（2）麻醉药品应使用专用处方，处方保存三年备查；精神药品和医疗用毒性药品处方保存两年备查，并做好逐日消耗记录和旧空安瓿等容器回收记录。

（3）确因病情需要连续使用麻醉药品的危重患者，可凭区（县）以上医疗单位疾病证明、户口本和身份证到市卫生局办理《麻醉药品专用卡》，到指定医疗单位按规定开方配药。

（4）未经卫生行政部门批准，不得擅自配制和使用含麻醉药品、一类精神药品和放射性药品的制剂。建立完善的特殊药品报废销毁制度。原则上失效、过期、破损的特殊药品每年报废一次，由药剂科统计，医院领导批准，报市卫生局监督销毁。旧安瓿等容器要定期处理，至少两人参加，并详细记录处理过程，现场人员签字。放射性药品使用后的废物，必须按国家有关规定妥善处理。

四、法律责任

《药品管理法》法律责任的种类包括：行政责任、民事责任和刑事责任。

（一）对生产、销售假、劣药品的处罚

（1）生产、销售假药的行为　没收违法生产、销售的药品和违法所得，并处违法生产、销售药品货值金额2倍以上5倍以下的罚款；有药品批准证明文件的予以撤销、并责令停产、停业整顿；情节严重的，吊销《药品生产许可证》、《药品经营许可证》或《医疗机构制剂许可证》；构成犯罪的，依法追究刑事责任。

（2）生产、销售劣药的行为　没收违法生产、销售的药品和违法所得，并处违法生产、销售药品货值金额1倍以上3倍以下的罚款；情节严重的，责令停产、停业整顿或撤销药品批准证明文件、吊销《药品生产许可证》、《药品经营许可证》或《医疗机构制剂许可证》；构成犯罪的，依法追究刑事责任。

（二）违反有关许可证、药品批准证明文件规定的处罚

（1）未取得《药品生产许可证》、《药品经营许可证》或《医疗机构制剂许可证》生产药品、经营药品的，依法予以取缔，没收违法生产、销售的药品和违法所得，并处违法生产、销售的药品货值金额2倍以上5倍以下的罚款；构成犯罪的，依法追究刑事责任。

（2）伪造、变造、买卖、出租、出借许可证或者药品批准证明文件的，没收违法所得，并处违法所得1倍以上3倍以下的罚款；没有违法所得的，处2万元以上10万元以下的罚款；情节严重的，吊销卖方、出租方、出借方的《药品生产许可证》、《药品经营许可证》、《医疗机构制剂许可证》或者撤销药品批准证明文件；构成犯罪的，依法追究刑事责任。

（3）违反本法规定，提供虚假的证明、文件资料、样品或者采取其他欺骗手段取得《药品生产许可证》、《药品经营许可证》、《医疗机构制剂许可证》或者药品批准证

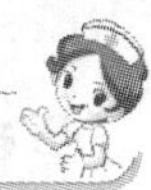

明文件的，吊销《药品生产许可证》、《药品经营许可证》、《医疗机构制剂许可证》或者撤销药品批准证明文件，5 年内不受理其申请，并处 1 万元以上 3 万元以下的罚款。

（三）违反医疗机构制剂管理的处罚

医疗机构将其配制的制剂在市场销售的，责令改正，没收违法销售的制剂，并处违法销售制剂货值金额 1 倍以上 3 倍以下的罚款；有违法所得的，没收违法所得。

（四）违反药品检验管理的处罚

药品检验机构出具虚假检验报告，构成犯罪的，依法追究刑事责任；不构成犯罪的，责令改正，给予警告，对单位并处 3 万元以上 5 万元以下的罚款；对直接负责的主管人员和其他直接责任人员依法给予降级、撤职、开除的处分，并处 3 万元以下的罚款；有违法所得的，没收违法所得；情节严重的，撤销其检验资格。药品检验机构出具的检验结果不实，造成损失的，应当承担相应的赔偿责任。

（五）其他处罚规定

药品的生产企业、经营企业、医疗机构在药品购销中暗中给予、收受回扣或者其他利益的，药品的生产企业、经营企业或者其代理人给予使用其药品的医疗机构的负责人、药品采购人员、医师等有关人员以财物或者其他利益的，由工商行政管理部门处 1 万元以上 20 万元以下的罚款，有违法所得的，予以没收；情节严重的，由工商行政管理部门吊销药品生产企业、药品经营企业的营业执照，并通知药品监督管理部门，由药品监督管理部门吊销其《药品生产许可证》、《药品经营许可证》；构成犯罪的，依法追究刑事责任。

第二节　医疗器械法律制度

一、医疗器械法律制度概述

（一）医疗器械的含义

医疗器械，是指单独或者组合使用于人体的仪器、设备、器具、材料或者其他物品，包括所需要的软件；其用于人体体表及体内的作用不是用药理学、免疫学或者代谢的手段获得，但是可能有这些手段参与并起一定的辅助作用；其使用旨在达到下列预期目的：①对疾病的预防、诊断、治疗、监护、缓解；②对损伤或者残疾的诊断、治疗、监护、缓解、补偿；③对解剖或者生理过程的研究、替代、调节；④妊娠控制。

（二）医疗器械的分类

第一类：是指通过常规管理足以保证其安全性、有效性的医疗器械。

第二类：是指对其安全性、有效性应当加以控制的医疗器械。

第三类：是指植入人体；用于支持、维持生命；对人体具有潜在危险，对其安全性、有效性必须严格控制的医疗器械。

（三）《医疗器械监督管理条例》的实施时间及立法宗旨

1. 实施时间

《医疗器械监督管理条例》于 1999 年 12 月 28 日国务院第 24 次常务会议通过，

2000年4月1日起施行。

2. 立法宗旨

为了加强对医疗器械的监督管理，保证医疗器械的安全、有效，保障人体健康和生命安全。

二、医疗器械生产、经营、使用的管理

（一）医疗器械生产的管理

1. 开办医疗器械生产企业应当具备的条件

（1）具有与其生产的医疗器械相适应的专业技术人员；

（2）具有与其生产的医疗器械相适应的生产场地及环境；

（3）具有与其生产的医疗器械相适应的生产设备；

（4）具有对其生产的医疗器械产品进行质量检验的机构或者人员及检验设备。

2. 医疗器械生产企业的审批主体

开办第一类医疗器械生产企业，应当向省、自治区、直辖市人民政府药品监督管理部门备案。

开办第二类、第三类医疗器械生产企业，应当经省、自治区、直辖市人民政府药品监督管理部门审查批准，并发给《医疗器械生产企业许可证》。无《医疗器械生产企业许可证》的，工商行政管理部门不得发给营业执照。

《医疗器械生产企业许可证》的有效期为5年，有效期届满应当重新审查发证。具体办法由国务院药品监督管理部门制定。

3. 其他

国家对部分第三类医疗器械实行强制性安全认证制度。

（二）医疗器械经营的管理

1. 医疗器械经营企业应当符合下列条件

（1）具有与其经营的医疗器械相适应的经营场地及环境；

（2）具有与其经营的医疗器械相适应的质量检验人员；

（3）具有与其经营的医疗器械产品相适应的技术培训、维修等售后服务能力。

2. 医疗器械经营企业的审批主体

开办第一类医疗器械经营企业，应当向省、自治区、直辖市人民政府药品监督管理部门备案。

开办第二类、第三类医疗器械经营企业，应当经省、自治区、直辖市人民政府药品监督管理部门审查批准，并发给《医疗器械经营企业许可证》。无《医疗器械经营企业许可证》的，工商行政管理部门不得发给营业执照。

《医疗器械经营企业许可证》有效期5年，有效期届满应当重新审查发证。具体办法由国务院药品监督管理部门制定。

（三）医疗器械使用的管理

为加强医疗器械临床使用安全管理工作，降低医疗器械临床使用风险，提高医疗质量，保障医患双方合法权益，卫生部于2010年1月，根据《执业医师法》、《医疗机

构管理条例》、《护士条例》、《医疗事故处理条例》、《医疗器械监督管理条例》、《医院感染管理办法》、《消毒管理办法》等规定制定了《医疗器械临床使用安全管理规范》（试行）。此办法在临床使用中的管理做了如下规定：

（1）在医疗机构从事医疗器械相关工作的技术人员，应当具备相应的专业学历、技术职称或者经过相关技术培训，并获得国家认可的执业技术水平资格。

（2）医疗机构应当对医疗器械临床使用技术人员和从事医疗器械保障的医学工程技术人员建立培训、考核制度。组织开展新产品、新技术应用前规范化培训，开展医疗器械临床使用过程中的质量控制、操作规程等相关培训，建立培训档案，定期检查评价。

（3）医疗机构临床使用医疗器械应当严格遵照产品使用说明书、技术操作规范和规程，对产品禁忌症及注意事项应当严格遵守，需向患者说明的事项应当如实告知，不得进行虚假宣传，误导患者。

（4）发生医疗器械临床使用安全事件或者医疗器械出现故障，医疗机构应当立即停止使用，并通知医疗器械保障部门按规定进行检修；经检修达不到临床使用安全标准的医疗器械，不得再用于临床。

（5）医疗机构应当建立医疗器械临床使用安全事件的日常管理制度、监测制度和应急预案，并主动或者定期向县级以上卫生行政部门、药品监督管理部门上报医疗器械临床使用安全事件监测信息。

（6）医疗机构应当严格执行《医院感染管理办法》等有关规定，对消毒器械和一次性使用医疗器械相关证明进行审核。一次性使用的医疗器械按相关法律规定不得重复使用，按规定可以重复使用的医疗器械，应当严格按照要求清洗、消毒或者灭菌，并进行效果监测。

医护人员在使用各类医用耗材时，应当认真核对其规格、型号、消毒或者有效日期等，并进行登记。对使用后的医用耗材等，属医疗废物的，应当按照《医疗废物管理条例》等有关规定处理。

（7）临床使用的大型医用设备、植入与介入类医疗器械名称、关键性技术参数及唯一性标识信息应当记录到病历中。

（8）医疗机构应当定期对本机构医疗器械使用安全情况进行考核和评估，形成记录并存档。

三、医疗器械的监督管理

（一）医疗器械监督员

县级以上人民政府药品监督管理部门设医疗器械监督员。医疗器械监督员对本行政区域内的医疗器械生产企业、经营企业和医疗机构进行监督、检查；必要时，可以按照国务院药品监督管理部门的规定抽取样品和索取有关资料，有关单位、人员不得拒绝和隐瞒。监督员对所取得的样品、资料负有保密义务。

（二）医疗器械检测机构的管理

国家对医疗器械检测机构实行资格认可制度。经国务院药品监督管理部门会同国务院质量技术监督部门认可的检测机构，方可对医疗器械实施检测。

医疗器械检测机构及其人员对被检测单位的技术资料负有保密义务，并不得从事或者参与同检测有关的医疗器械的研制、生产、经营和技术咨询等活动。

（三）医疗器械临床使用的监督管理

（1）县级以上地方卫生行政部门负责医疗器械临床使用安全监督管理。医疗机构应当加强对本机构医疗器械管理工作，定期检查相关制度的落实情况。

（2）县级以上地方卫生行政部门应当对医疗机构的医疗器械信息档案，包括器械唯一性标识、使用记录和保障记录等，进行定期检查。

（3）医疗机构在医疗器械临床使用安全管理过程中，违反相关法律、法规及本规范要求的，县级以上地方卫生行政部门可依据有关法律、法规，采取警告、责令改正、停止使用有关医疗器械等措施予以处理。

卫生行政部门在调查取证中可采取查阅、复制有关资料等措施，医疗机构应予以积极配合。

四、法律责任

（一）未取得相关证明或许可文件的情形

（1）《未取得医疗器械产品生产注册证书》进行生产的，由县级以上人民政府药品监督管理部门责令停止生产，没收违法生产的产品和违法所得，违法所得 1 万元以上的，并处违法所得 3 倍以上 5 倍以下的罚款；没有违法所得或者违法所得不足 1 万元的，并处 1 万元以上 3 万元以下的罚款；情节严重的，由省、自治区、直辖市人民政府药品监督管理部门吊销其《医疗器械生产企业许可证》；构成犯罪的，依法追究刑事责任。

（2）未取得《医疗器械生产企业许可证》生产第二类、第三类医疗器械的，由县级以上人民政府药品监督管理部门责令停止生产，没收违法生产的产品和违法所得，违法所得 1 万元以上的，并处违法所得 3 倍以上 5 倍以下的罚款；没有违法所得或者违法所得不足 1 万元的，并处 1 万元以上 3 万元以下的罚款；构成犯罪的，依法追究刑事责任。

（3）未取得《医疗器械经营企业许可证》经营第二类、第三类医疗器械的，由县级以上人民政府药品监督管理部门责令停止经营，没收违法经营的产品和违法所得，违法所得 5000 元以上的，并处违法所得 2 倍以上 5 倍以下的罚款；没有违法所得或者违法所得不足 5000 元的，并处 5000 元以上 2 万元以下的罚款；构成犯罪的，依法追究刑事责任。

（4）经营无产品注册证书、无合格证明、过期、失效、淘汰的医疗器械的，或者从无《医疗器械生产企业许可证》、《医疗器械经营企业许可证》的企业购进医疗器械的，由县级以上人民政府药品监督管理部门责令停止经营，没收违法经营的产品和违法所得，违法所得 5000 元以上的，并处违法所得 2 倍以上 5 倍以下的罚款；没有违法所得或者违法所得不足 5000 元的，并处 5000 元以上 2 万元以下的罚款；情节严重的，由原发证部门吊销《医疗器械经营企业许可证》；构成犯罪的，依法追究刑事责任。

（5）办理医疗器械注册申报时，提供虚假证明、文件资料、样品，或者采取其他

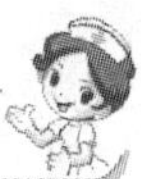

欺骗手段，骗取医疗器械产品注册证书的，由原发证部门撤销产品注册证书，两年内不受理其产品注册申请，并处1万元以上3万元以下的罚款；对已经进行生产的，并没收违法生产的产品和违法所得，违法所得1万元以上的，并处违法所得3倍以上5倍以下的罚款；没有违法所得或者违法所得不足1万元的，并处1万元以上3万元以下的罚款；构成犯罪的，依法追究刑事责任。

（二）生产不符合医疗器械国家标准或者行业标准的医疗器械的情形

由县级以上人民政府药品监督管理部门予以警告，责令停止生产，没收违法生产的产品和违法所得，违法所得5000元以上的，并处违法所得2倍以上5倍以下的罚款；没有违法所得或者违法所得不足5000元的，并处5000元以上2万元以下的罚款；情节严重的，由原发证部门吊销产品生产注册证书；构成犯罪的，依法追究刑事责任。

（三）医疗机构重复使用一次性使用的医疗器械的，或者对应当销毁未进行销毁的情形

由县级以上人民政府药品监督管理部门责令改正，给予警告，可以处5000元以上3万元以下的罚款；情节严重的，可以对医疗机构处3万元以上5万元以下的罚款，对主管人员和其他直接责任人员依法给予纪律处分；构成犯罪的，依法追究刑事责任。

（四）出具虚假报告的情形

（1）承担医疗器械临床试用或者临床验证的医疗机构提供虚假报告的由省级以上人民政府药品监督管理部门责令改正，给予警告，可以处1万元以上3万元以下罚款；情节严重的，撤销其临床试用或者临床验证资格，对主管人员和其他直接责任人员依法给予纪律处分；构成犯罪的，依法追究刑事责任。

（2）医疗器械检测机构及其人员从事或者参与同检测有关的医疗器械的研制、生产、经营、技术咨询的，或者出具虚假检测报告的，由省级以上人民政府药品监督管理部门责令改正，给予警告，并处1万元以上3万元以下的罚款；情节严重的，由国务院药品监督管理部门撤销该检测机构的检测资格，对主管人员和其他直接责任人员依法给予纪律处分；构成犯罪的，依法追究刑事责任。

（五）其他

医疗器械监督管理人员滥用职权、徇私舞弊、玩忽职守，构成犯罪的，依法追究刑事责任；尚不构成犯罪的，依法给予行政处分。

第三节　血液与血液制品管理法律制度

一、献血法概述

（一）献血法的实施时间

《中华人民共和国献血法》于1997年12月29日第八届全国人民代表大会常务委员会第二十九次会议通过，1998年10月1日起实施。

（二）献血法的立法宗旨

《中华人民共和国献血法》是为保证医疗临床用血需要和安全，保障献血者和用血者身体健康，发扬人道主义精神，促进社会主义物质文明和精神文明建设而制定的法规。

（三）献血的主体

国家实行无偿献血制度。提倡18周岁至55周岁的健康公民自愿献血。

国家机关、军队、社会团体、企业事业组织、居民委员会、村民委员会，应当动员和组织本单位或者本居住区的适龄公民参加献血。

国家鼓励国家工作人员、现役军人和高等学校在校学生率先献血，为树立社会新风尚作表率。

（四）献血的宣传

各级人民政府采取措施广泛宣传献血的意义，普及献血的科学知识，开展预防和控制经血液途径传播的疾病的教育。新闻媒介应当开展献血的社会公益性宣传。

二、采血与供血管理

（一）血站的性质

血站是采集、提供临床用血的机构，是不以营利为目的的公益性组织。设立血站向公民采集血液，必须经国务院卫生行政部门或者省、自治区、直辖市人民政府卫生行政部门批准。血站应当为献血者提供各种安全、卫生、便利的条件。

（二）血站的职责

（1）血站采集血液必须严格遵守有关操作规程和制度，采血必须由具有采血资格的医务人员进行，一次性采血器材用后必须销毁，确保献血者的身体健康。

（2）血站应当根据国务院卫生行政部门制定的标准，保证血液质量。

（3）血站对采集的血液必须进行检测；未经检测或者检测不合格的血液，不得向医疗机构提供。

（三）血站对献血者的要求

（1）血站对献血者必须免费进行必要的健康检查；身体状况不符合献血条件的，血站应当向其说明情况，不得采集血液。

（2）血站对献血者每次采集血液量一般为二百毫升，最多不得超过四百毫升，两次采集间隔期不少于六个月。

（3）严格禁止血站违反前款规定对献血者超量、频繁采集血液。

（四）采供血的管理

1. 采血

我国临床用血实行严格的采供血许可制度。未取得采供血许可的任何单位和个人都不能开展采供血业务。同时，血站的技术人员也必须经输血业务知识技术考试，取得考试合格证书后才能上岗。

为了充分保证血液质量，对采血过程的管理也非常重要。采血时，首先应对献血者进行健康检查。血站只能对健康检查合格的公民才能采集其血液。为了保证每份血液都有据可查，采血后，还应在《无偿献血证》及献血档案中记录献血者的姓名、出生日期、血型、献血时间、地点、献血量，并由采血者签字，加盖该血站采血专用章。

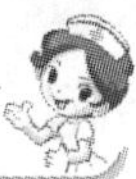

对检验试剂和采血用的器材也有很严格的规定。对采集的血液进行检验时必须使用有生产单位名称、生产批准文号和国家检定合格的诊断试剂，以保证血液质量。在采集检验标本、采集血液和成分血分离时，必须使用有生产单位名称、生产批准文号和有效期内的一次性注射器和采血器材，用后必须在血液管理监督员监督下按规定及时销毁并作记录，以避免交叉感染。

血站不得单采原料血浆。这主要是为了保证把生产用血和临床用血分开进行管理，以保证临床用血的安全。

2. 供血

在血液供应方面，血站的一个十分重要的任务是保证血液的来源有据可查。一旦发生因输血感染疾病的情况，可以帮助医疗机构查明患者病因以及输血责任。《血站管理办法》规定，血源、采供血和检测的原始记录必须保存十年。血液检验（复检）的全血标本的保存期应当在全血有效期内；血清标本的保存期应在全血有效期满后半年。此外，血液的包装、储存、运输必须符合《血站基本标准》的要求。血液包装袋上必须标明相应信息：①血站的名称及其许可证号；②献血者的姓名（或条形码）、血型；③血液品种；④采血日期及时间；⑤有效期及时间；⑥血袋编号（或条形码）；⑦储存条件。血站还应当保证发出的血液质量、品种、规格、数量无差错。

为了保证应急用血需要，血站应当制定重大灾害事故的应急采供血预案，并从各方面保证预案的实施。

为了保证无偿献血的公益性质，无偿献血的血液必须用于临床，不得买卖。在血液的使用费用方面，血站必须严格执行国家有关临床用血收费的规定。对于血站剩余成分血浆的处理，既不能浪费，也不能通过市场途径解决，而应通过行政途径解决。本省有血液制品生产单位的，由省卫生行政部门协调解决；省内没有血液制品生产单位的，由国务院卫生行政部门协调解决。这样的处理方法，即使血液资源得到最充分的利用，又使血液供应无利可图，从而杜绝了血霸和血头的营利行为。

三、血液制品生产经营的管理

（一）血液制品生产经营企业资格的取得

新建、改建或者扩建血液制品生产单位，经国务院卫生行政部门根据总体规划进行立项审查同意后，由省、自治区、直辖市人民政府卫生行政部门依照药品管理法的规定审核批准。

血液制品生产单位必须达到国务院卫生行政部门制定的《药品生产质量管理规范》规定的标准，经国务院卫生行政部门审查合格，并依法向工商行政管理部门申领营业执照后，方可从事血液制品的生产活动。

（二）血液制品的审批

生产单位生产国内已经生产的品种，必须依法向国务院卫生行政部门申请产品批准文号；国内尚未生产的品种，必须按照国家有关新药审批的程序和要求申报。

严禁血液制品生产单位出让、出租、出借以及与他人共用《药品生产企业许可证》和产品批准文号。

（三）血液制品生产经营的管理规定

（1）血液制品生产单位不得向无《单采血浆许可证》的单采血浆站或者未与其签订质量责任书的单采血浆站及其他任何单位收集原料血浆。

血液制品生产单位不得向其他任何单位供应原料血浆。

（2）血液制品生产单位在原料血浆投料生产前，必须使用有产品批准文号并经国家药品生物制品检定机构逐批检定合格的体外诊断试剂，对每一人份血浆进行全面复检，并作检测记录。

原料血浆经复检不合格的，不得投料生产，并必须在省级药品监督员监督下按照规定程序和方法予以销毁，并作记录。

原料血浆经复检发现有经血液途径传播的疾病的，必须通知供应血浆的单采血浆站，并及时上报所在地省、自治区、直辖市人民政府卫生行政部门。

（3）血液制品出厂前，必须经过质量检验；经检验不符合国家标准的，严禁出厂。

（4）开办血液制品经营单位，由省、自治区、直辖市人民政府卫生行政部门审核批准。

（5）血液制品经营单位应当具备与所经营的产品相适应的冷藏条件和熟悉所经营品种的业务人员。

（6）血液制品生产经营单位生产、包装、储存、运输、经营血液制品，应当符合国家规定的卫生标准和要求。

四、法律责任

（一）违反《中华人民共和国献血法》承担的法律责任

（1）有下列行为之一的，由县级以上地方人民政府卫生行政部门予以取缔，没收违法所得，可以并处十万元以下的罚款；构成犯罪的，依法追究刑事责任：①非法采集血液的；②血站、医疗机构出售无偿献血的血液的；③非法组织他人出卖血液的。

（2）血站违反有关操作规程和制度采集血液，由县级以上地方人民政府卫生行政部门责令改正；给献血者健康造成损害的，应当依法赔偿，对直接负责的主管人员和其他直接责任人员，依法给予行政处分；构成犯罪的，依法追究刑事责任。

（3）临床用血的包装、储存、运输，不符合国家规定的卫生标准和要求的，由县级以上地方人民政府卫生行政部门责令改正，给予警告，可以并处一万元以下的罚款。

（4）血站违反本法的规定，向医疗机构提供不符合国家规定标准的血液的，由县级以上地方人民政府卫生行政部门责令改正；情节严重，造成经血液途径传播或者有传播严重危险的，限期整顿，对直接负责的主管人员和其他直接责任人员，依法给予行政处分；构成犯罪的，依法追究刑事责任。

（5）医疗机构的医务人员违反本法规定，将不符合国家规定标准的血液用于患者的，由县级以上地方人民政府卫生行政部门责令改正；给患者健康造成损害的，应当依法赔偿，对直接负责的主管人员和其他直接责任人员，依法给予行政处分。构成犯罪的，依法追究刑事责任。

（6）卫生行政部门及其工作人员在献血、用血的监督管理工作中，玩忽职守，造

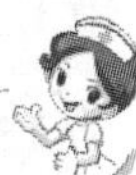

成严重后果，构成犯罪的，依法追究刑事责任；尚不构成犯罪的，依法给予行政处分。

（二）违反《血液制品管理条例》承担的法律责任

（1）违反本条例规定，未取得省、自治区、直辖市人民政府卫生行政部门核发的《单采血浆许可证》，非法从事组织、采集、供应、倒卖原料血浆活动的，由县级以上地方人民政府卫生行政部门予以取缔，没收违法所得和从事违法活动的器材、设备，并处违法所得5倍以上10倍以下的罚款，没有违法所得，并处5万元以上10万元以下的罚款；造成经血液途径传播的疾病传播、人身伤害等危害，构成犯罪的，依法追究刑事责任。

（2）单采血浆站有下列行为之一的，由县级以上地方人民政府卫生行政部门责令限期改正，处5万元以上10万元以下的罚款；有条例中第八项所列行为的，或者有下列其他行为并且情节严重的，由省、自治区、直辖市人民政府卫生行政部门吊销《单采血浆许可证》；构成犯罪的，对负有直接责任的主管人员和其他直接责任人员依法追究刑事责任：

①采集血浆前，未按照国务院卫生行政部门颁布的健康检查标准对供血浆者进行健康检查和血液化验的；

②采集非划定区域内的供血浆者或者其他人员的血浆的，或者不对供血浆者进行身份识别，采集冒名顶替者、健康检查不合格者或者无《供血浆证》者的血浆的；

③违反国务院卫生行政部门制定的血浆采集技术操作标准和程序，过频过量采集血浆的；

④向医疗机构直接供应原料血浆或者擅自采集血液的；

⑤未使用单采血浆机械进行血浆采集的；

⑥未使用有产品批准文号并经国家药品生物制品检定机构逐批检定合格的体外诊断试剂以及合格的一次性采血浆器材的；

⑦未按照国家规定的卫生标准和要求包装、储存、运输原料血浆的；

⑧对国家规定检测项目检测结果呈阳性的血浆不清除、不及时上报的；

⑨对污染的注射器、采血浆器材及不合格血浆等不经消毒处理，擅自倾倒，污染环境，造成社会危害的；

⑩重复使用一次性采血浆器材的；

⑪向与其签订质量责任书的血液制品生产单位以外的其他单位供应原料血浆的。

（3）单采血浆站已知其采集的血浆检测结果呈阳性，仍向血液制品生产单位供应的，由省、自治区、直辖市人民政府卫生行政部门吊销《单采血浆许可证》，由县级以上地方人民政府卫生行政部门没收违法所得，并处10万元以上30万元以下的罚款；造成经血液途径传播的疾病传播、人身伤害等危害，构成犯罪的，对负有直接责任的主管人员和其他直接责任人员依法追究刑事责任。

（4）涂改、伪造、转让《供血浆证》的，由县级人民政府卫生行政部门收缴《供血浆证》，没收违法所得，并处违法所得3倍以上5倍以下的罚款，没有违法所得的，并处1万元以下的罚款；构成犯罪的，依法追究刑事责任。

（5）血液制品生产单位有下列行为之一的，由省级以上人民政府卫生行政部门依照药品管理法及其实施办法等有关规定，按照生产假药、劣药予以处罚；构成犯罪的，对负有直接责任的主管人员和其他直接责任人员依法追究刑事责任：

①使用无《单采血浆许可证》的单采血浆站或者未与其签订质量责任书的单采血浆站及其他任何单位供应的原料血浆的，或者非法采集原料血浆的；

②投料生产前未对原料血浆进行复检的，或者使用没有产品批准文号或者未经国家药品生物制品检定机构逐批检定合格的体外诊断试剂进行复检的，或者将检测不合格的原料血浆投入生产的；

③擅自更改生产工艺和质量标准的，或者将检验不合格的产品出厂的；

④与他人共用产品批准文号的。

（6）血液制品生产单位违反本条例规定，擅自向其他单位出让、出租、出借以及与他人共用《药品生产企业许可证》、产品批准文号或者供应原料血浆的，由省级以上人民政府卫生行政部门没收违法所得，并处违法所得 5 倍以上 10 倍以下的罚款，没有违法所得的，并处 5 万元以上 10 万元以下的罚款。

（7）违反本条例规定，血液制品生产经营单位生产、包装、储存、运输、经营血液制品不符合国家规定的卫生标准和要求的，由省、自治区、直辖市人民政府卫生行政部门责令改正，可以处 1 万元以下的罚款。

（8）在血液制品生产单位成品库待出厂的产品中，经抽检有一批次达不到国家规定的指标，经复检仍不合格的，由国务院卫生行政部门撤销该血液制品批准文号。

（9）违反本条例规定，擅自进出口血液制品或者出口原料血浆的，由省级以上人民政府卫生行政部门没收所进出口的血液制品或者所出口的原料血浆和违法所得，并处所进出口的血液制品或者所出口的原料血浆总值 3 倍以上 5 倍以下的罚款。

（10）血液制品检验人员虚报、瞒报、涂改、伪造检验报告及有关资料的，依法给予行政处分；构成犯罪的，依法追究刑事责任。

（11）卫生行政部门工作人员滥用职权、玩忽职守、徇私舞弊、索贿受贿，构成犯罪的，依法追究刑事责任；尚不构成犯罪的，依法给予行政处分。

目标检测

一、填空

1.《中华人民共和国药品管理法》是一部规范药品（　　）、（　　）、（　　）、（　　）和（　　）的法律。

2. 根据药品品种、规格、适应证、剂量及给药途径不同，对药品分别按（　　）与（　　）进行管理。

3. 血站对献血者每次采集血液量一般为（　　）毫升，最多不得超过（　　）毫升，两次采集间隔期不少于（　　）个月。

4. 血液制品生产单位违反《血液制品管理条例》规定，擅自向其他单位出让、出租、出借以及与他人共用《药品生产企业许可证》、（　　）或者供应原料血浆的，由省级以上人民政府卫生行政部门没收违法所得，并处违法所得 5 倍以上 10 倍以下的罚款，没有违法所得的，并处（　　）万元以上（　　）万元以下的罚款。

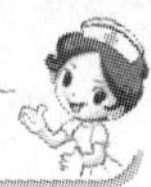

5．国家对医疗器械检测机构实行（　　）制度。经国务院药品监督管理部门会同国务院质量技术监督部门认可的（　　），方可对医疗器械实施检测。

6．为了保证把生产用血和临床用血分开进行管理，保证临床用血的安全，血站不得单采（　　）。

7．医疗机构重复使用一次性使用的医疗器械的，或者对应当销毁未进行销毁的，由县级以上人民政府药品监督管理部门责令（　　），给予警告，可以处（　　）元以上（　　）元以下的罚款；情节严重的，可以对医疗机构处（　）元以上（　　）元以下的罚款，对主管人员和其他直接责任人员依法给予纪律处分；构成犯罪的，依法追究刑事责任。

8．（　　）的颁布实施，标志我国药品监督管理工作进入法制化新阶段，使药品监督管理工作有法可依，依法办事。

二、单项选择

1．植入人体；用于支持、维持生命；对人体具有潜在危险，对其安全性、有效性必须严格控制的医疗器械属于（　　）。

A．第一类　　B．第二类　　C．第三类　　D．第四类

2．修订后的《药品管理法》实施的时间是（　　）。

A.1984 年 9 月 20 日　　B.2001 年 12 月 1 日

C.2001 年 2 月 28 日　　D.2000 年 4 月 1 日

3．商业企业可以零售的是（　　）。

A．处方药　　B．甲类非处方药

C．乙类非处方药　　D．血液制品

4．目前我国主管全国药品监督管理工作的机关是（　　）。

A．国家医药管理局　　B．国家药品管理局

C．国家药品监督局　　D．国家食品药品监督管理局

5．《中华人民共和国献血法》制定的目的是（　　）。

A．保证医疗临床用血需要和安全

B．保障献血者和用血者身体健康

C．促进社会主义物质文明和精神文明建设

D．以上均正确

三、问答题

1．简述实行处方药与非处方药分类管理的意义？

2．列举《献血法》中，哪些行为可以由县级以上地方人民政府卫生行政部门予以取缔，没收违法所得，可以并处十万元以下的罚款；构成犯罪的，依法追究刑事责任？

四、案例分析

试分析引导案例中齐二药厂承担的法律责任。

（王　艳）

附录

附录一　希波克拉底誓言

仰赖医神阿波罗·埃斯克雷波斯及天地诸神为证，鄙人敬谨直誓，愿以自身能力及判断力所及，遵守此约。凡授我艺者，敬之如父母，作为终身同业伴侣，彼有急需，我接济之。视彼儿女，犹我兄弟，如欲受业，当免费并无条件传授之。凡我所知，无论口授书传，俱传之吾与吾师之子及发誓遵守此约之生徒，此外不传与他人。

我愿尽余之能力与判断力所及，遵守为病家谋利益之信条，并检柬一切堕落和害人行为，我不得将危害药品给予他人，并不作该项之指导，虽有人请求亦必不与之。尤不为妇人施堕胎手术。我愿以此纯洁与神圣之精神，终身执行我职务。凡患结石者，我不施手术，此则有待于专家为之。

无论至于何处，遇男或女，贵人及奴婢，我之唯一目的，为病家谋幸福，并检点吾身，不作各种害人及恶劣行为，尤不作诱奸之事。凡我所见所闻，无论有无业务关系，我认为应守秘密者，我愿保守秘密。尚使我严守上述誓言时，请求神祗让我生命与医术能得无上光荣，我苟违誓，天地鬼神实共殛之。

附录二　大医精诚

凡大医治病，必当安神定志，无欲无求，先发大慈恻隐之心，誓愿普救含灵之苦。若有疾厄来求救者，不得问其贵贱贫富，长幼妍蚩，怨亲善友，华夷愚智，普同一等，皆如至亲之想。亦不得瞻前顾后，自虑吉凶，护惜身命。见彼苦恼，若己有之，深心凄怆。勿避险巇、昼夜寒暑、饥渴疲劳，一心赴救，无作功夫形迹之心。如此可为苍生大医，反此则是含灵巨贼。自古名贤治病，多用生命以济危急，虽曰贱畜贵人，至于爱命，人畜一也，损彼益己，物情同患，况于人乎。夫杀生求生，去生更远。吾今此方，所以不用生命为药者，良由此也。其虻虫、水蛭之属，市有先死者，则市而用之，不在此例。只如鸡卵一物，以其混沌未分，必有大段要急之处，不得已隐忍而用之。能不用者，斯为大哲亦所不及也。其有患疮痍下痢，臭秽不可瞻视，人所恶见者，但发惭愧、凄怜、忧恤之意，不得起一念蒂芥之心，是吾之志也。

附录三　国际护士协会护士伦理规范

一、护理人员的最基本责任

（1）促进健康。

（2）预防疾病。

（3）维持健康。

（4）减轻痛苦。

二、对护理的需要是全球性的

护理的固有天职是尊重人的生命、尊严和权利。它不受个人的国籍、种族、信仰、肤色、年龄、性别、政治或社会地位所影响。护理人员对个人、家庭和社区提供服务，并且就其服务与其他团体相协商。

三、护理人员与人群

（1）护理人员最重要的职责是照护那些需要照顾的人。

（2）护理人员在提供照护时，应提供一个尊重个人价值观、习俗及精神信仰的环境。

（3）护理人员应视个人资料为秘密，当在分享这些资料时应慎为判断。

四、护理人员与执业

（1）护理人员负有护理业务之职责，并应为维持专业能力而继续学习。

（2）护理人员在任何特殊情境中，都应尽可能维持最高的护理水准。

（3）护理人员在接受和授予责任时，应依个人能力做判断。

（4）护理人员在以专业资格行动时，应随时维护个人行为之标准，以使整个专业增光。

五、护理人员与社会

护理人员应与其他公民共同负担发动、支援大众健康和满足社会需要的责任。

六、护理人员与共同工作者

（1）护理人员在护理或其他领域中，应与共同工作的同伴维持合作的关系。

（2）护理人员在发现患者的医疗可能遭受同事或其他人危害时，应采取适当行动，以保护患者。

七、护理人员与专业

（1）护理人员在决定及执行有水准的护理业务和护理教育上，扮演主要的角色。

(2) 护理人员应主动积极参与发展专业知识。

(3) 护理人员应透过专业组织，参与建立并维持护理行业在社会和经济上的平等地位。

附录四　护士条例

中华人民共和国国务院令第517号

《护士条例》已经2008年1月23日国务院第206次常务会议通过，现予公布，自2008年5月12日起施行。

总理温家宝

二〇〇八年一月三十一日

第一章　总　　则

第一条　为了维护护士的合法权益，规范护理行为，促进护理事业发展，保障医疗安全和人体健康，制定本条例。

第二条　本条例所称护士，是指经执业注册取得护士执业证书，依照本条例规定从事护理活动，履行保护生命、减轻痛苦、增进健康职责的卫生技术人员。

第三条　护士人格尊严、人身安全不受侵犯。护士依法履行职责，受法律保护。

全社会应当尊重护士。

第四条　国务院有关部门、县级以上地方人民政府及其有关部门以及乡（镇）人民政府应当采取措施，改善护士的工作条件，保障护士待遇，加强护士队伍建设，促进护理事业健康发展。

国务院有关部门和县级以上地方人民政府应当采取措施，鼓励护士到农村、基层医疗卫生机构工作。

第五条　国务院卫生主管部门负责全国的护士监督管理工作。

县级以上地方人民政府卫生主管部门负责本行政区域的护士监督管理工作。

第六条　国务院有关部门对在护理工作中做出杰出贡献的护士，应当授予全国卫生系统先进工作者荣誉称号或者颁发白求恩奖章，受到表彰、奖励的护士享受省部级劳动模范、先进工作者待遇；对长期从事护理工作的护士应当颁发荣誉证书。具体办法由国务院有关部门制定。

县级以上地方人民政府及其有关部门对本行政区域内做出突出贡献的护士，按照省、自治区、直辖市人民政府的有关规定给予表彰、奖励。

第二章　执业注册

第七条　护士执业，应当经执业注册取得护士执业证书。

申请护士执业注册，应当具备下列条件：

（一）具有完全民事行为能力；

（二）在中等职业学校、高等学校完成国务院教育主管部门和国务院卫生主管部门规定的普通全日制3年以上的护理、助产专业课程学习，包括在教学、综合医院完成8个月以上护理临床实习，并取得相应学历证书；

（三）通过国务院卫生主管部门组织的护士执业资格考试；

（四）符合国务院卫生主管部门规定的健康标准。

护士执业注册申请，应当自通过护士执业资格考试之日起3年内提出；逾期提出申请的，除应当具备前款第（一）项、第（二）项和第（四）项规定条件外，还应当在符合国务院卫生主管部门规定条件的医疗卫生机构接受3个月临床护理培训并考核合格。

护士执业资格考试办法由国务院卫生主管部门会同国务院人事部门制定。

第八条 申请护士执业注册的，应当向拟执业地省、自治区、直辖市人民政府卫生主管部门提出申请。收到申请的卫生主管部门应当自收到申请之日起20个工作日内做出决定，对具备本条例规定条件的，准予注册，并发给护士执业证书；对不具备本条例规定条件的，不予注册，并书面说明理由。

护士执业注册有效期为5年。

第九条 护士在其执业注册有效期内变更执业地点的，应当向拟执业地省、自治区、直辖市人民政府卫生主管部门报告。收到报告的卫生主管部门应当自收到报告之日起7个工作日内为其办理变更手续。护士跨省、自治区、直辖市变更执业地点的，收到报告的卫生主管部门还应当向其原执业地省、自治区、直辖市人民政府卫生主管部门通报。

第十条 护士执业注册有效期届满需要继续执业的，应当在护士执业注册有效期届满前30日向执业地省、自治区、直辖市人民政府卫生主管部门申请延续注册。收到申请的卫生主管部门对具备本条例规定条件的，准予延续，延续执业注册有效期为5年；对不具备本条例规定条件的，不予延续，并书面说明理由。

护士有行政许可法规定的应当予以注销执业注册情形的，原注册部门应当依照行政许可法的规定注销其执业注册。

第十一条 县级以上地方人民政府卫生主管部门应当建立本行政区域的护士执业良好记录和不良记录，并将该记录记入护士执业信息系统。

护士执业良好记录包括护士受到的表彰、奖励以及完成政府指令性任务的情况等内容。护士执业不良记录包括护士因违反本条例以及其他卫生管理法律、法规、规章或者诊疗技术规范的规定受到行政处罚、处分的情况等内容。

第三章 权利和义务

第十二条 护士执业，有按照国家有关规定获取工资报酬、享受福利待遇、参加社会保险的权利。任何单位或者个人不得克扣护士工资，降低或者取消护士福利等待遇。

第十三条 护士执业，有获得与其所从事的护理工作相适应的卫生防护、医疗保健服务的权利。从事直接接触有毒有害物质、有感染传染病危险工作的护士，有依照有关法律、行政法规的规定接受职业健康监护的权利；患职业病的，有依照有关法律、行政法规的规定获得赔偿的权利。

第十四条 护士有按照国家有关规定获得与本人业务能力和学术水平相应的专业技术职务、职称的权利；有参加专业培训、从事学术研究和交流、参加行业协会和专业学术团体的权利。

第十五条 护士有获得疾病诊疗、护理相关信息的权利和其他与履行护理职责相关的权利，可以对医疗卫生机构和卫生主管部门的工作提出意见和建议。

第十六条 护士执业，应当遵守法律、法规、规章和诊疗技术规范的规定。

第十七条 护士在执业活动中，发现患者病情危急，应当立即通知医师；在紧急情况下为抢救垂危患者生命，应当先行实施必要的紧急救护。

护士发现医嘱违反法律、法规、规章或者诊疗技术规范规定的，应当及时向开具医嘱的医师提出；必要时，应当向该医师所在科室的负责人或者医疗卫生机构负责医疗服务管理的人员报告。

第十八条 护士应当尊重、关心、爱护患者，保护患者的隐私。

第十九条 护士有义务参与公共卫生和疾病预防控制工作。发生自然灾害、公共卫生事件等严重威胁公众生命健康的突发事件，护士应当服从县级以上人民政府卫生主管部门或者所在医疗卫生机构的安排，参加医疗救护。

第四章　医疗卫生机构的职责

第二十条 医疗卫生机构配备护士的数量不得低于国务院卫生主管部门规定的护士配备标准。

第二十一条 医疗卫生机构不得允许下列人员在本机构从事诊疗技术规范规定的护理活动：

（一）未取得护士执业证书的人员；

（二）未依照本条例第九条的规定办理执业地点变更手续的护士；

（三）护士执业注册有效期届满未延续执业注册的护士。

在教学、综合医院进行护理临床实习的人员应当在护士指导下开展有关工作。

第二十二条 医疗卫生机构应当为护士提供卫生防护用品，并采取有效的卫生防护措施和医疗保健措施。

第二十三条 医疗卫生机构应当执行国家有关工资、福利待遇等规定，按照国家有关规定为在本机构从事护理工作的护士足额缴纳社会保险费用，保障护士的合法权益。

对在艰苦边远地区工作，或者从事直接接触有毒有害物质、有感染传染病危险工作的护士，所在医疗卫生机构应当按照国家有关规定给予津贴。

第二十四条 医疗卫生机构应当制定、实施本机构护士在职培训计划，并保证护士接受培训。

护士培训应当注重新知识、新技术的应用；根据临床专科护理发展和专科护理岗位的需要，开展对护士的专科护理培训。

第二十五条 医疗卫生机构应当按照国务院卫生主管部门的规定，设置专门机构或者配备专（兼）职人员负责护理管理工作。

第二十六条 医疗卫生机构应当建立护士岗位责任制并进行监督检查。

护士因不履行职责或者违反职业道德受到投诉的，其所在医疗卫生机构应当进行调查。经查证属实的，医疗卫生机构应当对护士做出处理，并将调查处理情况告知投诉人。

第五章 法律责任

第二十七条 卫生主管部门的工作人员未依照本条例规定履行职责，在护士监督管理工作中滥用职权、徇私舞弊，或者有其他失职、渎职行为的，依法给予处分；构成犯罪的，依法追究刑事责任。

第二十八条 医疗卫生机构有下列情形之一的，由县级以上地方人民政府卫生主管部门依据职责分工责令限期改正，给予警告；逾期不改正的，根据国务院卫生主管部门规定的护士配备标准和在医疗卫生机构合法执业的护士数量核减其诊疗科目，或者暂停其6个月以上1年以下执业活动；国家举办的医疗卫生机构有下列情形之一、情节严重的，还应当对负有责任的主管人员和其他直接责任人员依法给予处分：

（一）违反本条例规定，护士的配备数量低于国务院卫生主管部门规定的护士配备标准的；

（二）允许未取得护士执业证书的人员或者允许未依照本条例规定办理执业地点变更手续、延续执业注册有效期的护士在本机构从事诊疗技术规范规定的护理活动的。

第二十九条 医疗卫生机构有下列情形之一的，依照有关法律、行政法规的规定给予处罚；国家举办的医疗卫生机构有下列情形之一、情节严重的，还应当对负有责任的主管人员和其他直接责任人员依法给予处分：

（一）未执行国家有关工资、福利待遇等规定的；

（二）对在本机构从事护理工作的护士，未按照国家有关规定足额缴纳社会保险费用的；

（三）未为护士提供卫生防护用品，或者未采取有效的卫生防护措施、医疗保健措施的；

（四）对在艰苦边远地区工作，或者从事直接接触有毒有害物质、有感染传染病危险工作的护士，未按照国家有关规定给予津贴的。

第三十条 医疗卫生机构有下列情形之一的，由县级以上地方人民政府卫生主管部门依据职责分工责令限期改正，给予警告：

（一）未制定、实施本机构护士在职培训计划或者未保证护士接受培训的；

（二）未依照本条例规定履行护士管理职责的。

第三十一条 护士在执业活动中有下列情形之一的，由县级以上地方人民政府卫生主管部门依据职责分工责令改正，给予警告；情节严重的，暂停其6个月以上1年以下执业活动，直至由原发证部门吊销其护士执业证书：

（一）发现患者病情危急未立即通知医师的；

（二）发现医嘱违反法律、法规、规章或者诊疗技术规范的规定，未依照本条例第十七条的规定提出或者报告的；

（三）泄露患者隐私的；

（四）发生自然灾害、公共卫生事件等严重威胁公众生命健康的突发事件，不服从安排参加医疗救护的。

护士在执业活动中造成医疗事故的，依照医疗事故处理的有关规定承担法律责任。

第三十二条 护士被吊销执业证书的，自执业证书被吊销之日起 2 年内不得申请执业注册。

第三十三条 扰乱医疗秩序，阻碍护士依法开展执业活动，侮辱、威胁、殴打护士，或者有其他侵犯护士合法权益行为的，由公安机关依照治安管理处罚法的规定给予处罚；构成犯罪的，依法追究刑事责任。

第六章　附　　则

第三十四条 本条例施行前按照国家有关规定已经取得护士执业证书或者护理专业技术职称、从事护理活动的人员，经执业地省、自治区、直辖市人民政府卫生主管部门审核合格，换领护士执业证书。

本条例施行前，尚未达到护士配备标准的医疗卫生机构，应当按照国务院卫生主管部门规定的实施步骤，自本条例施行之日起 3 年内达到护士配备标准。

第三十五条 本条例自 2008 年 5 月 12 日起施行。

附录五　医疗事故处理条例

国务院今日以第 351 号国务院令的形式公布了《医疗事故处理条例》。全文如下：

第一章　总　　则

第一条 为了正确处理医疗事故，保护患者和医疗机构及其医务人员的合法权益，维护医疗秩序，保障医疗安全，促进医学科学的发展，制定本条例。

第二条 本条例所称医疗事故，是指医疗机构及其医务人员在医疗活动中，违反医疗卫生管理法律、行政法规、部门规章和诊疗护理规范、常规，过失造成患者人身损害的事故。

第三条 处理医疗事故，应当遵循公开、公平、公正、及时、便民的原则，坚持实事求是的科学态度，做到事实清楚、定性准确、责任明确、处理恰当。

第四条 根据对患者人身造成的损害程度，医疗事故分为四级：

一级医疗事故：造成患者死亡、重度残疾的；

二级医疗事故：造成患者中度残疾、器官组织损伤导致严重功能障碍的；

三级医疗事故：造成患者轻度残疾、器官组织损伤导致一般功能障碍的；

四级医疗事故：造成患者明显人身损害的其他后果的。

具体分级标准由国务院卫生行政部门制定。

第二章　医疗事故的预防与处置

第五条 医疗机构及其医务人员在医疗活动中，必须严格遵守医疗卫生管理法律、

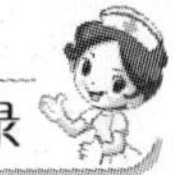

行政法规、部门规章和诊疗护理规范、常规，恪守医疗服务职业道德。

第六条 医疗机构应当对其医务人员进行医疗卫生管理法律、行政法规、部门规章和诊疗护理规范、常规的培训和医疗服务职业道德教育。

第七条 医疗机构应当设置医疗服务质量监控部门或者配备专（兼）职人员，具体负责监督本医疗机构的医务人员的医疗服务工作，检查医务人员执业情况，接受患者对医疗服务的投诉，向其提供咨询服务。

第八条 医疗机构应当按照国务院卫生行政部门规定的要求，书写并妥善保管病历资料。

因抢救急危患者，未能及时书写病历的，有关医务人员应当在抢救结束后6小时内据实补记，并加以注明。

第九条 严禁涂改、伪造、隐匿、销毁或者抢夺病历资料。

第十条 患者有权复印或者复制其门诊病历、住院志、体温单、医嘱单、化验单（检验报告）、医学影像检查资料、特殊检查同意书、手术同意书、手术及麻醉记录单、病理资料、护理记录以及国务院卫生行政部门规定的其他病历资料。

患者依照前款规定要求复印或者复制病历资料的，医疗机构应当提供复印或者复制服务并在复印或者复制的病历资料上加盖证明印记。复印或者复制病历资料时，应当有患者在场。

医疗机构应患者的要求，为其复印或者复制病历资料，可以按照规定收取工本费。具体收费标准由省、自治区、直辖市人民政府价格主管部门会同同级卫生行政部门规定。

第十一条 在医疗活动中，医疗机构及其医务人员应当将患者的病情、医疗措施、医疗风险等如实告知患者，及时解答其咨询；但是，应当避免对患者产生不利后果。

第十二条 医疗机构应当制定防范、处理医疗事故的预案，预防医疗事故的发生，减轻医疗事故的损害。

第十三条 医务人员在医疗活动中发生或者发现医疗事故、可能引起医疗事故的医疗过失行为或者发生医疗事故争议的，应当立即向所在科室负责人报告，科室负责人应当及时向本医疗机构负责医疗服务质量监控的部门或者专（兼）职人员报告；负责医疗服务质量监控的部门或者专（兼）职人员接到报告后，应当立即进行调查、核实，将有关情况如实向本医疗机构的负责人报告，并向患者通报、解释。

第十四条 发生医疗事故的，医疗机构应当按照规定向所在地卫生行政部门报告。

发生下列重大医疗过失行为的，医疗机构应当在12小时内向所在地卫生行政部门报告：

（一）导致患者死亡或者可能为二级以上的医疗事故；

（二）导致3人以上人身损害后果；

（三）国务院卫生行政部门和省、自治区、直辖市人民政府卫生行政部门规定的其他情形。

第十五条 发生或者发现医疗过失行为，医疗机构及其医务人员应当立即采取有效措施，避免或者减轻对患者身体健康的损害，防止损害扩大。

第十六条 发生医疗事故争议时，死亡病例讨论记录、疑难病例讨论记录、上级医师查房记录、会诊意见、病程记录应当在医患双方在场的情况下封存和启封。封存的病历资料可以是复印件，由医疗机构保管。

第十七条 疑似输液、输血、注射、药物等引起不良后果的，医患双方应当共同对现场实物进行封存和启封，封存的现场实物由医疗机构保管；需要检验的，应当由双方共同指定的、依法具有检验资格的检验机构进行检验；双方无法共同指定时，由卫生行政部门指定。

疑似输血引起不良后果，需要对血液进行封存保留的，医疗机构应当通知提供该血液的采供血机构派员到场。

第十八条 患者死亡，医患双方当事人不能确定死因或者对死因有异议的，应当在患者死亡后48 小时内进行尸检；具备尸体冻存条件的，可以延长至7 日。尸检应当经死者近亲属同意并签字。

尸检应当由按照国家有关规定取得相应资格的机构和病理解剖专业技术人员进行。承担尸检任务的机构和病理解剖专业技术人员有进行尸检的义务。

医疗事故争议双方当事人可以请法医病理学人员参加尸检，也可以委派代表观察尸检过程。拒绝或者拖延尸检，超过规定时间，影响对死因判定的，由拒绝或者拖延的一方承担责任。

第十九条 患者在医疗机构内死亡的，尸体应当立即移放太平间。死者尸体存放时间一般不得超过2 周。逾期不处理的尸体，经医疗机构所在地卫生行政部门批准，并报经同级公安部门备案后，由医疗机构按照规定进行处理。

第三章 医疗事故的技术鉴定

第二十条 卫生行政部门接到医疗机构关于重大医疗过失行为的报告或者医疗事故争议当事人要求处理医疗事故争议的申请后，对需要进行医疗事故技术鉴定的，应当交由负责医疗事故技术鉴定工作的医学会组织鉴定；医患双方协商解决医疗事故争议，需要进行医疗事故技术鉴定的，由双方当事人共同委托负责医疗事故技术鉴定工作的医学会组织鉴定。

第二十一条 设区的市级地方医学会和省、自治区、直辖市直接管辖的县（市）地方医学会负责组织首次医疗事故技术鉴定工作。省、自治区、直辖市地方医学会负责组织再次鉴定工作。

必要时，中华医学会可以组织疑难、复杂并在全国有重大影响的医疗事故争议的技术鉴定工作。

第二十二条 当事人对首次医疗事故技术鉴定结论不服的，可以自收到首次鉴定结论之日起15 日内向医疗机构所在地卫生行政部门提出再次鉴定的申请。

第二十三条 负责组织医疗事故技术鉴定工作的医学会应当建立专家库。

专家库由具备下列条件的医疗卫生专业技术人员组成：

（一）有良好的业务素质和执业品德；

（二）受聘于医疗卫生机构或者医学教学、科研机构并担任相应专业高级技术职务

3 年以上。

符合前款第（一）项规定条件并具备高级技术任职资格的法医可以受聘进入专家库。

负责组织医疗事故技术鉴定工作的医学会依照本条例规定聘请医疗卫生专业技术人员和法医进入专家库，可以不受行政区域的限制。

第二十四条 医疗事故技术鉴定，由负责组织医疗事故技术鉴定工作的医学会组织专家鉴定组进行。

参加医疗事故技术鉴定的相关专业的专家，由医患双方在医学会主持下从专家库中随机抽取。在特殊情况下，医学会根据医疗事故技术鉴定工作的需要，可以组织医患双方在其他医学会建立的专家库中随机抽取相关专业的专家参加鉴定或者函件咨询。

符合本条例第二十三条规定条件的医疗卫生专业技术人员和法医有义务受聘进入专家库，并承担医疗事故技术鉴定工作。

第二十五条 专家鉴定组进行医疗事故技术鉴定，实行合议制。专家鉴定组人数为单数，涉及的主要学科的专家一般不得少于鉴定组成员的二分之一；涉及死因、伤残等级鉴定的，并应当从专家库中随机抽取法医参加专家鉴定组。

第二十六条 专家鉴定组成员有下列情形之一的，应当回避，当事人也可以以口头或者书面的方式申请其回避：

（一）是医疗事故争议当事人或者当事人的近亲属的；

（二）与医疗事故争议有利害关系的；

（三）与医疗事故争议当事人有其他关系，可能影响公正鉴定的。

第二十七条 专家鉴定组依照医疗卫生管理法律、行政法规、部门规章和诊疗护理规范、常规，运用医学科学原理和专业知识，独立进行医疗事故技术鉴定，对医疗事故进行鉴别和判定，为处理医疗事故争议提供医学依据。

任何单位或者个人不得干扰医疗事故技术鉴定工作，不得威胁、利诱、辱骂、殴打专家鉴定组成员。

专家鉴定组成员不得接受双方当事人的财物或者其他利益。

第二十八条 负责组织医疗事故技术鉴定工作的医学会应当自受理医疗事故技术鉴定之日起 5 日内通知医疗事故争议双方当事人提交进行医疗事故技术鉴定所需的材料。

当事人应当自收到医学会的通知之日起 10 日内提交有关医疗事故技术鉴定的材料、书面陈述及答辩。医疗机构提交的有关医疗事故技术鉴定的材料应当包括下列内容：

（一）住院患者的病程记录、死亡病例讨论记录、疑难病例讨论记录、会诊意见、上级医师查房记录等病历资料原件；

（二）住院患者的住院志、体温单、医嘱单、化验单（检验报告）、医学影像检查资料、特殊检查同意书、手术同意书、手术及麻醉记录单、病理资料、护理记录等病历资料原件；

（三）抢救急危患者，在规定时间内补记的病历资料原件；

（四）封存保留的输液、注射用物品和血液、药物等实物，或者依法具有检验资格的检验机构对这些物品、实物作出的检验报告；

（五）与医疗事故技术鉴定有关的其他材料。

在医疗机构建有病历档案的门诊、急诊患者，其病历资料由医疗机构提供；没有在医疗机构建立病历档案的，由患者提供。

医患双方应当依照本条例的规定提交相关材料。医疗机构无正当理由未依照本条例的规定如实提供相关材料，导致医疗事故技术鉴定不能进行的，应当承担责任。

第二十九条 负责组织医疗事故技术鉴定工作的医学会应当自接到当事人提交的有关医疗事故技术鉴定的材料、书面陈述及答辩之日起45日内组织鉴定并出具医疗事故技术鉴定书。

负责组织医疗事故技术鉴定工作的医学会可以向双方当事人调查取证。

第三十条 专家鉴定组应当认真审查双方当事人提交的材料，听取双方当事人的陈述及答辩并进行核实。

双方当事人应当按照本条例的规定如实提交进行医疗事故技术鉴定所需要的材料，并积极配合调查。当事人任何一方不予配合，影响医疗事故技术鉴定的，由不予配合的一方承担责任。

第三十一条 专家鉴定组应当在事实清楚、证据确凿的基础上，综合分析患者的病情和个体差异，作出鉴定结论，并制作医疗事故技术鉴定书。鉴定结论以专家鉴定组成员的过半数通过。鉴定过程应当如实记载。

医疗事故技术鉴定书应当包括下列主要内容：

（一）双方当事人的基本情况及要求；

（二）当事人提交的材料和负责组织医疗事故技术鉴定工作的医学会的调查材料；

（三）对鉴定过程的说明；

（四）医疗行为是否违反医疗卫生管理法律、行政法规、部门规章和诊疗护理规范、常规；

（五）医疗过失行为与人身损害后果之间是否存在因果关系；

（六）医疗过失行为在医疗事故损害后果中的责任程度；

（七）医疗事故等级；

（八）对医疗事故患者的医疗护理医学建议。

第三十二条 医疗事故技术鉴定办法由国务院卫生行政部门制定。

第三十三条 有下列情形之一的，不属于医疗事故：

（一）在紧急情况下为抢救垂危患者生命而采取紧急医学措施造成不良后果的；

（二）在医疗活动中由于患者病情异常或者患者体质特殊而发生医疗意外的；

（三）在现有医学科学技术条件下，发生无法预料或者不能防范的不良后果的；

（四）无过错输血感染造成不良后果的；

（五）因患方原因延误诊疗导致不良后果的；

（六）因不可抗力造成不良后果的。

第三十四条 医疗事故技术鉴定，可以收取鉴定费用。经鉴定，属于医疗事故的，

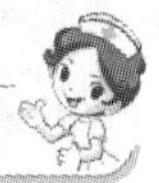

鉴定费用由医疗机构支付；不属于医疗事故的，鉴定费用由提出医疗事故处理申请的一方支付。鉴定费用标准由省、自治区、直辖市人民政府价格主管部门会同同级财政部门、卫生行政部门规定。

第四章 医疗事故的行政处理与监督

第三十五条 卫生行政部门应当依照本条例和有关法律、行政法规、部门规章的规定，对发生医疗事故的医疗机构和医务人员作出行政处理。

第三十六条 卫生行政部门接到医疗机构关于重大医疗过失行为的报告后，除责令医疗机构及时采取必要的医疗救治措施，防止损害后果扩大外，应当组织调查，判定是否属于医疗事故；对不能判定是否属于医疗事故的，应当依照本条例的有关规定交由负责医疗事故技术鉴定工作的医学会组织鉴定。

第三十七条 发生医疗事故争议，当事人申请卫生行政部门处理的，应当提出书面申请。申请书应当载明申请人的基本情况、有关事实、具体请求及理由等。

当事人自知道或者应当知道其身体健康受到损害之日起 1 年内，可以向卫生行政部门提出医疗事故争议处理申请。

第三十八条 发生医疗事故争议，当事人申请卫生行政部门处理的，由医疗机构所在地的县级人民政府卫生行政部门受理。医疗机构所在地是直辖市的，由医疗机构所在地的区、县人民政府卫生行政部门受理。

有下列情形之一的，县级人民政府卫生行政部门应当自接到医疗机构的报告或者当事人提出医疗事故争议处理申请之日起 7 日内移送上一级人民政府卫生行政部门处理：

（一）患者死亡；

（二）可能为二级以上的医疗事故；

（三）国务院卫生行政部门和省、自治区、直辖市人民政府卫生行政部门规定的其他情形。

第三十九条 卫生行政部门应当自收到医疗事故争议处理申请之日起 10 日内进行审查，作出是否受理的决定。对符合本条例规定，予以受理，需要进行医疗事故技术鉴定的，应当自作出受理决定之日起 5 日内将有关材料交由负责医疗事故技术鉴定工作的医学会组织鉴定并书面通知申请人；对不符合本条例规定，不予受理的，应当书面通知申请人并说明理由。

当事人对首次医疗事故技术鉴定结论有异议，申请再次鉴定的，卫生行政部门应当自收到申请之日起 7 日内交由省、自治区、直辖市地方医学会组织再次鉴定。

第四十条 当事人既向卫生行政部门提出医疗事故争议处理申请，又向人民法院提起诉讼的，卫生行政部门不予受理；卫生行政部门已经受理的，应当终止处理。

第四十一条 卫生行政部门收到负责组织医疗事故技术鉴定工作的医学会出具的医疗事故技术鉴定书后，应当对参加鉴定的人员资格和专业类别、鉴定程序进行审核；必要时，可以组织调查，听取医疗事故争议双方当事人的意见。

第四十二条 卫生行政部门经审核，对符合本条例规定作出的医疗事故技术鉴定结论，应当作为对发生医疗事故的医疗机构和医务人员作出行政处理以及进行医疗事故赔偿调解的依据；经审核，发现医疗事故技术鉴定不符合本条例规定的，应当要求重新鉴定。

第四十三条 医疗事故争议由双方当事人自行协商解决的，医疗机构应当自协商解决之日起7日内向所在地卫生行政部门作出书面报告，并附具协议书。

第四十四条 医疗事故争议经人民法院调解或者判决解决的，医疗机构应当自收到生效的人民法院的调解书或者判决书之日起7日内向所在地卫生行政部门作出书面报告，并附具调解书或者判决书。

第四十五条 县级以上地方人民政府卫生行政部门应当按照规定逐级将当地发生的医疗事故以及依法对发生医疗事故的医疗机构和医务人员作出行政处理的情况，上报国务院卫生行政部门。

第五章 医疗事故的赔偿

第四十六条 发生医疗事故的赔偿等民事责任争议，医患双方可以协商解决；不愿意协商或者协商不成的，当事人可以向卫生行政部门提出调解申请，也可以直接向人民法院提起民事诉讼。

第四十七条 双方当事人协商解决医疗事故的赔偿等民事责任争议的，应当制作协议书。协议书应当载明双方当事人的基本情况和医疗事故的原因、双方当事人共同认定的医疗事故等级以及协商确定的赔偿数额等，并由双方当事人在协议书上签名。

第四十八条 已确定为医疗事故的，卫生行政部门应医疗事故争议双方当事人请求，可以进行医疗事故赔偿调解。调解时，应当遵循当事人双方自愿原则，并应当依据本条例的规定计算赔偿数额。

经调解，双方当事人就赔偿数额达成协议的，制作调解书，双方当事人应当履行；调解不成或者经调解达成协议后一方反悔的，卫生行政部门不再调解。

第四十九条 医疗事故赔偿，应当考虑下列因素，确定具体赔偿数额：

（一）医疗事故等级；

（二）医疗过失行为在医疗事故损害后果中的责任程度；

（三）医疗事故损害后果与患者原有疾病状况之间的关系。

不属于医疗事故的，医疗机构不承担赔偿责任。

第五十条 医疗事故赔偿，按照下列项目和标准计算：

（一）医疗费：按照医疗事故对患者造成的人身损害进行治疗所发生的医疗费用计算，凭据支付，但不包括原发病医疗费用。结案后确实需要继续治疗的，按照基本医疗费用支付。

（二）误工费：患者有固定收入的，按照本人因误工减少的固定收入计算，对收入高于医疗事故发生地上一年度职工年平均工资3倍以上的，按照3倍计算；无固定收入的，按照医疗事故发生地上一年度职工年平均工资计算。

（三）住院伙食补助费：按照医疗事故发生地国家机关一般工作人员的出差伙食补助标准计算。

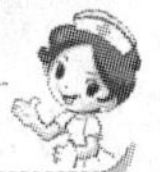

（四）陪护费：患者住院期间需要专人陪护的，按照医疗事故发生地上一年度职工年平均工资计算。

（五）残疾生活补助费：根据伤残等级，按照医疗事故发生地居民年平均生活费计算，自定残之月起最长赔偿30年；但是，60周岁以上的，不超过15年；70周岁以上的，不超过5年。

（六）残疾用具费：因残疾需要配置补偿功能器具的，凭医疗机构证明，按照普及型器具的费用计算。

（七）丧葬费：按照医疗事故发生地规定的丧葬费补助标准计算。

（八）被扶养人生活费：以死者生前或者残疾者丧失劳动能力前实际扶养且没有劳动能力的人为限，按照其户籍所在地或者居所地居民最低生活保障标准计算。对不满16周岁的，扶养到16周岁。对年满16周岁但无劳动能力的，扶养20年；但是，60周岁以上的，不超过15年；70周岁以上的，不超过5年。

（九）交通费：按照患者实际必需的交通费用计算，凭据支付。

（十）住宿费：按照医疗事故发生地国家机关一般工作人员的出差住宿补助标准计算，凭据支付。

（十一）精神损害抚慰金：按照医疗事故发生地居民年平均生活费计算。造成患者死亡的，赔偿年限最长不超过6年；造成患者残疾的，赔偿年限最长不超过3年。

第五十一条　参加医疗事故处理的患者近亲属所需交通费、误工费、住宿费，参照本条例第五十条的有关规定计算，计算费用的人数不超过2人。

医疗事故造成患者死亡的，参加丧葬活动的患者的配偶和直系亲属所需交通费、误工费、住宿费，参照本条例第五十条的有关规定计算，计算费用的人数不超过2人。

第五十二条　医疗事故赔偿费用，实行一次性结算，由承担医疗事故责任的医疗机构支付。

第六章　罚　　则

第五十三条　卫生行政部门的工作人员在处理医疗事故过程中违反本条例的规定，利用职务上的便利收受他人财物或者其他利益，滥用职权，玩忽职守，或者发现违法行为不予查处，造成严重后果的，依照刑法关于受贿罪、滥用职权罪、玩忽职守罪或者其他有关罪的规定，依法追究刑事责任；尚不够刑事处罚的，依法给予降级或者撤职的行政处分。

第五十四条　卫生行政部门违反本条例的规定，有下列情形之一的，由上级卫生行政部门给予警告并责令限期改正；情节严重的，对负有责任的主管人员和其他直接责任人员依法给予行政处分：

（一）接到医疗机构关于重大医疗过失行为的报告后，未及时组织调查的；

（二）接到医疗事故争议处理申请后，未在规定时间内审查或者移送上一级人民政府卫生行政部门处理的；

（三）未将应当进行医疗事故技术鉴定的重大医疗过失行为或者医疗事故争议移交医学会组织鉴定的；

（四）未按照规定逐级将当地发生的医疗事故以及依法对发生医疗事故的医疗机构和医务人员的行政处理情况上报的；

（五）未依照本条例规定审核医疗事故技术鉴定书的。

第五十五条 医疗机构发生医疗事故的，由卫生行政部门根据医疗事故等级和情节，给予警告；情节严重的，责令限期停业整顿直至由原发证部门吊销执业许可证，对负有责任的医务人员依照刑法关于医疗事故罪的规定，依法追究刑事责任；尚不够刑事处罚的，依法给予行政处分或者纪律处分。

对发生医疗事故的有关医务人员，除依照前款处罚外，卫生行政部门并可以责令暂停6个月以上1年以下执业活动；情节严重的，吊销其执业证书。

第五十六条 医疗机构违反本条例的规定，有下列情形之一的，由卫生行政部门责令改正；情节严重的，对负有责任的主管人员和其他直接责任人员依法给予行政处分或者纪律处分：

（一）未如实告知患者病情、医疗措施和医疗风险的；

（二）没有正当理由，拒绝为患者提供复印或者复制病历资料服务的；

（三）未按照国务院卫生行政部门规定的要求书写和妥善保管病历资料的；

（四）未在规定时间内补记抢救工作病历内容的；

（五）未按照本条例的规定封存、保管和启封病历资料和实物的；

（六）未设置医疗服务质量监控部门或者配备专（兼）职人员的；

（七）未制定有关医疗事故防范和处理预案的；

（八）未在规定时间内向卫生行政部门报告重大医疗过失行为的；

（九）未按照本条例的规定向卫生行政部门报告医疗事故的；

（十）未按照规定进行尸检和保存、处理尸体的。

第五十七条 参加医疗事故技术鉴定工作的人员违反本条例的规定，接受申请鉴定双方或者一方当事人的财物或者其他利益，出具虚假医疗事故技术鉴定书，造成严重后果的，依照刑法关于受贿罪的规定，依法追究刑事责任；尚不够刑事处罚的，由原发证部门吊销其执业证书或者资格证书。

第五十八条 医疗机构或者其他有关机构违反本条例的规定，有下列情形之一的，由卫生行政部门责令改正，给予警告；对负有责任的主管人员和其他直接责任人员依法给予行政处分或者纪律处分；情节严重的，由原发证部门吊销其执业证书或者资格证书：

（一）承担尸检任务的机构没有正当理由，拒绝进行尸检的；

（二）涂改、伪造、隐匿、销毁病历资料的。

第五十九条 以医疗事故为由，寻衅滋事、抢夺病历资料，扰乱医疗机构正常医疗秩序和医疗事故技术鉴定工作，依照刑法关于扰乱社会秩序罪的规定，依法追究刑事责任；尚不够刑事处罚的，依法给予治安管理处罚。

第七章 附 则

第六十条 本条例所称医疗机构，是指依照《医疗机构管理条例》的规定取得

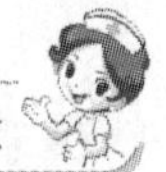

《医疗机构执业许可证》的机构。

县级以上城市从事计划生育技术服务的机构依照《计划生育技术服务管理条例》的规定开展与计划生育有关的临床医疗服务，发生的计划生育技术服务事故，依照本条例的有关规定处理；但是，其中不属于医疗机构的县级以上城市从事计划生育技术服务的机构发生的计划生育技术服务事故，由计划生育行政部门行使依照本条例有关规定由卫生行政部门承担的受理、交由负责医疗事故技术鉴定工作的医学会组织鉴定和赔偿调解的职能；对发生计划生育技术服务事故的该机构及其有关责任人员，依法进行处理。

第六十一条 非法行医，造成患者人身损害，不属于医疗事故，触犯刑律的，依法追究刑事责任；有关赔偿，由受害人直接向人民法院提起诉讼。

第六十二条 军队医疗机构的医疗事故处理办法，由中国人民解放军卫生主管部门会同国务院卫生行政部门依据本条例制定。

第六十三条 本条例自2002年9月1日起施行。1987年6月29日国务院发布的《医疗事故处理办法》同时废止。本条例施行前已经处理结案的医疗事故争议，不再重新处理。

附录六 中华人民共和国药品管理法

主席令第45号

（1984年9月20日第六届全国人民代表大会常务委员会第七次会议通过，2001年2月28日第九届全国人民代表大会常务委员会第二十次会议修订）

第一章 总 则

第一条 为加强药品监督管理，保证药品质量，保障人体用药安全，维护人民身体健康和用药的合法权益，特制定本法。

第二条 在中华人民共和国境内从事药品的研制、生产、经营、使用和监督管理的单位或者个人，必须遵守本法。

第三条 国家发展现代药和传统药，充分发挥其在预防、医疗和保健中的作用。

国家保护野生药材资源，鼓励培育中药材。

第四条 国家鼓励研究和创制新药，保护公民、法人和其他组织研究、开发新药的合法权益。

第五条 国务院药品监督管理部门主管全国药品监督管理工作。国务院有关部门在各自的职责范围内负责与药品有关的监督管理工作。

省、自治区、直辖市人民政府药品监督管理部门负责本行政区域内的药品监督管理工作。省、自治区、直辖市人民政府有关部门在各自的职责范围内负责与药品有关的监督管理工作。

国务院药品监督管理部门应当配合国务院经济综合主管部门，执行国家制定的药品行业发展规划和产业政策。

第六条 药品监督管理部门设置或者确定的药品检验机构，承担依法实施药品审批和药品质量监督检查所需的药品检验工作。

第二章 药品生产企业管理

第七条 开办药品生产企业，须经企业所在地省、自治区、直辖市人民政府药品监督管理部门批准并发给《药品生产许可证》，凭《药品生产许可证》到工商行政管理部门办理登记注册。无《药品生产许可证》的，不得生产药品。

《药品生产许可证》应当标明有效期和生产范围，到期重新审查发证。

药品监督管理部门批准开办药品生产企业，除依据本法第八条规定的条件外，还应当符合国家制定的药品行业发展规划和产业政策，防止重复建设。

第八条 开办药品生产企业，必须具备以下条件：

（一）具有依法经过资格认定的药学技术人员、工程技术人员及相应的技术工人；

（二）具有与其药品生产相适应的厂房、设施和卫生环境；

（三）具有能对所生产药品进行质量管理和质量检验的机构、人员以及必要的仪器设备；

（四）具有保证药品质量的规章制度。

第九条 药品生产企业必须按照国务院药品监督管理部门依据本法制定的《药品生产质量管理规范》组织生产。药品监督管理部门按照规定对药品生产企业是否符合《药品生产质量管理规范》的要求进行认证；对认证合格的，发给认证证书。

《药品生产质量管理规范》的具体实施办法、实施步骤由国务院药品监督管理部门规定。

第十条 除中药饮片的炮制外，药品必须按照国家药品标准和国务院药品监督管理部门批准的生产工艺进行生产，生产记录必须完整准确。药品生产企业改变影响药品质量的生产工艺的，必须报原批准部门审核批准。

中药饮片必须按照国家药品标准炮制；国家药品标准没有规定的，必须按照省、自治区、直辖市人民政府药品监督管理部门制定的炮制规范炮制。省、自治区、直辖市人民政府药品监督管理部门制定的炮制规范应当报国务院药品监督管理部门备案。

第十一条 生产药品所需的原料、辅料，必须符合药用要求。

第十二条 药品生产企业必须对其生产的药品进行质量检验；不符合国家药品标准或者不按照省、自治区、直辖市人民政府药品监督管理部门制定的中药饮片炮制规范炮制的，不得出厂。

第十三条 经国务院药品监督管理部门或者国务院药品监督管理部门授权的省、自治区、直辖市人民政府药品监督管理部门批准，药品生产企业可以接受委托生产药品。

第三章 药品经营企业管理

第十四条 开办药品批发企业，须经企业所在地省、自治区、直辖市人民政府药品监督管理部门批准并发给《药品经营许可证》；开办药品零售企业，须经企业所在地县级以上地方药品监督管理部门批准并发给《药品经营许可证》，凭《药品经营许可证》到工商行政管理部门办理登记注册。无《药品经营许可证》的，不得经营药品。

《药品经营许可证》应当标明有效期和经营范围，到期重新审查发证。

药品监督管理部门批准开办药品经营企业，除依据本法第十五条规定的条件外，还应当遵循合理布局和方便群众购药的原则。

第十五条 开办药品经营企业必须具备以下条件：

（一）具有依法经过资格认定的药学技术人员；

（二）具有与所经营药品相适应的营业场所、设备、仓储设施、卫生环境；

（三）具有与所经营药品相适应的质量管理机构或者人员；

（四）具有保证所经营药品质量的规章制度。

第十六条 药品经营企业必须按照国务院药品监督管理部门依据本法制定的《药品经营质量管理规范》经营药品。药品监督管理部门按照规定对药品经营企业是否符合《药品经营质量管理规范》的要求进行认证；对认证合格的，发给认证证书。

《药品经营质量管理规范》的具体实施办法、实施步骤由国务院药品监督管理部门规定。

第十七条 药品经营企业购进药品，必须建立并执行进货检查验收制度，验明药品合格证明和其他标识；不符合规定要求的，不得购进。

第十八条 药品经营企业购销药品，必须有真实完整的购销记录。购销记录必须注明药品的通用名称、剂型、规格、批号、有效期、生产厂商、购（销）货单位、购（销）货数量、购销价格、购（销）货日期及国务院药品监督管理部门规定的其他内容。

第十九条 药品经营企业销售药品必须准确无误，并正确说明用法、用量和注意事项；调配处方必须经过核对，对处方所列药品不得擅自更改或者代用。对有配伍禁忌或者超剂量的处方，应当拒绝调配；必要时，经处方医师更正或者重新签字，方可调配。

药品经营企业销售中药材，必须标明产地。

第二十条 药品经营企业必须制定和执行药品保管制度，采取必要的冷藏、防冻、防潮、防虫、防鼠等措施，保证药品质量。

药品入库和出库必须执行检查制度。

第二十一条 城乡集市贸易市场可以出售中药材，国务院另有规定的除外。

城乡集市贸易市场不得出售中药材以外的药品，但持有《药品经营许可证》的药品零售企业在规定的范围内可以在城乡集市贸易市场设点出售中药材以外的药品。具体办法由国务院规定。

第四章 医疗机构的药剂管理

第二十二条 医疗机构必须配备依法经过资格认定的药学技术人员。非药学技术人员不得直接从事药剂技术工作。

第二十三条 医疗机构配制制剂，须经所在地省、自治区、直辖市人民政府卫生行政部门审核同意，由省、自治区、直辖市人民政府药品监督管理部门批准，发给《医疗机构制剂许可证》。无《医疗机构制剂许可证》的，不得配制制剂。

《医疗机构制剂许可证》应当标明有效期，到期重新审查发证。

第二十四条 医疗机构配制制剂，必须具有能够保证制剂质量的设施、管理制度、检验仪器和卫生条件。

第二十五条 医疗机构配制的制剂，应当是本单位临床需要而市场上没有供应的品种，并须经所在地省、自治区、直辖市人民政府药品监督管理部门批准后方可配制。配制的制剂必须按照规定进行质量检验；合格的，凭医师处方在本医疗机构使用。特殊情况下，经国务院或者省、自治区、直辖市人民政府的药品监督管理部门批准，医疗机构配制的制剂可以在指定的医疗机构之间调剂使用。

医疗机构配制的制剂，不得在市场销售。

第二十六条 医疗机构购进药品，必须建立并执行进货检查验收制度，验明药品合格证明和其他标识；不符合规定要求的，不得购进和使用。

第二十七条 医疗机构的药剂人员调配处方，必须经过核对，对处方所列药品不得擅自更改或者代用。对有配伍禁忌或者超剂量的处方，应当拒绝调配；必要时，经处方医师更正或者重新签字，方可调配。

第二十八条 医疗机构必须制定和执行药品保管制度，采取必要的冷藏、防冻、防潮、防虫、防鼠等措施，保证药品质量。

第五章 管　　理

第二十九条 研制新药，必须按照国务院药品监督管理部门的规定如实报送研制方法、质量指标、药理及毒理试验结果等有关资料和样品，经国务院药品监督管理部门批准后，方可进行临床试验。药物临床试验机构资格的认定办法，由国务院药品监督管理部门、国务院卫生行政部门共同制定。

完成临床试验并通过审批的新药，由国务院药品监督管理部门批准，发给新药证书。

第三十条 药物的非临床安全性评价研究机构和临床试验机构必须分别执行药物非临床研究质量管理规范、药物临床试验质量管理规范。

药物非临床研究质量管理规范、药物临床试验质量管理规范由国务院确定的部门制定。

第三十一条 生产新药或者已有国家标准的药品的，须经国务院药品监督管理部门批准，并发给药品批准文号；但是，生产没有实施批准文号管理的中药材和中药饮片除外。实施批准文号管理的中药材、中药饮片品种目录由国务院药品监督管理部门会同国务院中医药管理部门制定。

药品生产企业在取得药品批准文号后，方可生产该药品。

第三十二条 药品必须符合国家药品标准。中药饮片依照本法第十条第二款的规定执行。

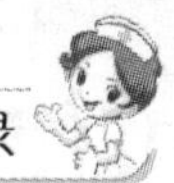

国务院药品监督管理部门颁布的《中华人民共和国药典》和药品标准为国家药品标准。

国务院药品监督管理部门组织药典委员会，负责国家药品标准的制定和修订。

国务院药品监督管理部门的药品检验机构负责标定国家药品标准品、对照品。

第三十三条 国务院药品监督管理部门组织药学、医学和其他技术人员，对新药进行审评，对已经批准生产的药品进行再评价。

第三十四条 药品生产企业、药品经营企业、医疗机构必须从具有药品生产、经营资格的企业购进药品；但是，购进没有实施批准文号管理的中药材除外。

第三十五条 国家对麻醉药品、精神药品、医疗用毒性药品、放射性药品，实行特殊管理。管理办法由国务院制定。

第三十六条 国家实行中药品种保护制度。具体办法由国务院制定。

第三十七条 国家对药品实行处方药与非处方药分类管理制度。具体办法由国务院制定。

第三十八条 禁止进口疗效不确、不良反应大或者其他原因危害人体健康的药品。

第三十九条 药品进口，须经国务院药品监督管理部门组织审查，经审查确认符合质量标准、安全有效的，方可批准进口，并发给进口药品注册证书。

医疗单位临床急需或者个人自用进口的少量药品，按照国家有关规定办理进口手续。

第四十条 药品必须从允许药品进口的口岸进口，并由进口药品的企业向口岸所在地药品监督管理部门登记备案。海关凭药品监督管理部门出具的《进口药品通关单》放行。无《进口药品通关单》的，海关不得放行。

口岸所在地药品监督管理部门应当通知药品检验机构按照国务院药品监督管理部门的规定对进口药品进行抽查检验，并依照本法第四十一条第二款的规定收取检验费。

允许药品进口的口岸由国务院药品监督管理部门会同海关总署提出，报国务院批准。

第四十一条 国务院药品监督管理部门对下列药品在销售前或者进口时，指定药品检验机构进行检验；检验不合格的，不得销售或者进口：

（一）国务院药品监督管理部门规定的生物制品；

（二）首次在中国销售的药品；

（三）国务院规定的其他药品。

前款所列药品的检验费项目和收费标准由国务院财政部门会同国务院价格主管部门核定并公告。检验费收缴办法由国务院财政部门会同国务院药品监督管理部门制定。

第四十二条 国务院药品监督管理部门对已经批准生产或者进口的药品，应当组织调查；对疗效不确、不良反应大或者其他原因危害人体健康的药品，应当撤销批准文号或者进口药品注册证书。

已被撤销批准文号或者进口药品注册证书的药品，不得生产或者进口、销售和使用；已经生产或者进口的，由当地药品监督管理部门监督销毁或者处理。

第四十三条 国家实行药品储备制度。

国内发生重大灾情、疫情及其他突发事件时，国务院规定的部门可以紧急调用企业药品。

第四十四条 对国内供应不足的药品，国务院有权限制或者禁止出口。

第四十五条 进口、出口麻醉药品和国家规定范围内的精神药品，必须持有国务院药品监督管理部门发给的《进口准许证》、《出口准许证》。

第四十六条 新发现和从国外引种的药材，经国务院药品监督管理部门审核批准后，方可销售。

第四十七条 地区性民间习用药材的管理办法，由国务院药品监督管理部门会同国务院中医药管理部门制定。

第四十八条 禁止生产（包括配制，下同）、销售假药。

有下列情形之一的，为假药：

（一）药品所含成分与国家药品标准规定的成分不符的；

（二）以非药品冒充药品或者以他种药品冒充此种药品的。

有下列情形之一的药品，按假药论处：

（一）国务院药品监督管理部门规定禁止使用的；

（二）依照本法必须批准而未经批准生产、进口，或者依照本法必须检验而未经检验即销售的；

（三）变质的；

（四）被污染的；

（五）使用依照本法必须取得批准文号而未取得批准文号的原料药生产的；

（六）所标明的适应证或者功能主治超出规定范围的。

第四十九条 禁止生产、销售劣药。

药品成分的含量不符合国家药品标准的，为劣药。

有下列情形之一的药品，按劣药论处：

（一）未标明有效期或者更改有效期的；

（二）不注明或者更改生产批号的；

（三）超过有效期的；

（四）直接接触药品的包装材料和容器未经批准的；

（五）擅自添加着色剂、防腐剂、香料、矫味剂及辅料的；

（六）其他不符合药品标准规定的。

第五十条 列入国家药品标准的药品名称为药品通用名称。已经作为药品通用名称的，该名称不得作为药品商标使用。

第五十一条 药品生产企业、药品经营企业和医疗机构直接接触药品的工作人员，必须每年进行健康检查。患有传染病或者其他可能污染药品的疾病的，不得从事直接接触药品的工作。

第六章 药品包装的管理

第五十二条 直接接触药品的包装材料和容器，必须符合药用要求，符合保障人体健康、安全的标准，并由药品监督管理部门在审批药品时一并审批。

药品生产企业不得使用未经批准的直接接触药品的包装材料和容器。

对不合格的直接接触药品的包装材料和容器，由药品监督管理部门责令停止使用。

第五十三条 药品包装必须适合药品质量的要求，方便储存、运输和医疗使用。

发运中药材必须有包装。在每件包装上，必须注明品名、产地、日期、调出单位，并附有质量合格的标志。

第五十四条 药品包装必须按照规定印有或者贴有标签并附有说明书。

标签或者说明书上必须注明药品的通用名称、成分、规格、生产企业、批准文号、产品批号、生产日期、有效期、适应证或者功能主治、用法、用量、禁忌、不良反应和注意事项。

麻醉药品、精神药品、医疗用毒性药品、放射性药品、外用药品和非处方药的标签，必须印有规定的标志。

第七章 药品价格和广告的管理

第五十五条 依法实行政府定价、政府指导价的药品，政府价格主管部门应当依照《中华人民共和国价格法》规定的定价原则，依据社会平均成本、市场供求状况和社会承受能力合理制定和调整价格，做到质价相符，消除虚高价格，保护用药者的正当利益。

药品的生产企业、经营企业和医疗机构必须执行政府定价、政府指导价，不得以任何形式擅自提高价格。

药品生产企业应当依法向政府价格主管部门如实提供药品的生产经营成本，不得拒报、虚报、瞒报。

第五十六条 依法实行市场调节价的药品，药品的生产企业、经营企业和医疗机构应当按照公平、合理和诚实信用、质价相符的原则制定价格，为用药者提供价格合理的药品。

药品的生产企业、经营企业和医疗机构应当遵守国务院价格主管部门关于药价管理的规定，制定和标明药品零售价格，禁止暴利和损害用药者利益的价格欺诈行为。

第五十七条 药品的生产企业、经营企业、医疗机构应当依法向政府价格主管部门提供其药品的实际购销价格和购销数量等资料。

第五十八条 医疗机构应当向患者提供所用药品的价格清单；医疗保险定点医疗机构还应当按照规定的办法如实公布其常用药品的价格，加强合理用药的管理。具体办法由国务院卫生行政部门规定。

第五十九条 禁止药品的生产企业、经营企业和医疗机构在药品购销中账外暗中给予、收受回扣或者其他利益。

禁止药品的生产企业、经营企业或者其代理人以任何名义给予使用其药品的医疗机构的负责人、药品采购人员、医师等有关人员以财物或者其他利益。禁止医疗机构的负责人、药品采购人员、医师等有关人员以任何名义收受药品的生产企业、经营企业或者其代理人给予的财物或者其他利益。

第六十条 药品广告须经企业所在地省、自治区、直辖市人民政府药品监督管理部门批准，并发给药品广告批准文号；未取得药品广告批准文号的，不得发布。

处方药可以在国务院卫生行政部门和国务院药品监督管理部门共同指定的医学、药学专业刊物上介绍，但不得在大众传播媒介发布广告或者以其他方式进行以公众为对象的广告宣传。

第六十一条 药品广告的内容必须真实、合法，以国务院药品监督管理部门批准的说明书为准，不得含有虚假的内容。

药品广告不得含有不科学的表示功效的断言或者保证；不得利用国家机关、医药科研单位、学术机构或者专家、学者、医师、患者的名义和形象作证明。

非药品广告不得有涉及药品的宣传。

第六十二条 省、自治区、直辖市人民政府药品监督管理部门应当对其批准的药品广告进行检查，对于违反本法和《中华人民共和国广告法》的广告，应当向广告监督管理机关通报并提出处理建议，广告监督管理机关应当依法作出处理。

第六十三条 药品价格和广告，本法未规定的，适用《中华人民共和国价格法》、《中华人民共和国广告法》的规定。

第八章 药品监督

第六十四条 药品监督管理部门有权按照法律、行政法规的规定对报经其审批的药品研制和药品的生产、经营以及医疗机构使用药品的事项进行监督检查，有关单位和个人不得拒绝和隐瞒。

药品监督管理部门进行监督检查时，必须出示证明文件，对监督检查中知悉的被检查人的技术秘密和业务秘密应当保密。

第六十五条 药品监督管理部门根据监督检查的需要，可以对药品质量进行抽查检验。抽查检验应当按照规定抽样，并不得收取任何费用。所需费用按照国务院规定列支。

药品监督管理部门对有证据证明可能危害人体健康的药品及其有关材料可以采取查封、扣押的行政强制措施，并在七日内作出行政处理决定；药品需要检验的，必须自检验报告书发出之日起十五日内作出行政处理决定。

第六十六条 国务院和省、自治区、直辖市人民政府的药品监督管理部门应当定期公告药品质量抽查检验的结果；公告不当的，必须在原公告范围内予以更正。

第六十七条 当事人对药品检验机构的检验结果有异议的，可以自收到药品检验结果之日起七日内向原药品检验机构或者上一级药品监督管理部门设置或者确定的药品检验机构申请复验，也可以直接向国务院药品监督管理部门设置或者确定的药品检验机构申请复验。受理复验的药品检验机构必须在国务院药品监督管理部门规定的时间内作出复验结论。

第六十八条 药品监督管理部门应当按照规定，依据《药品生产质量管理规范》、《药品经营质量管理规范》，对经其认证合格的药品生产企业、药品经营企业进行认证后的跟踪检查。

第六十九条 地方人民政府和药品监督管理部门不得以要求实施药品检验、审批等手段限制或者排斥非本地区药品生产企业依照本法规定生产的药品进入本地区。

第七十条 药品监督管理部门及其设置的药品检验机构和确定的专业从事药品检验的机构不得参与药品生产经营活动，不得以其名义推荐或者监制、监销药品。

药品监督管理部门及其设置的药品检验机构和确定的专业从事药品检验的机构的工作人员不得参与药品生产经营活动。

第七十一条 国家实行药品不良反应报告制度。药品生产企业、药品经营企业和医疗机构必须经常考察本单位所生产、经营、使用的药品质量、疗效和反应。发现可能与用药有关的严重不良反应，必须及时向当地省、自治区、直辖市人民政府药品监督管理部门和卫生行政部门报告。具体办法由国务院药品监督管理部门会同国务院卫生行政部门制定。

对已确认发生严重不良反应的药品，国务院或者省、自治区、直辖市人民政府的药品监督管理部门可以采取停止生产、销售、使用的紧急控制措施，并应当在五日内组织鉴定，自鉴定结论作出之日起十五日内依法作出行政处理决定。

第七十二条 药品生产企业、药品经营企业和医疗机构的药品检验机构或者人员，应当接受当地药品监督管理部门设置的药品检验机构的业务指导。

第九章 法律责任

第七十三条 未取得《药品生产许可证》、《药品经营许可证》或者《医疗机构制剂许可证》生产药品、经营药品的，依法予以取缔，没收违法生产、销售的药品和违法所得，并处违法生产、销售的药品（包括已售出的和未售出的药品，下同）货值金额二倍以上五倍以下的罚款；构成犯罪的，依法追究刑事责任。

第七十四条 生产、销售假药的，没收违法生产、销售的药品和违法所得，并处违法生产、销售药品货值金额二倍以上五倍以下的罚款；有药品批准证明文件的予以撤销，并责令停产、停业整顿；情节严重的，吊销《药品生产许可证》、《药品经营许可证》或者《医疗机构制剂许可证》；构成犯罪的，依法追究刑事责任。

第七十五条 生产、销售劣药的，没收违法生产、销售的药品和违法所得，并处违法生产、销售药品货值金额一倍以上三倍以下的罚款；情节严重的，责令停产、停业整顿或者撤销药品批准证明文件、吊销《药品生产许可证》、《药品经营许可证》或者《医疗机构制剂许可证》；构成犯罪的，依法追究刑事责任。

第七十六条 从事生产、销售假药及生产、销售劣药情节严重的企业或者其他单位，其直接负责的主管人员和其他直接责任人员十年内不得从事药品生产、经营活动。

对生产者专门用于生产假药、劣药的原辅材料、包装材料、生产设备，予以没收。

第七十七条 知道或者应当知道属于假劣药品而为其提供运输、保管、仓储等便利条件的，没收全部运输、保管、仓储的收入，并处违法收入百分之五十以上三倍以下的罚款；构成犯罪的，依法追究刑事责任。

第七十八条 对假药、劣药的处罚通知，必须载明药品检验机构的质量检验结果；但是，本法第四十八条第三款第（一）、（二）、（五）、（六）项和第四十九条第三款规定的情形除外。

第七十九条 药品的生产企业、经营企业、药物非临床安全性评价研究机构、药物临床试验机构未按照规定实施《药品生产质量管理规范》、《药品经营质量管理规范》、药物非临床研究质量管理规范、药物临床试验质量管理规范的，给予警告，责令限期改正；逾期不改正的，责令停产、停业整顿，并处五千元以上二万元以下的罚款；情节严重的，吊销《药品生产许可证》、《药品经营许可证》和药物临床试验机构的资格。

第八十条 药品的生产企业、经营企业或者医疗机构违反本法第三十四条的规定，从无《药品生产许可证》、《药品经营许可证》的企业购进药品的，责令改正，没收违法购进的药品，并处违法购进药品货值金额二倍以上五倍以下的罚款；有违法所得的，没收违法所得；情节严重的，吊销《药品生产许可证》、《药品经营许可证》或者医疗机构执业许可证书。

第八十一条 进口已获得药品进口注册证书的药品，未按照本法规定向允许药品进口的口岸所在地的药品监督管理部门登记备案的，给予警告，责令限期改正；逾期不改正的，撤销进口药品注册证书。

第八十二条 伪造、变造、买卖、出租、出借许可证或者药品批准证明文件的，没收违法所得，并处违法所得一倍以上三倍以下的罚款；没有违法所得的，处二万元以上十万元以下的罚款；情节严重的，并吊销卖方、出租方、出借方的《药品生产许可证》、《药品经营许可证》、《医疗机构制剂许可证》或者撤销药品批准证明文件；构成犯罪的，依法追究刑事责任。

第八十三条 违反本法规定，提供虚假的证明、文件资料样品或者采取其他欺骗手段取得《药品生产许可证》、《药品经营许可证》、《医疗机构制剂许可证》或者药品批准证明文件的，吊销《药品生产许可证》、《药品经营许可证》、《医疗机构制剂许可证》或者撤销药品批准证明文件，五年内不受理其申请，并处一万元以上三万元以下的罚款。

第八十四条 医疗机构将其配制的制剂在市场销售的，责令改正，没收违法销售的制剂，并处违法销售制剂货值金额一倍以上三倍以下的罚款；有违法所得的，没收违法所得。

第八十五条 药品经营企业违反本法第十八条、第十九条规定的，责令改正，给予警告；情节严重的，吊销《药品经营许可证》。

第八十六条 药品标识不符合本法第五十四条规定的，除依法应当按照假药、劣药论处的外，责令改正，给予警告；情节严重的，撤销该药品的批准证明文件。

第八十七条 药品检验机构出具虚假检验报告，构成犯罪的，依法追究刑事责任；不构成犯罪的，责令改正，给予警告，对单位并处三万元以上五万元以下的罚款；对直接负责的主管人员和其他直接责任人员依法给予降级、撤职、开除的处分，并处三万元以下的罚款；有违法所得的，没收违法所得；情节严重的，撤销其检验资格。药品检验机构出具的检验结果不实，造成损失的，应当承担相应的赔偿责任。

第八十八条 本法第七十三条至第八十七条规定的行政处罚，由县级以上药品监

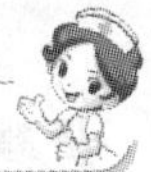

督管理部门按照国务院药品监督管理部门规定的职责分工决定；吊销《药品生产许可证》、《药品经营许可证》、《医疗机构制剂许可证》、医疗机构执业许可证书或者撤销药品批准证明文件的，由原发证、批准的部门决定。

第八十九条 违反本法第五十五条、第五十六条、第五十七条关于药品价格管理的规定的，依照《中华人民共和国价格法》的规定处罚。

第九十条 药品的生产企业、经营企业、医疗机构在药品购销中暗中给予、收受回扣或者其他利益的，药品的生产企业、经营企业或者其代理人给予使用其药品的医疗机构的负责人、药品采购人员、医师等有关人员以财物或者其他利益的，由工商行政管理部门处一万元以上二十万元以下的罚款，有违法所得的，予以没收；情节严重的，由工商行政管理部门吊销药品生产企业、药品经营企业的营业执照，并通知药品监督管理部门，由药品监督管理部门吊销其《药品生产许可证》、《药品经营许可证》；构成犯罪的，依法追究刑事责任。

第九十一条 药品的生产企业、经营企业的负责人、采购人员等有关人员在药品购销中收受其他生产企业、经营企业或者其代理人给予的财物或者其他利益的，依法给予处分，没收违法所得；构成犯罪的，依法追究刑事责任。

医疗机构的负责人、药品采购人员、医师等有关人员收受药品生产企业、药品经营企业或者其代理人给予的财物或者其他利益的，由卫生行政部门或者本单位给予处分，没收违法所得；对违法行为情节严重的执业医师，由卫生行政部门吊销其执业证书；构成犯罪的，依法追究刑事责任。

第九十二条 违反本法有关药品广告的管理规定的，依照《中华人民共和国广告法》的规定处罚，并由发给广告批准文号的药品监督管理部门撤销广告批准文号，一年内不受理该品种的广告审批申请；构成犯罪的，依法追究刑事责任。

药品监督管理部门对药品广告不依法履行审查职责，批准发布的广告有虚假或者其他违反法律、行政法规的内容的，对直接负责的主管人员和其他直接责任人员依法给予行政处分；构成犯罪的，依法追究刑事责任。

第九十三条 药品的生产企业、经营企业、医疗机构违反本法规定，给药品使用者造成损害的，依法承担赔偿责任。

第九十四条 药品监督管理部门违反本法规定，有下列行为之一的，由其上级主管机关或者监察机关责令收回违法发给的证书、撤销药品批准证明文件，对直接负责的主管人员和其他直接责任人员依法给予行政处分；构成犯罪的，依法追究刑事责任：

（一）对不符合《药品生产质量管理规范》、《药品经营质量管理规范》的企业发给符合有关规范的认证证书的，或者对取得认证证书的企业未按照规定履行跟踪检查的职责，对不符合认证条件的企业未依法责令其改正或者撤销其认证证书的；

（二）对不符合法定条件的单位发给《药品生产许可证》、《药品经营许可证》或者《医疗机构制剂许可证》的；

（三）对不符合进口条件的药品发给进口药品注册证书的；

（四）对不具备临床试验条件或者生产条件而批准进行临床试验、发给新药证书、发给药品批准文号的。

第九十五条 药品监督管理部门或者其设置的药品检验机构或者其确定的专业从事药品检验的机构参与药品生产经营活动的，由其上级机关或者监察机关责令改正，有违法收入的予以没收；情节严重的，对直接负责的主管人员和其他直接责任人员依法给予行政处分。

药品监督管理部门或者其设置的药品检验机构或者其确定的专业从事药品检验的机构的工作人员参与药品生产经营活动的，依法给予行政处分。

第九十六条 药品监督管理部门或者其设置、确定的药品检验机构在药品监督检验中违法收取检验费用的，由政府有关部门责令退还，对直接负责的主管人员和其他直接责任人员依法给予行政处分。对违法收取检验费用情节严重的药品检验机构，撤销其检验资格。

第九十七条 药品监督管理部门应当依法履行监督检查职责，监督已取得《药品生产许可证》、《药品经营许可证》的企业依照本法规定从事药品生产、经营活动。

已取得《药品生产许可证》、《药品经营许可证》的企业生产、销售假药、劣药的，除依法追究该企业的法律责任外，对有失职、渎职行为的药品监督管理部门直接负责的主管人员和其他直接责任人员依法给予行政处分；构成犯罪的，依法追究刑事责任。

第九十八条 药品监督管理部门对下级药品监督管理部门违反本法的行政行为，责令限期改正；逾期不改正的，有权予以改变或者撤销。

第九十九条 药品监督管理人员滥用职权、徇私舞弊、玩忽职守，构成犯罪的，依法追究刑事责任；尚不构成犯罪的，依法给予行政处分。

第一百条 依照本法被吊销《药品生产许可证》、《药品经营许可证》的，由药品监督管理部门通知工商行政管理部门办理变更或者注销登记。

第一百零一条 本章规定的货值金额以违法生产、销售药品的标价计算；没有标价的，按照同类药品的市场价格计算。

第十章 附　则

第一百零二条 本法下列用语的含义是：

药品，是指用于预防、治疗、诊断人的疾病，有目的地调节人的生理机能并规定有适应证或者功能主治、用法和用量的物质，包括中药材、中药饮片、中成药、化学原料药及其制剂、抗生素、生化药品、放射性药品、血清、疫苗、血液制品和诊断药品等。

辅料，是指生产药品和调配处方时所用的赋形剂和附加剂。

药品生产企业，是指生产药品的专营企业或者兼营企业。

药品经营企业，是指经营药品的专营企业或者兼营企业。

第一百零三条 中药材的种植、采集和饲养的管理办法，由国务院另行制定。

第一百零四条 国家对预防性生物制品的流通实行特殊管理。具体办法由国务院制定。

第一百零五条 中国人民解放军执行本法的具体办法，由国务院、中央军事委员会依据本法制定。

第一百零六条 本法自2001年12月1日起施行。

附录七 中华人民共和国献血法

(1997年12月29日第八届全国人民代表大会常务委员会第二十九次会议通过)

第一条 为保证医疗临床用血需要和安全，保障献血者和用血者身体健康，发扬人道主义精神，促进社会主义物质文明和精神文明建设，制定本法。

第二条 国家实行无偿献血制度。

国家提倡十八周岁至五十五周岁的健康公民自愿献血。

第三条 地方各级人民政府领导本行政区域内的献血工作，统一规划并负责组织、协调有关部门共同做好献血工作。

第四条 县级以上各级人民政府卫生行政部门监督管理献血工作。

各级红十字会依法参与、推动献血工作。

第五条 各级人民政府采取措施广泛宣传献血的意义，普及献血的科学知识，开展预防和控制经血液途径传播的疾病的教育。

新闻媒介应当开展献血的社会公益性宣传。

第六条 国家机关、军队、社会团体、企业事业组织、居民委员会、村民委员会，应当动员和组织本单位或者本居住区的适龄公民参加献血。

现役军人献血的动员和组织办法，由中国人民解放军卫生主管部门制定。

对献血者，发给国务院卫生行政部门制作的无偿献血证书，有关单位可以给予适当补贴。

第七条 国家鼓励国家工作人员、现役军人和高等学校在校学生率先献血，为树立社会新风尚作表率。

第八条 血站是采集、提供临床用血的机构，是不以营利为目的的公益性组织。设立血站向公民采集血液，必须经国务院卫生行政部门或者省、自治区、直辖市人民政府卫生行政部门批准。血站应当为献血者提供各种安全、卫生、便利的条件。血站的设立条件和管理办法由国务院卫生行政部门制定。

第九条 血站对献血者必须免费进行必要的健康检查；身体状况不符合献血条件的，血站应当向其说明情况，不得采集血液。献血者的身体健康条件由国务院卫生行政部门规定。

血站对献血者每次采集血液量一般为二百毫升，最多不得超过四百毫升，两次采集间隔期不少于六个月。

严格禁止血站违反前款规定对献血者超量、频繁采集血液。

第十条 血站采集血液必须严格遵守有关操作规程和制度，采血必须由具有采血资格的医务人员进行，一次性采血器材用后必须销毁，确保献血者的身体健康。

血站应当根据国务院卫生行政部门制定的标准，保证血液质量。

血站对采集的血液必须进行检测；未经检测或者检测不合格的血液，不得向医疗机构提供。

第十一条 无偿献血的血液必须用于临床，不得买卖。血站、医疗机构不得将无偿献血的血液出售给单采血浆站或者血液制品生产单位。

第十二条 临床用血的包装、储存、运输，必须符合国家规定的卫生标准和要求。

第十三条 医疗机构对临床用血必须进行核查，不得将不符合国家规定标准的血液用于临床。

第十四条 公民临床用血时只交付用于血液的采集、储存、分离、检验等费用；具体收费标准由国务院卫生行政部门会同国务院价格主管部门制定。

无偿献血者临床需要用血时，免交前款规定的费用；无偿献血者的配偶和直系亲属临床需要用血时，可以按照省、自治区、直辖市人民政府的规定免交或者减交前款规定的费用。

第十五条 为保障公民临床急救用血的需要，国家提倡并指导择期手术的患者自身储血，动员家庭、亲友、所在单位以及社会互助献血。

为保证应急用血，医疗机构可以临时采集血液，但应当依照本法规定，确保采血用血安全。

第十六条 医疗机构临床用血应当制定用血计划，遵循合理、科学的原则，不得浪费和滥用血液。

医疗机构应当积极推行按血液成分针对医疗实际需要输血，具体管理办法由国务院卫生行政部门制定。

国家鼓励临床用血新技术的研究和推广。

第十七条 各级人民政府和红十字会对积极参加献血和在献血工作中做出显著成绩的单位和个人，给予奖励。

第十八条 有下列行为之一的，由县级以上地方人民政府卫生行政部门予以取缔，没收违法所得，可以并处十万元以下的罚款；构成犯罪的，依法追究刑事责任：

（一）非法采集血液的；

（二）血站、医疗机构出售无偿献血的血液的；

（三）非法组织他人出卖血液的。

第十九条 血站违反有关操作规程和制度采集血液，由县级以上地方人民政府卫生行政部门责令改正；给献血者健康造成损害的，应当依法赔偿，对直接负责的主管人员和其他直接责任人员，依法给予行政处分；构成犯罪的，依法追究刑事责任。

第二十条 临床用血的包装、储存、运输，不符合国家规定的卫生标准和要求的，由县级以上地方人民政府卫生行政部门责令改正，给予警告，可以并处一万元以下的罚款。

第二十一条 血站违反本法的规定，向医疗机构提供不符合国家规定标准的血液的，由县级以上人民政府卫生行政部门责令改正；情节严重，造成经血液途径传播的疾病传播或者有传播严重危险的，限期整顿，对直接负责的主管人员和其他直接责任人员，依法给予行政处分；构成犯罪的，依法追究刑事责任。

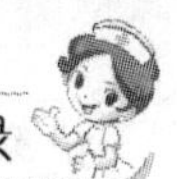

第二十二条 医疗机构的医务人员违反本法规定，将不符合国家规定标准的血液用于患者的，由县级以上地方人民政府卫生行政部门责令改正；给患者健康造成损害的，应当依法赔偿，对直接负责的主管人员和其他直接责任人员，依法给予行政处分；构成犯罪的，依法追究刑事责任。

第二十三条 卫生行政部门及其工作人员在献血、用血的监督管理工作中，玩忽职守，造成严重后果，构成犯罪的，依法追究刑事责任；尚不构成犯罪的，依法给予行政处分。

第二十四条 本法自1998年10月1日起施行。

附录八 中华人民共和国传染病防治法

（1989年2月21日第七届全国人民代表大会常务委员会第六次会议通过，2004年8月28日第十届全国人民代表大会常务委员会第十一次会议修订）

第一章 总 则

第一条 为了预防、控制和消除传染病的发生与流行，保障人体健康和公共卫生，制定本法。

第二条 国家对传染病防治实行预防为主的方针，防治结合、分类管理、依靠科学、依靠群众。

第三条 本法规定的传染病分为甲类、乙类和丙类。

甲类传染病是指：鼠疫、霍乱。

乙类传染病是指：传染性非典型肺炎、艾滋病、病毒性肝炎、脊髓灰质炎、人感染高致病性禽流感、麻疹、流行性出血热、狂犬病、流行性乙型脑炎、登革热、炭疽、细菌性和阿米巴性痢疾、肺结核、伤寒和副伤寒、流行性脑脊髓膜炎、百日咳、白喉、新生儿破伤风、猩红热、布鲁菌病、淋病、梅毒、钩端螺旋体病、血吸虫病、疟疾。

丙类传染病是指：流行性感冒、流行性腮腺炎、风疹、急性出血性结膜炎、麻风病、流行性和地方性斑疹伤寒、黑热病、包虫病、丝虫病，除霍乱、细菌性和阿米巴性痢疾、伤寒和副伤寒以外的感染性腹泻病。

上述规定以外的其他传染病，根据其暴发、流行情况和危害程度，需要列入乙类、丙类传染病的，由国务院卫生行政部门决定并予以公布。

第四条 对乙类传染病中传染性非典型肺炎、炭疽中的肺炭疽和人感染高致病性禽流感，采取本法所称甲类传染病的预防、控制措施。其他乙类传染病和突发原因不明的传染病需要采取本法所称甲类传染病的预防、控制措施的，由国务院卫生行政部门及时报经国务院批准后予以公布、实施。

省、自治区、直辖市人民政府对本行政区域内常见、多发的其他地方性传染病，可以根据情况决定按照乙类或者丙类传染病管理并予以公布，报国务院卫生行政部门备案。

第五条 各级人民政府领导传染病防治工作。

县级以上人民政府制定传染病防治规划并组织实施，建立健全传染病防治的疾病预防控制、医疗救治和监督管理体系。

第六条 国务院卫生行政部门主管全国传染病防治及其监督管理工作。县级以上地方人民政府卫生行政部门负责本行政区域内的传染病防治及其监督管理工作。

县级以上人民政府其他部门在各自的职责范围内负责传染病防治工作。

军队的传染病防治工作，依照本法和国家有关规定办理，由中国人民解放军卫生主管部门实施监督管理。

第七条 各级疾病预防控制机构承担传染病监测、预测、流行病学调查、疫情报告以及其他预防、控制工作。

医疗机构承担与医疗救治有关的传染病防治工作和责任区域内的传染病预防工作。城市社区和农村基层医疗机构在疾病预防控制机构的指导下，承担城市社区、农村基层相应的传染病防治工作。

第八条 国家发展现代医学和中医药等传统医学，支持和鼓励开展传染病防治的科学研究，提高传染病防治的科学技术水平。

国家支持和鼓励开展传染病防治的国际合作。

第九条 国家支持和鼓励单位和个人参与传染病防治工作。各级人民政府应当完善有关制度，方便单位和个人参与防治传染病的宣传教育、疫情报告、志愿服务和捐赠活动。

居民委员会、村民委员会应当组织居民、村民参与社区、农村的传染病预防与控制活动。

第十条 国家开展预防传染病的健康教育。新闻媒体应当无偿开展传染病防治和公共卫生教育的公益宣传。

各级各类学校应当对学生进行健康知识和传染病预防知识的教育。

医学院校应当加强预防医学教育和科学研究，对在校学生以及其他与传染病防治相关人员进行预防医学教育和培训，为传染病防治工作提供技术支持。

疾病预防控制机构、医疗机构应当定期对其工作人员进行传染病防治知识、技能的培训。

第十一条 对在传染病防治工作中做出显著成绩和贡献的单位和个人，给予表彰和奖励。

对因参与传染病防治工作致病、致残、死亡的人员，按照有关规定给予补助、抚恤。

第十二条 在中华人民共和国领域内的一切单位和个人，必须接受疾病预防控制机构、医疗机构有关传染病的调查、检验、采集样本、隔离治疗等预防、控制措施，如实提供有关情况。疾病预防控制机构、医疗机构不得泄露涉及个人隐私的有关信息、资料。

卫生行政部门以及其他有关部门、疾病预防控制机构和医疗机构因违法实施行政管理或者预防、控制措施，侵犯单位和个人合法权益的，有关单位和个人可以依法申请行政复议或者提起诉讼。

第二章　传染病预防

第十三条　各级人民政府组织开展群众性卫生活动，进行预防传染病的健康教育，倡导文明健康的生活方式，提高公众对传染病的防治意识和应对能力，加强环境卫生建设，消除鼠害和蚊、蝇等病媒生物的危害。

各级人民政府农业、水利、林业行政部门按照职责分工负责指导和组织消除农田、湖区、河流、牧场、林区的鼠害与血吸虫危害，以及其他传播传染病的动物和病媒生物的危害。

铁路、交通、民用航空行政部门负责组织消除交通工具以及相关场所的鼠害和蚊、蝇等病媒生物的危害。

第十四条　地方各级人民政府应当有计划地建设和改造公共卫生设施，改善饮用水卫生条件，对污水、污物、粪便进行无害化处置。

第十五条　国家实行有计划的预防接种制度。国务院卫生行政部门和省、自治区、直辖市人民政府卫生行政部门，根据传染病预防、控制的需要，制定传染病预防接种规划并组织实施。用于预防接种的疫苗必须符合国家质量标准。

国家对儿童实行预防接种证制度。国家免疫规划项目的预防接种实行免费。医疗机构、疾病预防控制机构与儿童的监护人应当相互配合，保证儿童及时接受预防接种。具体办法由国务院制定。

第十六条　国家和社会应当关心、帮助传染病病人、病原携带者和疑似传染病病人，使其得到及时救治。任何单位和个人不得歧视传染病病人、病原携带者和疑似传染病病人。

传染病病人、病原携带者和疑似传染病病人，在治愈前或者在排除传染病嫌疑前，不得从事法律、行政法规和国务院卫生行政部门规定禁止从事的易使该传染病扩散的工作。

第十七条　国家建立传染病监测制度。

国务院卫生行政部门制定国家传染病监测规划和方案。省、自治区、直辖市人民政府卫生行政部门根据国家传染病监测规划和方案，制定本行政区域的传染病监测计划和工作方案。

各级疾病预防控制机构对传染病的发生、流行以及影响其发生、流行的因素，进行监测；对国外发生、国内尚未发生的传染病或者国内新发生的传染病，进行监测。

第十八条　各级疾病预防控制机构在传染病预防控制中履行下列职责：

（一）实施传染病预防控制规划、计划和方案；

（二）收集、分析和报告传染病监测信息，预测传染病的发生、流行趋势；

（三）开展对传染病疫情和突发公共卫生事件的流行病学调查、现场处理及其效果评价；

（四）开展传染病实验室检测、诊断、病原学鉴定；

（五）实施免疫规划，负责预防性生物制品的使用管理；

（六）开展健康教育、咨询，普及传染病防治知识；

（七）指导、培训下级疾病预防控制机构及其工作人员开展传染病监测工作；

（八）开展传染病防治应用性研究和卫生评价，提供技术咨询。

国家、省级疾病预防控制机构负责对传染病发生、流行以及分布进行监测，对重大传染病流行趋势进行预测，提出预防控制对策，参与并指导对暴发的疫情进行调查处理，开展传染病病原学鉴定，建立检测质量控制体系，开展应用性研究和卫生评价。

设区的市和县级疾病预防控制机构负责传染病预防控制规划、方案的落实，组织实施免疫、消毒、控制病媒生物的危害，普及传染病防治知识，负责本地区疫情和突发公共卫生事件监测、报告，开展流行病学调查和常见病原微生物检测。

第十九条 国家建立传染病预警制度。

国务院卫生行政部门和省、自治区、直辖市人民政府根据传染病发生、流行趋势的预测，及时发出传染病预警，根据情况予以公布。

第二十条 县级以上地方人民政府应当制定传染病预防、控制预案，报上一级人民政府备案。

传染病预防、控制预案应当包括以下主要内容：

（一）传染病预防控制指挥部的组成和相关部门的职责；

（二）传染病的监测、信息收集、分析、报告、通报制度；

（三）疾病预防控制机构、医疗机构在发生传染病疫情时的任务与职责；

（四）传染病暴发、流行情况的分级以及相应的应急工作方案；

（五）传染病预防、疫点疫区现场控制，应急设施、设备、救治药品和医疗器械以及其他物资和技术的储备与调用。

地方人民政府和疾病预防控制机构接到国务院卫生行政部门或者省、自治区、直辖市人民政府发出的传染病预警后，应当按照传染病预防、控制预案，采取相应的预防、控制措施。

第二十一条 医疗机构必须严格执行国务院卫生行政部门规定的管理制度、操作规范，防止传染病的医源性感染和医院感染。

医疗机构应当确定专门的部门或者人员，承担传染病疫情报告、本单位的传染病预防、控制以及责任区域内的传染病预防工作；承担医疗活动中与医院感染有关的危险因素监测、安全防护、消毒、隔离和医疗废物处置工作。

疾病预防控制机构应当指定专门人员负责对医疗机构内传染病预防工作进行指导、考核，开展流行病学调查。

第二十二条 疾病预防控制机构、医疗机构的实验室和从事病原微生物实验的单位，应当符合国家规定的条件和技术标准，建立严格的监督管理制度，对传染病病原体样本按照规定的措施实行严格监督管理，严防传染病病原体的实验室感染和病原微生物的扩散。

第二十三条 采供血机构、生物制品生产单位必须严格执行国家有关规定，保证血液、血液制品的质量。禁止非法采集血液或者组织他人出卖血液。

疾病预防控制机构、医疗机构使用血液和血液制品，必须遵守国家有关规定，防止因输入血液、使用血液制品引起经血液传播疾病的发生。

第二十四条 各级人民政府应当加强艾滋病的防治工作，采取预防、控制措施，防止艾滋病的传播。具体办法由国务院制定。

第二十五条 县级以上人民政府农业、林业行政部门以及其他有关部门，依据各自的职责负责与人畜共患传染病有关的动物传染病的防治管理工作。

与人畜共患传染病有关的野生动物、家畜家禽，经检疫合格后，方可出售、运输。

第二十六条 国家建立传染病菌种、毒种库。

对传染病菌种、毒种和传染病检测样本的采集、保藏、携带、运输和使用实行分类管理，建立健全严格的管理制度。

对可能导致甲类传染病传播的以及国务院卫生行政部门规定的菌种、毒种和传染病检测样本，确需采集、保藏、携带、运输和使用的，须经省级以上人民政府卫生行政部门批准。具体办法由国务院制定。

第二十七条 对被传染病病原体污染的污水、污物、场所和物品，有关单位和个人必须在疾病预防控制机构的指导下或者按照其提出的卫生要求，进行严格消毒处理；拒绝消毒处理的，由当地卫生行政部门或者疾病预防控制机构进行强制消毒处理。

第二十八条 在国家确认的自然疫源地计划兴建水利、交通、旅游、能源等大型建设项目的，应当事先由省级以上疾病预防控制机构对施工环境进行卫生调查。建设单位应当根据疾病预防控制机构的意见，采取必要的传染病预防、控制措施。施工期间，建设单位应当设专人负责工地上的卫生防疫工作。工程竣工后，疾病预防控制机构应当对可能发生的传染病进行监测。

第二十九条 用于传染病防治的消毒产品、饮用水供水单位供应的饮用水和涉及饮用水卫生安全的产品，应当符合国家卫生标准和卫生规范。

饮用水供水单位从事生产或者供应活动，应当依法取得卫生许可证。

生产用于传染病防治的消毒产品的单位和生产用于传染病防治的消毒产品，应当经省级以上人民政府卫生行政部门审批。具体办法由国务院制定。

第三章 疫情报告、通报和公布

第三十条 疾病预防控制机构、医疗机构和采供血机构及其执行职务的人员发现本法规定的传染病疫情或者发现其他传染病暴发、流行以及突发原因不明的传染病时，应当遵循疫情报告属地管理原则，按照国务院规定的或者国务院卫生行政部门规定的内容、程序、方式和时限报告。

军队医疗机构向社会公众提供医疗服务，发现前款规定的传染病疫情时，应当按照国务院卫生行政部门的规定报告。

第三十一条 任何单位和个人发现传染病病人或者疑似传染病病人时，应当及时向附近的疾病预防控制机构或者医疗机构报告。

第三十二条 港口、机场、铁路疾病预防控制机构以及国境卫生检疫机关发现甲类传染病病人、病原携带者、疑似传染病病人时，应当按照国家有关规定立即向国境口岸所在地的疾病预防控制机构或者所在地县级以上地方人民政府卫生行政部门报告并互相通报。

第三十三条 疾病预防控制机构应当主动收集、分析、调查、核实传染病疫情信息。接到甲类、乙类传染病疫情报告或者发现传染病暴发、流行时，应当立即报告当地卫生行政部门，由当地卫生行政部门立即报告当地人民政府，同时报告上级卫生行政部门和国务院卫生行政部门。

疾病预防控制机构应当设立或者指定专门的部门、人员负责传染病疫情信息管理工作，及时对疫情报告进行核实、分析。

第三十四条 县级以上地方人民政府卫生行政部门应当及时向本行政区域内的疾病预防控制机构和医疗机构通报传染病疫情以及监测、预警的相关信息。接到通报的疾病预防控制机构和医疗机构应当及时告知本单位的有关人员。

第三十五条 国务院卫生行政部门应当及时向国务院其他有关部门和各省、自治区、直辖市人民政府卫生行政部门通报全国传染病疫情以及监测、预警的相关信息。

毗邻的以及相关的地方人民政府卫生行政部门，应当及时互相通报本行政区域的传染病疫情以及监测、预警的相关信息。

县级以上人民政府有关部门发现传染病疫情时，应当及时向同级人民政府卫生行政部门通报。

中国人民解放军卫生主管部门发现传染病疫情时，应当向国务院卫生行政部门通报。

第三十六条 动物防疫机构和疾病预防控制机构，应当及时互相通报动物间和人间发生的人畜共患传染病疫情以及相关信息。

第三十七条 依照本法的规定负有传染病疫情报告职责的人民政府有关部门、疾病预防控制机构、医疗机构、采供血机构及其工作人员，不得隐瞒、谎报、缓报传染病疫情。

第三十八条 国家建立传染病疫情信息公布制度。

国务院卫生行政部门定期公布全国传染病疫情信息。省、自治区、直辖市人民政府卫生行政部门定期公布本行政区域的传染病疫情信息。

传染病暴发、流行时，国务院卫生行政部门负责向社会公布传染病疫情信息，并可以授权省、自治区、直辖市人民政府卫生行政部门向社会公布本行政区域的传染病疫情信息。

公布传染病疫情信息应当及时、准确。

第四章 疫情控制

第三十九条 医疗机构发现甲类传染病时，应当及时采取下列措施：

（一）对病人、病原携带者，予以隔离治疗，隔离期限根据医学检查结果确定；

（二）对疑似病人，确诊前在指定场所单独隔离治疗；

（三）对医疗机构内的病人、病原携带者、疑似病人的密切接触者，在指定场所进行医学观察和采取其他必要的预防措施。

拒绝隔离治疗或者隔离期未满擅自脱离隔离治疗的，可以由公安机关协助医疗机构采取强制隔离治疗措施。

医疗机构发现乙类或者丙类传染病病人，应当根据病情采取必要的治疗和控制传播措施。

医疗机构对本单位内被传染病病原体污染的场所、物品以及医疗废物，必须依照法律、法规的规定实施消毒和无害化处置。

第四十条 疾病预防控制机构发现传染病疫情或者接到传染病疫情报告时，应当及时采取下列措施：

（一）对传染病疫情进行流行病学调查，根据调查情况提出划定疫点、疫区的建议，对被污染的场所进行卫生处理，对密切接触者，在指定场所进行医学观察和采取其他必要的预防措施，并向卫生行政部门提出疫情控制方案；

（二）传染病暴发、流行时，对疫点、疫区进行卫生处理，向卫生行政部门提出疫情控制方案，并按照卫生行政部门的要求采取措施；

（三）指导下级疾病预防控制机构实施传染病预防、控制措施，组织、指导有关单位对传染病疫情的处理。

第四十一条 对已经发生甲类传染病病例的场所或者该场所内的特定区域的人员，所在地的县级以上地方人民政府可以实施隔离措施，并同时向上一级人民政府报告；接到报告的上级人民政府应当即时作出是否批准的决定。上级人民政府作出不予批准决定的，实施隔离措施的人民政府应当立即解除隔离措施。

在隔离期间，实施隔离措施的人民政府应当对被隔离人员提供生活保障；被隔离人员有工作单位的，所在单位不得停止支付其隔离期间的工作报酬。

隔离措施的解除，由原决定机关决定并宣布。

第四十二条 传染病暴发、流行时，县级以上地方人民政府应当立即组织力量，按照预防、控制预案进行防治，切断传染病的传播途径，必要时，报经上一级人民政府决定，可以采取下列紧急措施并予以公告：

（一）限制或者停止集市、影剧院演出或者其他人群聚集的活动；

（二）停工、停业、停课；

（三）封闭或者封存被传染病病原体污染的公共饮用水源、食品以及相关物品；

（四）控制或者扑杀染疫野生动物、家畜家禽；

（五）封闭可能造成传染病扩散的场所。

上级人民政府接到下级人民政府关于采取前款所列紧急措施的报告时，应当即时作出决定。

紧急措施的解除，由原决定机关决定并宣布。

第四十三条 甲类、乙类传染病暴发、流行时，县级以上地方人民政府报经上一级人民政府决定，可以宣布本行政区域部分或者全部为疫区；国务院可以决定并宣布跨省、自治区、直辖市的疫区。县级以上地方人民政府可以在疫区内采取本法第四十二条规定的紧急措施，并可以对出入疫区的人员、物资和交通工具实施卫生检疫。

省、自治区、直辖市人民政府可以决定对本行政区域内的甲类传染病疫区实施封锁；但是，封锁大、中城市的疫区或者封锁跨省、自治区、直辖市的疫区，以及封锁疫区导致中断干线交通或者封锁国境的，由国务院决定。

疫区封锁的解除，由原决定机关决定并宣布。

第四十四条 发生甲类传染病时，为了防止该传染病通过交通工具及其乘运的人员、物资传播，可以实施交通卫生检疫。具体办法由国务院制定。

第四十五条 传染病暴发、流行时，根据传染病疫情控制的需要，国务院有权在全国范围或者跨省、自治区、直辖市范围内，县级以上地方人民政府有权在本行政区域内紧急调集人员或者调用储备物资，临时征用房屋、交通工具以及相关设施、设备。

紧急调集人员的，应当按照规定给予合理报酬。临时征用房屋、交通工具以及相关设施、设备的，应当依法给予补偿；能返还的，应当及时返还。

第四十六条 患甲类传染病、炭疽死亡的，应当将尸体立即进行卫生处理，就近火化。患其他传染病死亡的，必要时，应当将尸体进行卫生处理后火化或者按照规定深埋。

为了查找传染病病因，医疗机构在必要时可以按照国务院卫生行政部门的规定，对传染病病人尸体或者疑似传染病病人尸体进行解剖查验，并应当告知死者家属。

第四十七条 疫区中被传染病病原体污染或者可能被传染病病原体污染的物品，经消毒可以使用的，应当在当地疾病预防控制机构的指导下，进行消毒处理后，方可使用、出售和运输。

第四十八条 发生传染病疫情时，疾病预防控制机构和省级以上人民政府卫生行政部门指派的其他与传染病有关的专业技术机构，可以进入传染病疫点、疫区进行调查、采集样本、技术分析和检验。

第四十九条 传染病暴发、流行时，药品和医疗器械生产、供应单位应当及时生产、供应防治传染病的药品和医疗器械。铁路、交通、民用航空经营单位必须优先运送处理传染病疫情的人员以及防治传染病的药品和医疗器械。县级以上人民政府有关部门应当做好组织协调工作。

第五章 医疗救治

第五十条 县级以上人民政府应当加强和完善传染病医疗救治服务网络的建设，指定具备传染病救治条件和能力的医疗机构承担传染病救治任务，或者根据传染病救治需要设置传染病医院。

第五十一条 医疗机构的基本标准、建筑设计和服务流程，应当符合预防传染病医院感染的要求。

医疗机构应当按照规定对使用的医疗器械进行消毒；对按照规定一次使用的医疗器具，应当在使用后予以销毁。

医疗机构应当按照国务院卫生行政部门规定的传染病诊断标准和治疗要求，采取相应措施，提高传染病医疗救治能力。

第五十二条 医疗机构应当对传染病病人或者疑似传染病病人提供医疗救护、现场救援和接诊治疗，书写病历记录以及其他有关资料，并妥善保管。

医疗机构应当实行传染病预检、分诊制度；对传染病病人、疑似传染病病人，应当引导至相对隔离的分诊点进行初诊。医疗机构不具备相应救治能力的，应当将患者及其病历记录复印件一并转至具备相应救治能力的医疗机构。具体办法由国务院卫生行政部门规定。

第六章 监督管理

第五十三条 县级以上人民政府卫生行政部门对传染病防治工作履行下列监督检查职责：

（一）对下级人民政府卫生行政部门履行本法规定的传染病防治职责进行监督检查；

（二）对疾病预防控制机构、医疗机构的传染病防治工作进行监督检查；

（三）对采供血机构的采供血活动进行监督检查；

（四）对用于传染病防治的消毒产品及其生产单位进行监督检查，并对饮用水供水单位从事生产或者供应活动以及涉及饮用水卫生安全的产品进行监督检查；

（五）对传染病菌种、毒种和传染病检测样本的采集、保藏、携带、运输、使用进行监督检查；

（六）对公共场所和有关单位的卫生条件和传染病预防、控制措施进行监督检查。

省级以上人民政府卫生行政部门负责组织对传染病防治重大事项的处理。

第五十四条 县级以上人民政府卫生行政部门在履行监督检查职责时，有权进入被检查单位和传染病疫情发生现场调查取证，查阅或者复制有关的资料和采集样本。被检查单位应当予以配合，不得拒绝、阻挠。

第五十五条 县级以上地方人民政府卫生行政部门在履行监督检查职责时，发现被传染病病原体污染的公共饮用水源、食品以及相关物品，如不及时采取控制措施可能导致传染病传播、流行的，可以采取封闭公共饮用水源、封存食品以及相关物品或者暂停销售的临时控制措施，并予以检验或者进行消毒。经检验，属于被污染的食品，应当予以销毁；对未被污染的食品或者经消毒后可以使用的物品，应当解除控制措施。

第五十六条 卫生行政部门工作人员依法执行职务时，应当不少于两人，并出示执法证件，填写卫生执法文书。

卫生执法文书经核对无误后，应当由卫生执法人员和当事人签名。当事人拒绝签名的，卫生执法人员应当注明情况。

第五十七条 卫生行政部门应当依法建立健全内部监督制度，对其工作人员依据法定职权和程序履行职责的情况进行监督。

上级卫生行政部门发现下级卫生行政部门不及时处理职责范围内的事项或者不履行职责的，应当责令纠正或者直接予以处理。

第五十八条 卫生行政部门及其工作人员履行职责，应当自觉接受社会和公民的监督。单位和个人有权向上级人民政府及其卫生行政部门举报违反本法的行为。接到举报的有关人民政府或者其卫生行政部门，应当及时调查处理。

第七章 保障措施

第五十九条 国家将传染病防治工作纳入国民经济和社会发展计划，县级以上地方人民政府将传染病防治工作纳入本行政区域的国民经济和社会发展计划。

第六十条 县级以上地方人民政府按照本级政府职责负责本行政区域内传染病预防、控制、监督工作的日常经费。

国务院卫生行政部门会同国务院有关部门，根据传染病流行趋势，确定全国传染病预防、控制、救治、监测、预测、预警、监督检查等项目。中央财政对困难地区实施重大传染病防治项目给予补助。

省、自治区、直辖市人民政府根据本行政区域内传染病流行趋势，在国务院卫生行政部门确定的项目范围内，确定传染病预防、控制、监督等项目，并保障项目的实施经费。

第六十一条 国家加强基层传染病防治体系建设，扶持贫困地区和少数民族地区的传染病防治工作。

地方各级人民政府应当保障城市社区、农村基层传染病预防工作的经费。

第六十二条 国家对患有特定传染病的困难人群实行医疗救助，减免医疗费用。具体办法由国务院卫生行政部门会同国务院财政部门等部门制定。

第六十三条 县级以上人民政府负责储备防治传染病的药品、医疗器械和其他物资，以备调用。

第六十四条 对从事传染病预防、医疗、科研、教学、现场处理疫情的人员，以及在生产、工作中接触传染病病原体的其他人员，有关单位应当按照国家规定，采取有效的卫生防护措施和医疗保健措施，并给予适当的津贴。

第八章　法律责任

第六十五条 地方各级人民政府未依照本法的规定履行报告职责，或者隐瞒、谎报、缓报传染病疫情，或者在传染病暴发、流行时，未及时组织救治、采取控制措施的，由上级人民政府责令改正，通报批评；造成传染病传播、流行或者其他严重后果的，对负有责任的主管人员，依法给予行政处分；构成犯罪的，依法追究刑事责任。

第六十六条 县级以上人民政府卫生行政部门违反本法规定，有下列情形之一的，由本级人民政府、上级人民政府卫生行政部门责令改正，通报批评；造成传染病传播、流行或者其他严重后果的，对负有责任的主管人员和其他直接责任人员，依法给予行政处分；构成犯罪的，依法追究刑事责任：

（一）未依法履行传染病疫情通报、报告或者公布职责，或者隐瞒、谎报、缓报传染病疫情的；

（二）发生或者可能发生传染病传播时未及时采取预防、控制措施的；

（三）未依法履行监督检查职责，或者发现违法行为不及时查处的；

（四）未及时调查、处理单位和个人对下级卫生行政部门不履行传染病防治职责的举报的；

（五）违反本法的其他失职、渎职行为。

第六十七条 县级以上人民政府有关部门未依照本法的规定履行传染病防治和保障职责的，由本级人民政府或者上级人民政府有关部门责令改正，通报批评；造成传

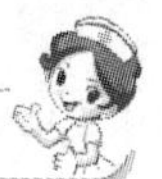

染病传播、流行或者其他严重后果的，对负有责任的主管人员和其他直接责任人员，依法给予行政处分；构成犯罪的，依法追究刑事责任。

第六十八条 疾病预防控制机构违反本法规定，有下列情形之一的，由县级以上人民政府卫生行政部门责令限期改正，通报批评，给予警告；对负有责任的主管人员和其他直接责任人员，依法给予降级、撤职、开除的处分，并可以依法吊销有关责任人员的执业证书；构成犯罪的，依法追究刑事责任：

（一）未依法履行传染病监测职责的；

（二）未依法履行传染病疫情报告、通报职责，或者隐瞒、谎报、缓报传染病疫情的；

（三）未主动收集传染病疫情信息，或者对传染病疫情信息和疫情报告未及时进行分析、调查、核实的；

（四）发现传染病疫情时，未依据职责及时采取本法规定的措施的；

（五）故意泄露传染病病人、病原携带者、疑似传染病病人、密切接触者涉及个人隐私的有关信息、资料的。

第六十九条 医疗机构违反本法规定，有下列情形之一的，由县级以上人民政府卫生行政部门责令改正，通报批评，给予警告；造成传染病传播、流行或者其他严重后果的，对负有责任的主管人员和其他直接责任人员，依法给予降级、撤职、开除的处分，并可以依法吊销有关责任人员的执业证书；构成犯罪的，依法追究刑事责任：

（一）未按照规定承担本单位的传染病预防、控制工作、医院感染控制任务和责任区域内的传染病预防工作的；

（二）未按照规定报告传染病疫情，或者隐瞒、谎报、缓报传染病疫情的；

（三）发现传染病疫情时，未按照规定对传染病病人、疑似传染病病人提供医疗救护、现场救援、接诊、转诊的，或者拒绝接受转诊的；

（四）未按照规定对本单位内被传染病病原体污染的场所、物品以及医疗废物实施消毒或者无害化处置的；

（五）未按照规定对医疗器械进行消毒，或者对按照规定一次使用的医疗器具未予销毁，再次使用的；

（六）在医疗救治过程中未按照规定保管医学记录资料的；

（七）故意泄露传染病病人、病原携带者、疑似传染病病人、密切接触者涉及个人隐私的有关信息、资料的。

第七十条 采供血机构未按照规定报告传染病疫情，或者隐瞒、谎报、缓报传染病疫情，或者未执行国家有关规定，导致因输入血液引起经血液传播疾病发生的，由县级以上人民政府卫生行政部门责令改正，通报批评，给予警告；造成传染病传播、流行或者其他严重后果的，对负有责任的主管人员和其他直接责任人员，依法给予降级、撤职、开除的处分，并可以依法吊销采供血机构的执业许可证；构成犯罪的，依法追究刑事责任。

非法采集血液或者组织他人出卖血液的，由县级以上人民政府卫生行政部门予以取缔，没收违法所得，可以并处十万元以下的罚款；构成犯罪的，依法追究刑事责任。

第七十一条 国境卫生检疫机关、动物防疫机构未依法履行传染病疫情通报职责的，由有关部门在各自职责范围内责令改正，通报批评；造成传染病传播、流行或者其他严重后果的，对负有责任的主管人员和其他直接责任人员，依法给予降级、撤职、开除的处分；构成犯罪的，依法追究刑事责任。

第七十二条 铁路、交通、民用航空经营单位未依照本法的规定优先运送处理传染病疫情的人员以及防治传染病的药品和医疗器械的，由有关部门责令限期改正，给予警告；造成严重后果的，对负有责任的主管人员和其他直接责任人员，依法给予降级、撤职、开除的处分。

第七十三条 违反本法规定，有下列情形之一，导致或者可能导致传染病传播、流行的，由县级以上人民政府卫生行政部门责令限期改正，没收违法所得，可以并处五万元以下的罚款；已取得许可证的，原发证部门可以依法暂扣或者吊销许可证；构成犯罪的，依法追究刑事责任：

（一）饮用水供水单位供应的饮用水不符合国家卫生标准和卫生规范的；

（二）涉及饮用水卫生安全的产品不符合国家卫生标准和卫生规范的；

（三）用于传染病防治的消毒产品不符合国家卫生标准和卫生规范的；

（四）出售、运输疫区中被传染病病原体污染或者可能被传染病病原体污染的物品，未进行消毒处理的；

（五）生物制品生产单位生产的血液制品不符合国家质量标准的。

第七十四条 违反本法规定，有下列情形之一的，由县级以上地方人民政府卫生行政部门责令改正，通报批评，给予警告，已取得许可证的，可以依法暂扣或者吊销许可证；造成传染病传播、流行以及其他严重后果的，对负有责任的主管人员和其他直接责任人员，依法给予降级、撤职、开除的处分，并可以依法吊销有关责任人员的执业证书；构成犯罪的，依法追究刑事责任：

（一）疾病预防控制机构、医疗机构和从事病原微生物实验的单位，不符合国家规定的条件和技术标准，对传染病病原体样本未按照规定进行严格管理，造成实验室感染和病原微生物扩散的；

（二）违反国家有关规定，采集、保藏、携带、运输和使用传染病菌种、毒种和传染病检测样本的；

（三）疾病预防控制机构、医疗机构未执行国家有关规定，导致因输入血液、使用血液制品引起经血液传播疾病发生的。

第七十五条 未经检疫出售、运输与人畜共患传染病有关的野生动物、家畜家禽的，由县级以上地方人民政府畜牧兽医行政部门责令停止违法行为，并依法给予行政处罚。

第七十六条 在国家确认的自然疫源地兴建水利、交通、旅游、能源等大型建设项目，未经卫生调查进行施工的，或者未按照疾病预防控制机构的意见采取必要的传染病预防、控制措施的，由县级以上人民政府卫生行政部门责令限期改正，给予警告，处五千元以上三万元以下的罚款；逾期不改正的，处三万元以上十万元以下的罚款，并可以提请有关人民政府依据职责权限，责令停建、关闭。

第七十七条 单位和个人违反本法规定，导致传染病传播、流行，给他人人身、财产造成损害的，应当依法承担民事责任。

第九章 附 则

第七十八条 本法中下列用语的含义：

（一）传染病病人、疑似传染病病人：指根据国务院卫生行政部门发布的《中华人民共和国传染病防治法规定管理的传染病诊断标准》，符合传染病病人和疑似传染病病人诊断标准的人。

（二）病原携带者：指感染病原体无临床症状但能排出病原体的人。

（三）流行病学调查：指对人群中疾病或者健康状况的分布及其决定因素进行调查研究，提出疾病预防控制措施及保健对策。

（四）疫点：指病原体从传染源向周围播散的范围较小或者单个疫源地。

（五）疫区：指传染病在人群中暴发、流行，其病原体向周围播散时所能波及的地区。

（六）人畜共患传染病：指人与脊椎动物共同罹患的传染病，如鼠疫、狂犬病、血吸虫病等。

（七）自然疫源地：指某些可引起人类传染病的病原体在自然界的野生动物中长期存在和循环的地区。

（八）病媒生物：指能够将病原体从人或者其他动物传播给人的生物，如蚊、蝇、蚤类等。

（九）医源性感染：指在医学服务中，因病原体传播引起的感染。

（十）医院感染：指住院病人在医院内获得的感染，包括在住院期间发生的感染和在医院内获得出院后发生的感染，但不包括入院前已开始或者入院时已处于潜伏期的感染。医院工作人员在医院内获得的感染也属医院感染。

（十一）实验室感染：指从事实验室工作时，因接触病原体所致的感染。

（十二）菌种、毒种：指可能引起本法规定的传染病发生的细菌菌种、病毒毒种。

（十三）消毒：指用化学、物理、生物的方法杀灭或者消除环境中的病原微生物。

（十四）疾病预防控制机构：指从事疾病预防控制活动的疾病预防控制中心以及与上述机构业务活动相同的单位。

（十五）医疗机构：指按照《医疗机构管理条例》取得医疗机构执业许可证，从事疾病诊断、治疗活动的机构。

第七十九条 传染病防治中有关食品、药品、血液、水、医疗废物和病原微生物的管理以及动物防疫和国境卫生检疫，本法未规定的，分别适用其他有关法律、行政法规的规定。

第八十条 本法自2004年12月1日起施行。

附录九 中华人民共和国侵权责任法

（2009年12月26日第十一届全国人民代表大会常务委员会第十二次会议通过）

第七章 医疗损害责任

第五十四条 患者在诊疗活动中受到损害，医疗机构及其医务人员有过错的，由医疗机构承担赔偿责任。

第五十五条 医务人员在诊疗活动中应当向患者说明病情和医疗措施。需要实施手术、特殊检查、特殊治疗的，医务人员应当及时向患者说明医疗风险、替代医疗方案等情况，并取得其书面同意；不宜向患者说明的，应当向患者的近亲属说明，并取得其书面同意。

医务人员未尽到前款义务，造成患者损害的，医疗机构应当承担赔偿责任。

第五十六条 因抢救生命垂危的患者等紧急情况，不能取得患者或者其近亲属意见的，经医疗机构负责人或者授权的负责人批准，可以立即实施相应的医疗措施。

第五十七条 医务人员在诊疗活动中未尽到与当时的医疗水平相应的诊疗义务，造成患者损害的，医疗机构应当承担赔偿责任。

第五十八条 患者有损害，因下列情形之一的，推定医疗机构有过错：

（一）违反法律、行政法规、规章以及其他有关诊疗规范的规定；

（二）隐匿或者拒绝提供与纠纷有关的病历资料；

（三）伪造、篡改或者销毁病历资料。

第五十九条 因药品、消毒药剂、医疗器械的缺陷，或者输入不合格的血液造成患者损害的，患者可以向生产者或者血液提供机构请求赔偿，也可以向医疗机构请求赔偿。患者向医疗机构请求赔偿的，医疗机构赔偿后，有权向负有责任的生产者或者血液提供机构追偿。

第六十条 患者有损害，因下列情形之一的，医疗机构不承担赔偿责任：

（一）患者或者其近亲属不配合医疗机构进行符合诊疗规范的诊疗；

（二）医务人员在抢救生命垂危的患者等紧急情况下已经尽到合理诊疗义务；

（三）限于当时的医疗水平难以诊疗。

前款第一项情形中，医疗机构及其医务人员也有过错的，应当承担相应的赔偿责任。

第六十一条 医疗机构及其医务人员应当按照规定填写并妥善保管住院志、医嘱单、检验报告、手术及麻醉记录、病理资料、护理记录、医疗费用等病历资料。

患者要求查阅、复制前款规定的病历资料的，医疗机构应当提供。

第六十二条 医疗机构及其医务人员应当对患者的隐私保密。泄露患者隐私或者未经患者同意公开其病历资料，造成患者损害的，应当承担侵权责任。

第六十三条 医疗机构及其医务人员不得违反诊疗规范实施不必要的检查。

第六十四条 医疗机构及其医务人员的合法权益受法律保护。干扰医疗秩序，妨害医务人员工作、生活的，应当依法承担法律责任。

（其他章节略）

参考文献

[1] 李本富．医学伦理学［M］.2 版．北京：北京大学医学出版社，2002.
[2] 曹志平．医学伦理学［M］.2 版．北京：人民卫生出版社，20011.
[3] 曾繁荣．医学伦理学［M］.2 版．北京：人民卫生出版社，2008.
[4] 高玉萍．护理伦理与法规［M］．北京：高等教育出版社，2009.
[5] 赵爱英．护理伦理与护理法规［M］．武汉：华中科技大学出版社，2012.
[6] 尹梅．护理伦理学［M］.2 版．北京：人民卫生出版社，2012.
[7] 高莉萍，涂旭东．护理伦理与法规［M］．上海：第二军医大学出版社，2012.
[8] 曹志平．护理伦理学［M］.2 版．北京：人民卫生出版社，2011.
[9] 丛亚丽．护理伦理学［M］．北京：北京大学医学出版社，2002.
[10] 孙丽若，张志斌．护理伦理学［M］．南京：东南大学出版社，2012.
[11] 姜小鹰．护理伦理学［M］．北京：人民卫生出版社，2012.
[12] 秦敬民，李玲．护理伦理学［M］．北京：高等教育出版社，2012.
[13] 张武丽．护理伦理与法规［M］．合肥：安徽科学技术出版社，2011.
[14] 王卫红．护理伦理学［M］．北京：清华大学出版社，2006.
[15] 刘俊荣．护理伦理学实用教程［M］．北京：人民卫生出版社，2008.
[16] 赵爱英．护理伦理与护理法规［M］．武汉：华中科技大学出版社，2012.
[17] 曹志平．护理伦理学［M］.2 版．北京：人民卫生出版社，2011.
[18] 高玉萍．护理伦理与法规［M］．北京：高等教育出版社，2009.
[19] 石龙虎．护理伦理学［M］．石家庄：河北人民出版社，2007.
[20] 何宪平．护理伦理学［M］.2 版．北京：高等教育出版社，2007.
[21] 曹志平．护理伦理学［M］．北京：人民卫生出版社，2004.
[22] 汪道鑫．护理伦理学［M］．南昌：江西科学技术出版社，2008.
[23] 曾繁荣．护理伦理学［M］．南昌：江西科学技术出版社，2006.
[24] 赵爱英．护理伦理学［M］．武汉：华中科技大学出版社，2012.
[25] 秦敬民，王冬杰．医学伦理道德学［M］．上海：上海科技出版社，2006.
[26] 曹志平．护理伦理学［M］．北京：人民卫生出版社，2011.
[27] 丘祥兴，孙福川．医学伦理学［M］.3 版．北京：人民卫生出版社，2011.
[28] 曹志平．护理伦理学［M］．北京：人民卫生出版社，2005.
[29] 刘俊荣．护理伦理学实用教程［M］．北京：人民卫生出版社，2008.
[30] 赵爱英．护理伦理与护理法规［M］．武汉：华中科技大学出版社，2012.
[31] 兰迎春，陈士福，王德国．实用卫生法学［M］．济南：山东人民出版社，2011.

[32] 赵同刚. 卫生法 [M] .3 版. 北京: 人民卫生出版社, 2009.
[33] 张汝建, 肖爱琴. 临床医疗法律法规与实践 [M] . 北京: 人民军医出版社, 2005.
[34] 李建光. 卫生法律法规 [M] . 北京: 人民卫生出版社, 2004.
[35] 高玉萍. 护理伦理与法规 [M] . 北京: 高等教育出版社, 2009.
[36] 赵爱英. 护理伦理与护理法规 [M] . 武汉: 华中科技大学出版社, 2012.
[37] 王益锵. 护理美学 [M] . 北京: 人民卫生出版社, 2001.
[38] 李建光. 卫生法律法规 [M] . 北京: 人民卫生出版社, 2004.
[39] 高玉萍. 护理伦理与法规 [M] . 北京: 高等教育出版社, 2009.
[40] 赵爱英. 护理伦理与护理法规 [M] . 武汉: 华中科技大学出版社, 2012.
[41] 杨世民. 药事管理与法规 [M] .5 版. 北京: 中国中医药出版社, 2007.
[42] 姚武. 卫生法学 [M] . 郑州: 郑州大学出版社, 2004.
[43] 樊立华. 卫生法学 [M] . 北京: 人民卫生出版社, 2004.
[44] 赵同刚. 卫生法 [M] .2 版. 北京: 人民卫生出版社, 2006.
[45] 严丽丽. 护理伦理与法规 [M] . 郑州: 河南科学技术出版社, 2007.
[46] 石瑞梅. 护理道德中的"慎独"修养 [J] . 现代护理, 2006, 12 (7): 685.
[47] 张晓红. 案例式教学在护理伦理学教学中的应用 [J] . 护理实践与研究, 2010, 7 (7): 86.
[48] 杨立新. 侵权损害赔偿 [M] .5 版. 北京: 法律出版社, 2010.
[49] 王长智. 步新玲. 试述医疗事故的归责原则 [J] . 医院管理, 2002, 22 (7): 11.
[50] 吴红霞. 护理侵权行为及其防范 [J] . 护理研究, 2007, 21 (1): 183-184.